Lothar-Andreas Hotze
Petra-Maria Schumm-Draeger

Dr. B. Kirschsieper

SCHILDDRÜSENKRANKHEITEN DIAGNOSE UND THERAPIE

5. erweiterte und vollständig überarbeitete Auflage

Begründet von Prof. Dr. Peter Pfannenstiel
Herausgegeben von Henning Berlin

43 Abbildungen, 132 Tabellen

D1574546

Berliner Medizinische Verlagsanstalt GmbH

Prof. Dr. med. Lothar-Andreas Hotze
Nuklearmediziner
Schilddrüsenpraxis
Peter-Sander-Straße 15
D-55252 Mainz-Kastel

Prof. Dr. med. Petra-Maria Schumm-Draeger
III. Medizinische Abteilung
Klinikum Bogenhausen
Englschalkinger Straße 77
D-81925 München

Die Deutsche Bibliothek – CIP Einheitsaufnahme

Hotze, Lothar-Andreas; Schumm-Draeger, Petra-Maria;
Schilddrüsenkrankheiten: Diagnose und Therapie/
Lothar-Andreas Hotze, hrsg. von Henning Berlin.
5. erweiterte und vollständig überarbeitete Aufl. – Berlin:
Berliner Med. Verl.-Anst., 2003
ISBN 3-88040-002-4

Satz und Gestaltung: Renata Kaminska, BMV.
Druck: Biedermann GmbH, Parsdorf

Vorwort zur 5. Auflage

Dem Leser wird auffallen, dass die Autoren des Buches von der 4. zur 5. Auflage gewechselt haben.
Dies hatte folgende Gründe:

1. Dr. Saller ist aus der aktiven ärztlichen Tätigkeit der Klinik ausgeschieden und zur Pharmaindustrie gewechselt.

2. Es sollte ein Autorenpartner aus der Inneren Medizin gefunden werden mit speziellen Kenntnissen im Bereich der Schilddrüse. Hier ist Frau Professor Schumm-Draeger, als ausgewiesene Expertin, hinzu gekommen.
   Frau Professor Schumm-Draeger war leitende Oberärztin der Medizinischen Klinik I mit den Schwerpunkten Endokrinologie, Diabetologie und Angiologie am Klinikum der Johann-Wolfgang-Goethe-Universität Frankfurt/Main, bevor sie ab dem Jahr 2002 die Chefarztposition im Klinikum München-Bogenhausen, übernommen hat (3. Med. Abteilung, Endokrinologie, Diabetologie und Angiologie).

3. Professor Pfannenstiel hat bereits im Vorwort zur 4. Auflage (im April 1999) angekündigt, dass er aus der aktiven Gestaltung des Buches ausscheidet. Die Autoren, der Verlag und auch die Firma Henning möchten an dieser Stelle ihren Dank und tiefen Respekt über die Leistung des Seniorautors und Gründers dieses Buches aussprechen. Ohne sein Engagement in den 70er und 80er Jahre wäre dieses Projekt nicht möglich gewesen und auch nie zustande gekommen.

Im Rahmen des Generationswechsels treten nun neue Namen in seine Fußstapfen, die die um eine Generation jüngeren Autoren sicherlich noch nicht ganz füllen können.
Der Firma Henning sei an dieser Stelle ausdrücklich für das ungebrochene Engagement gedankt. Auch hier zeigt sich, dass die Kontinuität der handelnden Personen wichtig ist. Die „Kernmannschaft" der ehemaligen Firma Henning ist weiterhin eng der Schilddrüse

3

verbunden, obgleich der Mutterkonzern ein World-Player ist. Auch dem nun diesem wichtigen Werk seit Anbeginn verbundenen Verlag, der Berliner Medizinischen Verlagsanstalt, gilt Dank.

Die Gliederung und Inhalte der 5. Auflage sind weitestgehend von der 4. Auflage übernommen worden. Es wurden jedoch Streichungen redundanter Textanteile vorgenommen. Außerdem wurde an allen notwendigen Stellen aktuelles Wissen des Jahres 2002 ergänzt. Der enorme Zuwachs an Wissen im Zusammenhang mit der Pathogenese, Pathophysiologie, Diagnostik und Therapie von Schilddrüsenerkrankungen, gewonnen in experimentellen und klinischen Studien zu verschiedensten Fragestellungen, hat die Erarbeitung der 5. Auflage dieses Buches für die Autoren zu umfangreicher, aber auch sehr spannenden Arbeit veranlasst. In besonderem Maße erfreulich ist es, dass eine Vielzahl der neuen Studienergebnisse unmittelbar für die betroffenen Patienten wichtige diagnostische und therapeutische Konsequenzen haben.

Den Lesern wünschen die Autoren viel Freude.

Lothar-Andreas Hotze
Petra-Maria Schumm-Draeger

Mai 2003

Inhalt

Die Schilddrüse im Bild   **113**

4 Therapie und Prävention   120

Schilddrüsenkrankheiten

5 Struma diffusa und nodosa mit Euthyreose   147

Verwendete Abkürzungen

AAH = Albuminassoziierte Hyperthyroxinämie

ACTH = Adrenocorticotropes Hormon

AIT = Autoimmunthyreoiditis

AK = Antikörper

ASR = Achillessehnen Reflexzeit

Bq = Becquerel

BSG= Blutkörperchen-senkungsgeschwindigkeit

BKS = Blutsenkungsgeschwindigkeit

Ca = Calcium

cAMP = cyklische AMP

CD 4 = Cluster of differentiation

CEA = Carcino-embryonales Antigen

CRP = C-reaktives Protein

CT = Computertomographie

D = Dalton

DD= Differentialdiagnose

DIT = Dijodtyrosin

DMSA= Dimercapto-succinat-acid

DNA = Desoxyribonukleinsäure

EGF = Epidermal growth factor

e.O. = endokrine Orbitopathie

EIA = Enzymimmunoassay

ELISA = Enzyme linked immunosorbant assay

ER = Endoplasmatisches Retikulum

F-18 = Fluor-18

FDG = Fluoro-deoxy-Glukose

FGF= Fibroblast growth factor

FIA = Fluoreszenzimmuno-assay

FMTC = Familiäres medulläres Schilddrüsenkarzinom

FNP = Feinnadelpunktion

FSH = Follikel stimulierendes Hormon

fT_3 = freies T_3

fT_4 = freies T_4

GBq = Gigabecquerel

Gy = Gray

GOT = Glutamat-Oxalazetat-Transaminase

GPT= Glutamat-Pyruvat-Transaminase

g-GT = Gamma-Glutamyl-Transferase

hCG = Human chorionic gonadotropin

HLA- B8 = Humanes Lymphozyten-Antigen, Spezifität B 8

HLA-DR3 = Humanes Lymphozyten-Antigen, Spezifität DR 3

HVL = Hypophysen Vorderlappen

HWZ = Halbwertszeit

I = Jod

I-123 = Jod-123

I-127 = Jod-127

I-131 = Jod-131

IE = Internationale Einheit

IGF I = Insulin like growth factor I

11

IRMA =	Immunradiometrischer Assay	RJT =	Radiojodtherapie
IL =	Interleukin	RIA =	Radioimmunoassay
IU =	International Unit	RNA =	Ribonukleinsäure
KeV =	Kiloelektronenvolt	rT_3 =	reverse T_3
KG =	Körpergewicht	SRE =	Schilddrüsen-responsible-Elemente
KM =	Kontrastmittel		
LH =	Luteinisierendes Hormon	STH =	Somatotropes Hormon
LIA =	Lumineszenzimmuno-assay	TBG =	Thyroxin bindendes Globulin
LK =	Lymphknoten	Tc-99m =	Technetium-99m
MBq =	Mega Becquerel	TcU =	(Thyreoidaler) Technetium Uptake
MDP =	Methyldiphosphonat		
MEN =	Multiple endokrine Neoplasie	Tg =	Thyreoglobulin
		Tg-AK =	Antikörper gegen Thyreoglobulin
mCi =	Millicurie		
mg =	Milligramm	TGF =	Transforming growth factor
MIBG =	Metajodbenzylguanidin		
MHC =	Major Histocompatibility Complex	Tl-201 =	Thallium-201
		TNF =	Tumor necrosis factor
MHz =	Megahertz		
ml =	Milliliter	TPO =	Thyreoidale Peroxidase
mmol =	Millimol		
mRNA =	Messenger RNA	TPO-AK =	Antikörper gegen thyreoidale Peroxidase
mSv =	Millisievert		
mU =	Milliunit		
µCi =	Mikrocurie	TRH =	Thyreotropin releasing Hormon
µg =	Mikrogramm		
MIBI =	2-Methoxyisobutylisonitril	TSH =	Thyreoidea stimulierendes Hormon
MIT =	Monojodtyrosin		
MRT =	Magnetresonanz Tomographie		
		TSH-R-AK=	Antikörper gegen den TSH-Rezeptor
MW =	Molecular weight		
NTI =	Non-thyroidal illness	TTR =	Transthyretin
PET =	Positronen-Emmisions-Tomographie		
		T_3 =	Trijodthyronin
PEZ =	Pulswellenerscheinungs-zeit	T_4 =	Tetrajodthyronin (= Thyroxin)
pg =	Pikogramm	WHO =	World Health Organisation
pmol =	Pikomol		
PTU =	Propylthiouracil		

1. Einleitung

„Schilddrüsenkrankheiten sind häufig."
Diese Aussage behält ihre uneingeschränkte Richtigkeit.

Neueste, epidemiologische Untersuchungen der Firma Sanofi-Synthelabo Henning Berlin belegen dies eindrucksvoll. In einer von Henning Berlin gesponserten Aktion (Schilddrüsen-Initiative Papillon) wurde den Mitarbeitern großer deutscher Firmen die Gelegenheit geboten, ihre Schilddrüse sonographisch untersuchen zu lassen. Nach Analyse von über 90.000 untersuchten Personen ergab sich – eigentlich nicht überraschend – dass etwa 35 bis 40% der Untersuchten einen pathologischen sonographischen Befund aufwiesen. In etwa 20 bis 25% der Fälle zeigte sich eine Vergrößerung, in etwa einem Drittel der Fälle waren Läsionen nachweisbar. Zusammengenommen ergibt sich damit eine Häufigkeit von bis zu 40% (je nach Alter) von Vergrößerung und / oder knotigen Veränderungen. Damit lässt sich aufgrund der neuesten Datenlage folgende Aussage treffen: Etwa 35% der Bevölkerung haben eine Vergrößerung und / oder knotige Veränderung.

In absoluten Zahlen heißt das: Mindestens **20 Mio. Deutsche** haben einen behandlungsbedürftigen morphologischen Schilddrüsenbefund.
Der wichtigste Grund für diese hohe Prävalenz morphologischer Veränderungen ist die bis vor kurzem noch ungenügende alimentäre Jodzufuhr.
Durch die fortgesetzten Kampagnen der letzten Jahre, insbesondere in den 90er Jahren, hat sich die Jodversorgung der breiten Bevölkerung immerhin deutlich gebessert. In eigenen Untersuchungen konnten wir zeigen, dass etwa 80% der Patienten, die nicht regelmäßig Jod Tabletten einnahmen, immerhin eine Jodausscheidung von über 100 µg aufwiesen. Insbesondere Kinder und Jugendliche zeigen bei Untersuchungen überwiegend keine Schilddrüsenvergrößerungen mehr.
Demzufolge sind die eingangs genannten Zahlen ein Problem der

mittleren bis älteren Generationen. Es ist somit prognostizierbar, dass das Problem der Struma und der knotigen Veränderungen in den nächsten Jahrzehnten zurückgehen wird – vorausgesetzt die alimentäre Jodversorgung bleibt so bestehen.

Welcher Pathomechanismus führt zur Vergrößerung und knotigen Veränderung?

Eine zu geringe Zufuhr von Jod über die Nahrung führt zunächst zu einer kompensatorischen Hyperplasie der Schilddrüse. Besteht der Jodmangel über Jahre fort, kommt es in der zunächst diffus vergrößerten Schilddrüse zum knotigen Umbau, zum Auftreten zystischer, regressiver Veränderungen oder Verkalkungen und später auch zum Wachstum funktionell autonom wirksamer Bezirke. Viele der bei uns häufig vorkommenden Schilddrüsenkrankheiten müssen daher als Folgekrankheiten eines lange bestehenden Jodmangels angesehen werden.

Neben diesen jodmangelbedingten Krankheiten führen auch eine Reihe anderer Schilddrüsenkrankheiten – Immunthyreopathien, Entzündungen oder Tumoren – zur Schilddrüsenvergrößerung. Die Struma kann somit als Symptom angesehen werden, dem verschiedene Krankheiten zugrunde liegen können *(Abb. 1)*.

Die überwiegende Mehrzahl der Patienten mit einer Struma besitzt eine normale Schilddrüsenfunktion. Bei einem kleineren Teil liegen zusätzlich oder alleine entweder eine hyperthyreote Stoffwechsellage, meist als Folge einer funktionellen Autonomie oder immunogen im Rahmen eines Morbus Basedow, oder eine Hypothyreose vor.

Ziel dieses Buches ist es, eine aktuelle und praxisnahe Übersicht über Pathogenese, Diagnose und Therapie von Schilddrüsenkrankheiten zu geben. Dabei werden neue, klinisch relevante wissenschaftliche Erkenntnisse berücksichtigt. Es wird versucht, auf der Grundlage von Empfehlungen der Fachgesellschaften, insbesondere der Sektion Schilddrüse der Deutschen Gesellschaft für Endokrinologie, dem in Praxis oder Klinik tätigen Arzt klare diagnostische und therapeutische Strategien an die Hand zu geben. Diese sollen ihm bei der Betreuung von Patienten mit Schilddrüsenkrankheiten helfen und einen Beitrag zu einer qualitativ hochwertigen und zugleich kostenbewussten Diagnose und Therapie leisten.

Da im Einzelfall ein Abweichen von den gegebenen Empfehlungen erforderlich sein kann, sollte in diagnostisch und therapeutisch schwierigen Situationen immer zusätzlich der Rat von Ärzten mit besonderer Erfahrung bei der Betreuung Schilddrüsenkranker eingeholt werden.

Die Autoren

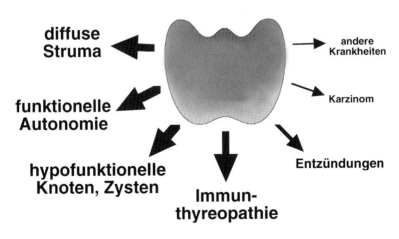

diffuse Struma

andere Krankheiten

funktionelle Autonomie

Karzinom

hypofunktionelle Knoten, Zysten

Immun-thyreopathie

Entzündungen

Abb. 1: Darstellung der wichtigsten Schilddrüsenkrankheiten

2 Pathophysiologische Grundlagen

Für den gezielten Einsatz und die kritische Interpretation der verschiedenen Methoden, die heute für die Diagnose und Therapie von Schilddrüsenkrankheiten zur Verfügung stehen, sind Kenntnisse der Schilddrüsenanatomie und -physiologie sowie der Stoffwechselaktion der Schilddrüsenhormone eine wichtige Grundlage.

2.1 Anatomie der Schilddrüse

Die Schilddrüse liegt als schmetterlingsförmiges Organ unmittelbar vor und beiderseits neben der Trachea dicht unterhalb des Kehlkopfes. Sie besteht aus zwei Lappen, die durch einen kleine Mittellappen, den Schilddrüsenisthmus, mit einander verbunden sind.

Die Entwicklung der Schilddrüse, ausgehend vom Entoderm der Schlundtasche, setzt frühzeitig in der Embryonalentwicklung ein. Die Schilddrüsenanlage wandert nach unten und erreicht etwa in der 7. Schwangerschaftswoche ihre endgültige Position vor der Trachea. Sie bleibt zunächst durch den Ductus thyreoglossus mit ihrem Ursprungsort am Zungengrund verbunden.
Der **Ductus thyreoglossus** obliteriert im weiteren Verlauf der Entwicklung. In seinem ehemaligen Verlauf kann sich jedoch dystop gelegenes Schilddrüsengewebe ansiedeln (z.B. eine Zungengrundstruma), kaudale Reste können den Lobus pyramidalis bilden, der sich nicht selten nach einer ausgedehnten Resektion des orthotopen Schilddrüsengewebes nachweisen lässt, insbesondere unter TSH-Stimulation (wenn die Substitutionstherapie anfangs nicht ausreichend ist).

Etwa ab der 10. Schwangerschaftswoche besitzt die kindliche Schilddrüse die Fähigkeit, Jod aufzunehmen. Kurze Zeit später kann sie Schilddrüsenhormone synthetisieren und sezernieren.
Zur selben Zeit kommt es zur Reifung der fetalen hypothalamisch-hypophysären Funktion, so dass fetales TSH nachweisbar wird.

Das für die Hormonsynthese des Fetus essentielle Jod wird diaplazentar von der Mutter übertragen.

Auch mütterliche Schilddrüsenhormone können die Plazenta permeieren. Dies ist von Bedeutung, wenn beim Fetus eine Unterfunktion eintritt.

Durch den mütterlichen Hormontransfer wird erreicht, dass Kinder mit kongenitaler Unterfunktion eine normale Entwicklung in der Schwangerschaft bis zur Geburt erfahren. Von klinischer Bedeutung ist, dass auch Thyreostatika und maternale Autoantikörper die Plazenta permeieren.

Bei der Geburt wiegt die **normale Schilddrüse** etwa 2 g, bei erwachsenen Frauen bis 18 g und bei erwachsenen Männern bis 25 g.

Jenseits des 30. bis 40. Lebensjahres finden sich häufig Zeichen einer allmählichen Atrophie des Schilddrüsenparenchyms sowie, besonders in Jodmangelgebieten, regressivdegenerative Veränderungen mit Kalkherden, Zysten und knotiger Umwandlung des Schilddrüsengewebes.

Mikroskopisch sind die einzelnen Schilddrüsenzellen, die Thyreozyten, zu funktionellen Einheiten, den Schilddrüsenfollikeln, zusammengeschlossen *(Abb. 2)*.

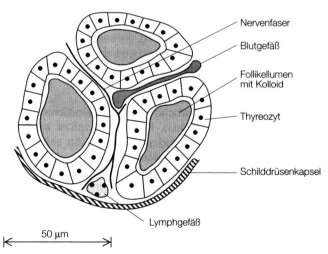

Nervenfaser

Blutgefäß

Follikellumen mit Kolloid

Thyreozyt

Schilddrüsenkapsel

Lymphgefäß

50 µm

Abb. 2: Mikroanatomie der Schilddrüse

Diese etwa 50 bis 200 µm großen Follikel werden von einschichtig angeordneten Thyreozyten mit meist kubischer Gestalt begrenzt und enthalten im Lumen das Kolloid, welches im wesentlichen aus Thyreoglobulin besteht. Zwischen den Follikelzellen finden sich die calcitoninbildenden C-Zellen.

Form und Größe der Follikel, Gestalt des Follikelepithels und der Gehalt an Kolloid sind nicht konstant. Je nach Funktionszustand ändern sich die Form und das Volumen der Thyreozyten sowie die Zusammensetzung des Follikelinhalts.
Die Schilddrüsenfollikel sind von einem dichten Netz von Nervenfasern umspannt. Im Interstitium zwischen den Follikeln finden sich Lymphkanäle mit Schilddrüsenlymphozyten sowie eine große Anzahl von Blutgefäßen. Die Blutversorgung der Schilddrüse erfolgt in erster Linie über die paarig angelegte A. thyreoidea superior aus der A. carotis externa und die ebenfalls paarig angelegte A. thyreoidea inferior aus der A. subclavia.
Die Schilddrüse ist stark durchblutet. Der Blutfluss beträgt etwa 4 bis 6 ml Blut/min/g Gewebe. In stimulierten Schilddrüsen – z.B. durch TSH-Rezeptor-Antikörper beim Morbus Basedow – kann dieser Gefäßraum erheblich anschwellen. Dies führt zum klinischen Phänomen der "schwirrenden" Struma.

Der Lymphabfluss der Schilddrüse erfolgt über die prälaryngealen, die prä- und paratrachealen und die tiefen zervikalen Lymphknoten und von dort in die vorderen mediastinalen und supraclavikulären Lymphknotengruppen.

2.2 Physiologie der Schilddrüse
2.2.1 Jodstoffwechsel

Aufgabe der Schilddrüse ist es, den Organismus mit den Hormonen L-3,5,3',5'-Tetrajodthyronin (Thyroxin = T_4) und L-3,5,3'-Trijodthyronin (=T_3) zu versorgen.
Der gewichtsmäßig größte Bestandteil der Schilddrüsenhormone

T_4 und T_3 ist das Spurenelement Jod. Veränderungen der über die Nahrung zugeführten Jodmenge haben Einfluss auf die Morphologie und die Funktion der Schilddrüse. Nach Berechnungen der *Weltgesundheitsorganisation (WHO)* beträgt der tägliche Jodbedarf des Erwachsenen etwa 150 bis 250 µg – d. h. im ganzen Leben nur etwa 4 bis 5 g .

In *Abb. 3* sind die wichtigsten Bestandteile des Jodstoffwechsels schematisch dargestellt. Das mit der Nahrung aufgenommene Jod wird rasch und nahezu vollständig im Dünndarm als anorganisches Jod resorbiert. Das auf diesem Weg aufgenommene Jod stellt die Hauptquelle des Jodpools im Extrazellulärraum dar. Dieser Pool wird zu einem geringen Teil zusätzlich gefüllt durch Jod, welches direkt aus den Thyreozyten abgegeben wird und durch Jod, das durch den Abbau von Schilddrüsenhormonen im peripheren Gewebe freigesetzt wird.
Die Konzentration von Jod im Plasma beträgt bei normaler Jodzufuhr etwa 10 bis 15 µg/l, die Gesamtmenge an Jod im Extrazellulärraum beträgt etwa 250 µg. Aus der Blutbahn wird Jod

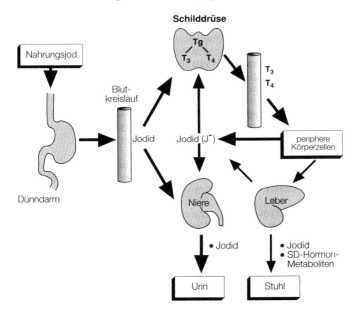

Abb. 3: Schematische Darstellung des Jodstoffwechsels

gegen ein Konzentrationsgefälle energieabhängig in die Schilddrüse transportiert. Diese aktive Aufnahme wird durch den Na^+/I^--Symporter, einem Transportprotein der basalen Zellmembran, vermittelt.
Der Na^+/I^--Symporter wird unter physiologischen Bedingungen durch TSH stimuliert.

Zusätzlich unterliegt der Jodtransport einem Autoregulationssystem, über das die Jodkonzentration im Plasma, intrazelluläres Jod und organische Jodverbindungen die Jodaufnahme in die Zelle beeinflussen können. Wird durch eine hochdosierte Jodgabe eine bestimmte Jodkonzentration überschritten, führt dies zu einer sofortigen Hemmung des Einbaus von Jod in organische Verbindungen und damit zu einer Hemmung der Hormonsynthese. Zusätzlich wird hierdurch die **Sekretion** der Schilddrüsenhormone blockiert. Dieser Mechanismus wird nach den Erstbeschreibern als **Wolff-Chaikoff-Effekt** bezeichnet.
Er wird klinisch genutzt, wenn hohe Joddosen therapeutisch zur Blockade der Schilddrüse eingesetzt werden.
Dies hat klinische Bedeutung, wenn bei Patienten mit konservativ nicht beherrschbarer Hyperthyreose eine Operation durchgeführt werden muss. Durch Zufuhr hoher Jodmengen kann kurzfristig ein Sistieren der Überproduktion erreicht werden. Innerhalb von höchstens zwei Wochen adaptiert sich die Schilddrüse aber an die hohen Jodkonzentrationen, der Hemmeffekt geht verloren und es kommt – z.B. bei fehlender operativer Schilddrüsenbehandlung – zu einer noch deutlicher verstärkt ablaufenden Schilddrüsenüberfunktion.

Kompetitiv gehemmt wird der Jodtransport durch die Anionen Perchlorat, Thiocyanat und Pertechnetat. Auf dieser Kompetition mit Jod beruht die therapeutische Wirkung von Perchlorat bzw. der Einsatz von Pertechnetat bei der Schilddrüsenszintigraphie.
Auch einige andere Gewebearten – wie die Speicheldrüsen oder die Magenschleimhaut – sind in geringem Umfang in der Lage, Jod aufzunehmen. Diese Gewebe können Jod jedoch nicht wie die Schilddrüsenzelle in organische Verbindungen einbauen.

Nicht in die Schilddrüse aufgenommenes Jod wird über die Nieren ausgeschieden. Während die renale Jodclearance sehr geringe Schwankungen aufweist, passt sich die Jodclearance der Schilddrüse der Jodversorgung an. Sie beträgt bei ausreichender Jodaufnahme etwa 25 ml/min und kann bei Jodmangel bis auf 800 ml/min ansteigen. Nur ein geringer Anteil des beim Abbau der Schilddrüsenhormone freiwerdenden Jods wird über den Stuhl ausgeschieden.

2.2.2 Schilddrüsenhormonsynthese

Die Synthese der Schilddrüsenhormone T_4 und T_3 ist in *Abb. 4* schematisch dargestellt.

Die Hormonproduktion verläuft in zwei Hauptschritten:
Im ersten Schritt wird Jod durch den Na^+/I^--Symporter gegen ein Konzentrationsgefälle in die Schilddrüsenzelle transportiert. Dieses Konzentrationsgefälle kann unter Jodmangelbedingungen bis auf 1:500 ansteigen. Das aufgenommene Jod wird sofort zur apikalen Zellmembran befördert, oxidiert und in organische Jodverbindungen, insbesondere in die Tyrosylreste des Thyreoglobulins, eingebaut. Die Jodierung des Thyreoglobulins an der apikalen Zellmembran findet mittels Katalyse durch die Schilddrüsenperoxidase (Thyroid Peroxidase = TPO) statt.
Die TPO ist das Schlüsselenzym bei der Synthese der Schilddrüsenhormone. Es ist ein 103 000 D schweres, membranständiges Protein der apikalen Zellmembran. Thyreoglobulin wird in exozytotischen Vesikeln vom endoplasmatischen Retikulum zur apikalen Membran transportiert. Dort wird Jod durch die Schilddrüsenperoxidase in Anwesenheit von H_2O_2 oxidiert. Es entsteht als Zwischenprodukt das sehr reagible elementare Jod (I_2), das sofort organisch gebunden wird. Der Hauptanteil wird in die Tyrosylreste des Thyreoglobulin eingebaut. Es entstehen die Hormonvorläufer 3-Monojodtyrosin (MIT) und 3,5-Dijodtyrosin (DIT).
Ein geringer Anteil wird an andere organische Jodverbindungen angelagert.

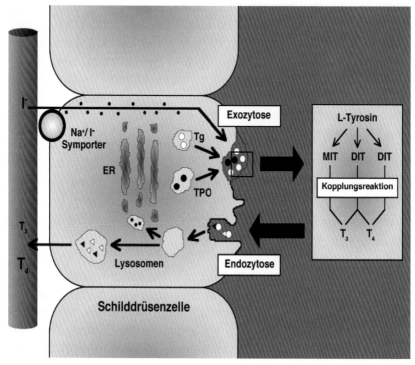

Abb. 4: Schilddrüsenhormonsynthese

Thyreoglobulin (Tg) ist ein Glykoprotein mit einem Molekulargewicht von etwa 660 000 D, das von den Thyreozyten in großer Menge synthetisiert wird. Es besteht aus zwei Untereinheiten mit einem Molekulargewicht von 300 000 bis 330 000 D, die über Disulfidbrücken gekoppelt sind. Der Anteil an Kohlenhydraten beträgt etwa 10%. Jedes Thyreoglobulinmolekül enthält 140 Tyrosinreste, von denen jedoch nur etwa 25% in der Lage sind, Jod aufzunehmen. In-vivo jodiertes Thyreoglobulin enthält daher nur etwa 1 bis 20 Jodatome, verteilt auf MIT, DIT, T_3 und T_4.

In sehr variablen Mengen ist Thyreoglobulin auch in der Blutbahn nachweisbar. So kann neu synthetisiertes Thyreoglobulin direkt über die basale Zellmembran ins Blut sezerniert werden oder das gespeicherte Tg nach Aufnahme aus dem Follikellumen und Transport durch die Zelle an der Basalmembran in die Blutbahn abgegeben werden. Zusätzlich tritt Thyreoglobulin aus dem Follikellumen über Interzellulärspalten oder Unterbrechungen in der Follikelwand ("Leakage") in das Blut über. Dieser letztgenannte Mechanismus erklärt die erhöhte Thyreoglobulinkonzentration im Serum bei z.B. Follikelnekrosen, Zysten, Knotenstrumen und Autonomien.

Im zweiten Schritt der Schilddrüsenhormonsynthese entsteht durch eine wahrscheinlich ebenfalls von der Schilddrüsenperoxidase katalysierte Kopplungsreaktion aus zwei DIT-Molekülen das Schilddrüsenhormon T_4 (3,5,3',5'-Tetrajod-thyronin = Thyroxin, Molekulargewicht 777 D), das zu diesem Zeitpunkt kovalent an Thyreoglobulin gebunden ist. Das zweite Schilddrüsenhormon T_3 (3,5,3'-Trijodthyronin, Molekulargewicht 651 D) wird einerseits durch die Kopplung von MIT und DIT, vor allem jedoch durch eine intra- oder extrathyreoidale enzymatische 5'-Dejodierung von T_4 zu T_3 gebildet. Bei Jodmangel steigt im Thyreoglobulin der Anteil an MIT im Verhältnis zu DIT an. Dies führt zu einer Erhöhung der T_3/T_4-Relation. Die abhängig vom Jodangebot unterschiedlich jodierten Thyreoglobulinmoleküle werden im Follikellumen gespeichert. Reverse-T_3 entsteht durch Monodejodierung aus T_4. Es ist biologisch inaktiv.

Die Schilddrüse ist das einzige endokrine Organ, das – wohl als adaptiver Vorgang an die unregelmäßige Zufuhr des Spurenelementes Jod – große Hormonmengen speichern kann.

Eine weitere Besonderheit: der Speicher liegt extrazellulär im Follikellumen, sein Vorrat an gespeicherten Schilddrüsenhormonen reicht für etwa zwei Monate.

2.2.3 Sekretion der Schilddrüsenhormone

Die Schilddrüse gibt – reguliert durch das hypophysäre Thyreoidea stimulierende Hormon (TSH) – ihre Hormone an die Blutbahn ab. Der Prozess der Hormonsekretion beginnt mit der Aufnahme von Kolloidanteilen in die Zelle durch Endozytose. Die Kolloidtropfen verbinden sich mit Lysosomen zu Phagolysosomen.

Durch enzymatische Zerlegung der Thyreoglobulinmoleküle erfolgt

1. a) Na^+/I^--Symport in Zelle
   b) Oxidation durch TPO
   c) I_2-Bindung an Tg $\rightarrow$ MIT+DIT
2.   MIT+DIT $\rightarrow$ T_3 (aktives Hormon)
     DIT+DIT $\rightarrow$ T_4 (Prohormon) $\rightarrow$ Dejodierung $\rightarrow$ T_3

die Freisetzung von T_4 und T_3. Die Schilddrüsenhormone werden über die Basalmembran an das Blut abgegeben *(Abb. 4)*.

Beim Sekretionsvorgang der Schilddrüsenhormone gehen intrazellulär freiwerdendes Jod und nicht verwendete Jodthyrosinmoleküle erneut in den intrathyreoidalen Jodkreislauf ein.

Die Schilddrüse sezerniert täglich etwa 100 µg (129 nmol) T_4. Dies entspricht über 90% der beim Gesunden von der Schilddrüse freigesetzten Hormone. T_3 wird nur zu einem geringen Teil aus der Schilddrüse sezerniert (ca. 10 µg) und zum größten Teil extrathyreoidal aus T_4 durch die Wirkung der Typ I 5´-Dejodase gebildet. Täglich entstehen etwa 35 µg T_3 (= 45 nmol).

Daneben wird etwa die gleiche Menge reverse-T_3 (rT_3 = 3,3',5'-T_3-, strukturisomer zu T_3) gebildet, das biologisch inaktiv ist. Es entsteht ebenfalls fast ausschließlich extrathyreoidal durch die Wirkung der 5-Dejodase Typ III *(Abb. 5)*.

2.2.4 Transport der Schilddrüsenhormone

T_4 ist im Serum zu über 99,9% an Transportproteine gebunden, nur etwa 0,03% liegen in freier Form vor.

Diese Transportproteine sind (in absteigender Affinität zum Hormon):

Thyroxin **b**indendes **G**lobulin (TBG, MW etwa 54 000 D),
Transthyretin (TTR, MW 54 000 D) und
Albumin (MW 68 000 D).

TBG, das aufgrund seiner starken Bindungsaffinität zu T_4 das wichtigste Transportprotein darstellt, kann pro Molekül ein Schilddrüsenhormonmolekül binden. Seine Konzentration, die beim Menschen etwa 15 µg/ml (260 nmol/l) beträgt, ist damit äquivalent zu seiner Bindungskapazität.

Durch die Proteinbindung wird eine rasche Ausscheidung von T_4 aus dem Organismus verhindert. Seine biologische Halbwertszeit im Serum liegt bei etwa 5 bis 8 Tagen. Für den transkapillaren Transport und die Aufnahme in die Zellen stehen nur das freie und das mit relativ geringer Affinität an Albumin und Transthyretin gebundene T_4 zur Verfügung. Daher bestimmt auch nur die Menge der freien Hormone die thyreoidale Stoffwechsellage.

T_3 ist im Serum ebenfalls zu über 99% an Transportproteine gebunden. Der Anteil des freien T_3 liegt jedoch mit etwa 0,3% höher als der des T_4. Grund hierfür ist eine etwa 10 bis 20fach niedrigere Affinität zum TBG und eine fehlende Bindung an Transthyretin. Die geringere Proteinbindung führt zu einer deutlich kürzeren Halbwertszeit im Serum von nur etwa 19 Stunden. Da T_3 vorwiegend erst extrathyreoidal durch Monodejodierung aus dem als Prohormon wirkenden T_4 gebildet wird, ist es zu einem hohen Anteil von etwa 85% an intrazelluläre Proteine und Rezeptoren gebunden. Das *biologisch inaktive rT₃* zeigt eine noch geringere Bindung an Serumproteine als T_3 und auch eine geringere Bindung an intrazelluläre Proteine. Es besitzt eine Halbwertszeit im Serum von nur etwa 4 Stunden.

Für die Wirkung der Schilddrüsenhormone in den Zellen sind nur die freien Hormone verantwortlich. Die Gesamthormonkonzentration wird bei normaler Schilddrüsenfunktion und intaktem hypothalamisch-hypophysären Regelkreis im wesentlichen durch die Konzentration und Zusammensetzung der Transportproteine bestimmt. Auf diese Weise wird bei sich ändernden Transportproteinkonzentrationen die Menge an freien Schilddrüsenhormonen konstant gehalten. Dieser Zusammenhang ist zu berücksichtigen, wenn die Schilddrüsenstoffwechsellage bei Patienten mit veränderter Transportproteinkonzentration beurteilt werden muss. Da die Konzentration der Bindungsproteine im Serum die Gesamtkonzentration der Schilddrüsenhormone, nicht jedoch die Konzentration der freien Hormone beeinflusst, ist für die richtige Beurteilung der Gesamthormonkonzentrationen der Status der Bindungsproteine zu berücksichtigen.

TBG erhöht	TBG erniedrigt

• Schwangerschaft
• Kontrazeptiva,
  Östrogenpräparate
• Medikamente (wie z.B.
  Tamoxifen, Clofibrat, Opiate)
• Hungerzustände
• akute Hepatitis
• komp. Leberzirrhose
• akut intermitt. Porphyrie
• genetisch bedingt
	• Medikamente (wie z.B. Androgene,
	  Glukokortikoide in hoher Dosierung,
	  Asparaginase)
	• Dekompensierte Leberzirrhose
	• schwere katabole Zustände
	• nephrotisches Syndrom
	• aktive Akromegalie
	• genetisch bedingt

Tab. 1: Beispiele für Veränderungen der TBG-Konzentration im Serum

Tab. 1 fasst die wichtigsten Umstände zusammen, die zu einer veränderten TBG-Konzentration im Serum führen.

2.2.5 Metabolismus der Schilddrüsenhormone

Die Verstoffwechselung der Schilddrüsenhormone geschieht zu über 80% über eine schrittweise enzymatische Dejodierung. Durch Dejodierung von T_4 entstehen einerseits als wichtigstes Stoffwechselprodukt das aktive T_3, andererseits die inaktiven Metaboliten rT_3, **MIT**, **DIT** und schließlich jodfreies Tyrosin und freies Jod. Das anfallende freie Jod geht in den Jodpool des Extrazellulärraumes ein und steht erneut zur Hormonsynthese zur Verfügung. Welche Anteile von T_3 und rT_3 durch thyreoidale Sekretion und welche Anteile durch periphere Dejodierung zur Verfügung gestellt werden, ist in *Abb. 5* dargestellt.

Für die Dejodierung stehen drei verschiedene Enzyme (=Dejodasen) zur Verfügung. Die **Typ I 5´-Dejodase** katalysiert als wichtigstes Enzym in der Schilddrüse, Leber, Niere und in der Hypophyse sowie im zentralen Nervensystem (ZNS) die Umwandlung

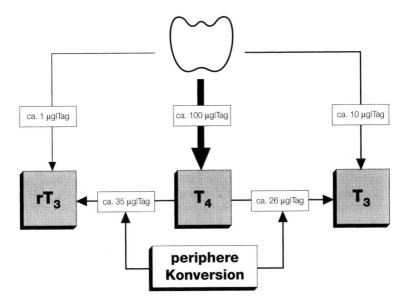

Abb. 5: Hormonsekretion der Schilddrüse

von T_4 zu T_3 und den Abbau von rT_3 zu $3,3'$-T_2. Sie ist damit an der peripheren Produktion des aktiven Schilddrüsenhormons T_3 maßgeblich beteiligt.

Die *Aktivität* der Typ I $5'$-Dejodase wird *stimuliert* durch
• die Schilddrüsenhormone selbst,
• durch Selen,
• durch ein erhöhtes Kohlenhydratangebot und
• innerhalb der Schilddrüse durch die Wirkung von TSH.

Die Enzymaktivität *nimmt ab* durch
• Fasten,
• schwere Allgemeinkrankheiten und
• die Wirkung einiger Zytokine.

Zusätzlich besitzen Propylthiouracil und jodierte gallengängige Röntgenkontrastmittel wie Iopan-Säure eine hemmende Wirkung auf die Typ I $5'$-Dejodase und damit auf die periphere Konversion von T_4 zu T_3.

An der Dejodierung der Schilddrüsenhormone sind zusätzlich die **Typ II 5´-Dejodase** und die **5-Dejodase (Typ III)** beteiligt. Die Typ II 5´-Dejodase katalysiert ebenfalls die Dejodierung von T_4 zum aktiven T_3 und wird vor allem bei der Hypothyreose im ZNS und in der Hypophyse sowie in der normalen Plazenta exprimiert. Die 5-Dejodase (Typ III) katalysiert die Dejodierung von T_4 zu rT_3 und den Abbau von T_3, vor allem zu 3,3'-T_2. Sie wird fast ubiquitär im Körper exprimiert.

Etwa 20% der Schilddrüsenhormone werden über andere Stoffwechselwege abgebaut:

1. Ausscheidung in die Galle, entweder unverändert oder konjugiert an Glucuronat oder Sulfat. Ein Teil der so ausgeschiedenen Schilddrüsenhormone wird über den enterohepatischen Kreislauf reabsorbiert.
2. Desaminierung und Decarboxylierung in der Leber.

2.2.6 Stoffwechselwirkung der Schilddrüsenhormone

Die Schilddrüsenhormone werden (wahrscheinlich) passiv durch Diffusion in die Zielzelle aufgenommen. Für diesen Transportweg stehen nur die freien und die an Albumin und Transthyretin gebundenen Hormone zur Verfügung. Zusätzlich werden die Schilddrüsenhormone auch über einen aktiven, energieabhängigen Carrier in der Zelle aufgenommen *(Abb. 6)*.

In der Zelle sind verschiedene Stoffwechselwege möglich. Die zentrale Rolle spielt die aktive Aufnahme in den Zellkern und die Bindung von T_3 an einen spezifischen nukleären Rezeptor. Es gibt zwei Genorte, die für spezifische Schilddrüsenhormon-Rezeptoren, TRa und TRb, kodieren. Es handelt sich um zwei nukleäre Rezeptoren mit hoher Homologie, die T_3 mit erhöhter Affinität und T_4 mit etwa 10fach geringerer Affinität binden. Die Rezeptoren entsprechen Transkriptionsfaktoren, die mit einer DNA-bindenden Domäne spezifisch im Bereich einer Vielzahl von Zielgenen an sog. „**S**childdrüsenhormon-**r**esponsible **E**lemente" (SRE) binden. Diese SRE liegen meist in der Promotorregion schilddrüsenhormonregulierter Gene. Auf diese Weise wird nach Bindung des Liganden T_3 an den Schilddrüsenhormonrezeptor die Transkription bestimmter Gene induziert und dadurch die Schilddrüsenhormonwirkung vermittelt.

Zusätzlich führt T_3 unabhängig vom Kern-Rezeptor zu Veränderungen von Transportvorgängen an der Zellmembran, etwa zu einer vermehrten Aufnahme von Kohlenhydraten und Aminosäuren in die Zelle.

Daneben werden die Schilddrüsenhormone im Zytosol, im endoplasmatischen Retikulum und an den Mitochondrien an verschiedene andere Proteine gebunden. Diese Bindungen führen wohl zu keiner direkten Hormonwirkung, besitzen aber möglicherweise regulierende Einflüsse. Intrazelluläre Dejodasen bewirken darüber hinaus die Bildung des aktiven T_3 aus T_4, leiten aber auch durch weitere Dejodierung den Abbau der Schilddrüsenhormone ein.

Die Schilddrüsenhormone sind im gesamten Organismus für einen normalen Ablauf verschiedener physiologischer Vorgänge erforderlich und führen in der Regel zu einer Aktivierung von Stoffwechselprozessen.

Schilddrüsenhormone beeinflussen:

• den Kohlenhydratstoffwechsel:
Schilddrüsenhormone führen zu einer Beschleunigung der intestinalen Resorption von Kohlenhydraten, zu einer Steigerung der Glukoneogenese und zu einem gesteigerten Kohlenhydratabbau. Zusätzlich werden sowohl die Glykogensynthese als auch die Glykogenolyse stimuliert. Die Insulinwirkung wird verstärkt, die Abbaurate des Insulins wird jedoch gleichzeitig gesteigert, so dass bei vermehrter Schilddrüsenhormonkonzentration der Insulinbedarf insgesamt steigt.

• den Fettstoffwechsel:
Schilddrüsenhormone führen zu einer Steigerung der Fettmobilisierung, des Abbaus von Speicherfetten und in geringerem Maße auch zu einer erhöhten Lipidsynthese. Durch diese Veränderungen kommt es bei der Hyperthyreose zu einem Abfall der Cholesterinwerte, bei der Hypothyreose zu einem Anstieg.

- den Eiweißstoffwechsel:
Schilddrüsenhormone wirken in physiologischen Dosen anabol. Bei erhöhter Hormonkonzentration herrscht eine katabole Wirkung vor.

- den Knochenstoffwechsel bei Kindern im Wachstum:
Eine Hypothyreose im Wachstumsalter führt zum Minderwuchs, eine Hyperthyreose dagegen zu einem verstärkten Wachstum mit verzögertem Schluss der Epiphysenfugen.

- den Knochenstoffwechsel bei Erwachsenen:
Beim Erwachsenen bewirken Schilddrüsenhormone eine Erhöhung des Knochenumsatzes mit Aktivierung von Osteoblasten und Osteoklasten. Bei einer Hyperthyreose kommt es zu einem Anstieg von Parametern des Knochenanbaus – wie der knochenspezifischen alkalischen Phosphatase – andererseits aber auch zu einem Anstieg von Parametern der Knochenresorption – wie z.B. der vermehrten Ausscheidung von Pyridinolin-Crosslinks im Urin. Zusätzlich kann bei einer Hyperthyreose ein leicht erhöhter Calciumwert im Serum nachgewiesen werden. Bei Überwiegen der Knochenresorption können diese Veränderungen im Rahmen einer Hyperthyreose zu einem Verlust an Knochenmasse führen. Dies ist von besonderer Bedeutung bei Frauen in der Postmenopause mit subklinischer oder manifester Hyperthyreose.

- das zentrale Nervensystem, die neuromuskuläre Übertragung und die Muskulatur:
Schilddrüsenhormone sind für eine normale Reifung des Gehirns unerlässlich, so dass ein Hormonmangel in der Fetalzeit zu irreversiblen Schäden führt (Kretinismus).
Auch beim Erwachsenen führt ein Mangel oder Überschuss an Schilddrüsenhormonen zu Veränderungen des Stoffwechsels des zentralen Nervensystems, der neuromuskulären Übertragung (Sehnenreflexe) und der Muskulatur.
Dies wirkt sich auch am Herzmuskel aus, so dass es unter dem Einfluss von Schilddrüsenhormonen zu einer Steigerung der

Kontraktilität des Myokards, zu einem erhöhten Schlagvolumen, zu einer gesteigerten Schlagfrequenz und damit zur Zunahme der Blutdruckamplitude kommt. Der dadurch gesteigerte Sauerstoffverbrauch und die gesteigerte Erregbarkeit des Erregungsleitungssystems können zu kardialen Komplikationen wie Extrasystolen, Vorhofflimmern oder Zunahme einer Angina pectoris führen.

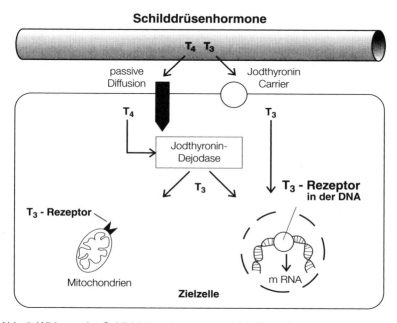

Abb. 6: Wirkung der Schilddrüsenhormone an der Zielzelle

2.2.7 Hypothalamisch-hypophysäre Steuerung

Die Steuerung der Synthese und Sekretion von Schilddrüsenhormonen unterliegt einerseits der übergeordneten Regulation durch das Thyreoidea stimulierende Hormon (TSH), aber auch der bereits erwähnten intrathyreoidalen Autoregulation von Jodaufnahme, Schilddrüsenhormonsynthese und Zellstoffwechsel. Auch wenn der letztgenannte Mechanismus prinzipiell unabhängig von der Wirkung von TSH ist, scheint seine wesentliche Rolle unter physiologischen Bedingungen die Modulation der TSH-Wirkung auf der Ebene der Schilddrüsenzelle zu sein. Zunehmend wird auch die Bedeutung von lokal gebildeten Wachstumsfaktoren und Zytokinen für die Regulation von Funktion und Wachstum der Schilddrüsenzelle erkannt.

Thyreoidea stimulierendes Hormon (TSH)

TSH ist ein Glykoproteinhormon (MW 28 000 D), das aus zwei kovalent gebundenen Untereinheiten, einer α- und einer β-Untereinheit, zusammengesetzt ist.

Es wird in basophilen, thyreotropen Zellen des Hypophysenvorderlappens (HVL) gebildet. Seine Freisetzung wird reguliert durch das Thyreotropin Releasing Hormon (TRH), einem aus dem Hypothalamus freigesetzten Tripeptid, und durch die Konzentration der freien Schilddrüsenhormone im Serum. Die Regulation durch die Schilddrüsenhormonkonzentrationen erfolgt über die Bindung von T_3 an den nukleären T_3-Rezeptor in den thyreotropen Zellen des HVL. Daneben scheint die Konzentration der Schilddrüsenhormone auch einen Einfluss auf die Freisetzung von TRH im Hypothalamus zu haben *(Abb. 7)*.

TSH wird – wie auch andere Hormone des HVL – pulsatil freigesetzt. Die Serumkonzentrationen von TSH unterliegen einer Tagesrhythmik mit Peak-Konzentrationen von Mitternacht bis in die frühen Morgenstunden, die niedrigsten Konzentrationen werden am frühen Nachmittag gemessen.

TSH bindet an einen spezifischen Rezeptor an der Oberfläche der Schilddrüsenzelle. Der TSH-Rezeptor gehört zur Superfamilie der G-Protein-gekoppelten membranständigen Rezeptoren. Er besteht aus einer einzelnen Polypeptidkette mit einem extrazellulären, einem transmembranären und einem intrazellulären Anteil. Der transmembranäre Anteil setzt sich aus sieben Segmenten zusammen. Für die Bindung von TSH ist der extrazelluläre Anteil verantwortlich. Die intrazellulären und transmembranären Anteile sind an die intrazellulären Signalsysteme, in erster Linie an ein stimulierendes G-Protein (Gs) gekoppelt. Die Bindung von TSH führt auf diese Weise zu einer Aktivierung der Adenylat-Zyklase und möglicherweise auch anderer Postrezeptor-Mechanismen. In Folge werden die differenzierten Funktionen der Schilddrüsenzelle stimuliert, wie die aktive Aufnahme von Jod über die Basalmembran, die Thyreoglobulinsynthese und die Synthese und Freisetzung von Schilddrüsenhormonen.

TSH stimuliert ebenfalls das Wachstum von Schilddrüsenzellen. Der wachstumsstimulierende Effekt von TSH scheint allerdings nur in Anwesenheit von Kofaktoren, in erster Linie von Wachstumsfaktoren – wie dem epidermalen Wachstumsfaktor (EGF) oder dem „insulin-like-growth-factor I" (IGF I) – vorhanden zu sein.

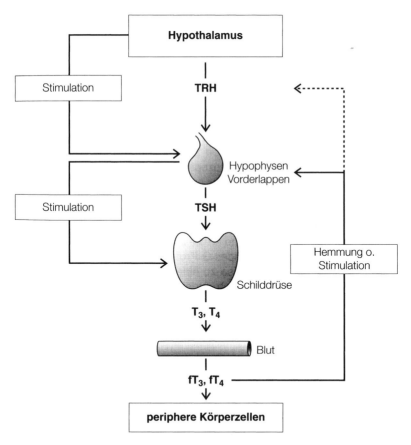

Abb. 7: Hypothalamisch-hypophysäre Steuerung

3 Diagnose von Schilddrüsenkrankheiten

Erster Schritt bei der Diagnose sind Anamnese und klinischer Befund. Diese erlauben die Formulierung einer konkreten Fragestellung, auf deren Basis weiterführende in-vitro- und in-vivo-Untersuchungen gezielt eingesetzt werden können. Das diagnostische Vorgehen bei Patienten, bei denen lediglich eine Schilddrüsenkrankheit ausgeschlossen werden soll, unterscheidet sich grundsätzlich von dem bei Patienten, bei denen aufgrund der Vorgeschichte und des körperlichen Befundes bereits der konkrete Verdacht auf eine Schilddrüsenkrankheit besteht.

Die richtige Auswahl technischer Untersuchungsverfahren ist ebenso wichtig wie die methodisch richtige Durchführung und die Interpretation der Ergebnisse.
Geltende Empfehlungen zur Qualitätssicherung müssen beachtet werden.

3.1 Symptome und körperliche Befunde

Anamnese
Wichtige Fragen innerhalb der Anamnese:
- Haben bereits früher Schilddrüsenkrankheiten bestanden?
  Welche diagnostischen und therapeutischen Maßnahmen – etwa eine thyreostatische Therapie, eine Operation oder eine Radiojodtherapie – sind erfolgt?
- Wurde früher eine perkutane Radiatio der Halsregion durchgeführt, etwa im Rahmen der Behandlung einer malignen oder benignen Erkrankung im Halsbereich?
  Hintergrund: Patienten mit einer perkutanen Radiatio im Halsbereich in der Vorgeschichte besitzen zum einen ein erhöhtes Risiko für die Entwicklung eines Schilddrüsenmalignoms, andererseits kann sich bei diesen Patienten langfristig eine Hypothyreose entwickeln.
- Bestehen in der Familie gehäuft Schilddrüsenkrankheiten?
  Hintergrund: Verschiedene Schilddrüsenkrankheiten treten

familiär gehäuft auf, z.B. die Jodmangelstrumen und Auto-immunthyreopathien wie der Morbus Basedow und die Hashimoto-Thyreoiditis. Besondere Bedeutung besitzen die familiären Formen des medullären Schilddrüsenkarzinoms.

- Werden oder wurden in letzter Zeit Medikamente eingenommen, die eine Wechselwirkung mit der Schilddrüse haben oder zu einer Beeinflussung von in-vitro-Parametern führen können?
Hintergrund: Zur achten ist besonders die Einnahme jodhaltiger Medikamente, die Einnahme von oralen Antikonzeptiva oder anderen Östrogenpräparaten sowie im Hinblick auf eine Fein-nadelpunktion der Schilddrüse die Einnahme von Medikamenten mit Einfluss auf die Blutgerinnung.
- Gibt es Hinweise für eine vorausgegangene höhergradige, exogene Jodexposition?
z.B. jodhaltige Röntgenkontrastmittel (CT, Angiographie), jod-haltige Externa.
- Besteht eine Schwangerschaft?
Hintergrund: Die Kenntnis einer bestehenden Schwangerschaft ist von Bedeutung, da hierdurch die Wahl der Untersuchungs- und Behandlungsverfahren beeinflusst wird und zudem ver-schiedene in-vitro-Parameter unter dem Einfluss erhöhter Kon-zentrationen von Schwangerschaftshormonen (ß-HCG, Östro-gen) verändert sind.
- Bestehen klinische Symptome, die auf eine Funktionsstörung der Schilddrüse hinweisen?
Auf eine Hyperthyreose können z. B. hinweisen: vermehrte Nervosität, Tachykardien, Gewichtsverlust, Wärmeintoleranz, Hyperhidrosis, Diarrhoen.
Auf eine Hypothyreose können z. B. hinweisen: trockene Haut, Müdigkeit, Leistungsminderung, Kälteempfindlichkeit, Zunah-me des Körpergewichts, Obstipation, eine heisere und raue Stimme, Neigung zu Depressionen.
- Bestehen lokale Beschwerden im Halsbereich, die durch eine Schilddrüsenvergrößerung verursacht sein können?
Hintergrund: Oft klagen Patienten mit einer Schilddrüsenver-größerung über ein unbestimmtes, nicht genau lokalisierbares Druckgefühl ventral im Halsbereich oder etwas dorsal im Bereich

des Pharynx. Ebenso häufig wird ein Kloß- oder Fremdkörpergefühl angegeben, das lageabhängig verstärkt sein kann, etwa nur in Rückenlage auftritt oder Schluckbeschwerden verursacht. Manche Patienten schildern eine Abneigung gegen hochgeschlossene Kleider und sind empfindlich gegen Berührungen im Halsbereich. Das Engegefühl kann sich bis zur Luftnot steigern. Diese Symptome sind keineswegs spezifisch und kommen auch bei Patienten vor, bei denen keine Schilddrüsenvergrößerung besteht oder bei denen postoperativ eine normal große Schilddrüse vorliegt.

Bei nach retrosternal reichenden Strumen kann es zur oberen Einflussstauung und zur Trachea-Einengung mit inspiratorischem Stridor kommen (seltener Befund).

Berichten Patienten selbst über lokale Veränderungen, etwa eine Zunahme des Halsumfanges oder das Auftreten eines Knotens im Halsbereich, sollte der Zeitraum der beobachteten Veränderungen möglichst exakt erfragt werden. Insbesondere das Auftreten von Blutungszysten steht nicht selten im Zusammenhang mit sportlichen Aktivitäten wie z.B. Gewichtheben oder akuten Lageveränderungen des Kopfes im Rahmen sportlicher Tätigkeiten.

Das Auftreten von plötzlich einseitigen Schmerzen mit Ausstrahlen zum ipsilateralen Ohr ist häufig ein Hinweis für eine subakute Thyreoiditis de Quervain. Sehr rasch wachsende Knoten, die palpatorisch derb sind, sind Zeichen eines undifferenzierten Karzinoms. Langsam wachsende, schmerzlose Knoten mit regionalen Halslymphknoten sind Hinweise für differenzierte Karzinome. Plötzlich auftretende, entweder schmerzlose oder schmerzhafte Knoten sind häufig bei Blutungszysten vorhanden. Heiserkeit kann auch bei benignen, dorsal gelegenen Knoten auftreten (mechanischer Druck auf den N. recurrens) und muss nicht unbedingt mit einem Karzinom in Verbindung gebracht werden.

Körperliche Untersuchung
Untersuchung der Schilddrüsenregion

Der Befund im Bereich der Schilddrüsenregion wird durch die Palpation erhoben. Sie kann von vorne oder mit beiden Händen von hinten am sitzenden Patienten erfolgen. Nacheinander werden der Isthmus zwischen Ringknorpel und Jugulum, die medialen Anteile der beiden Schilddrüsenlappen und jeweils deren oberer und unterer Pol abgegrenzt.

Die Befundbeschreibung umfasst die Konsistenz und Schluckverschiebbarkeit des Organs.

Sind knotige Veränderungen abgrenzbar, werden deren Lage, Konsistenz und Verschiebbarkeit dokumentiert.

Zusätzlich wird die übrige Halsregion mituntersucht und z.B. auf eine Vergrößerung regionaler Lymphknoten geachtet. Auch ein Stridor oder eine eventuelle obere Einflussstauung werden erfasst und dokumentiert.

Die Einteilung der Schilddrüsengröße ist orientierend möglich (gemäß Empfehlungen der *WHO*):

Grad I:	I a: Tastbar, nicht sichtbar
	I b: Tastbar, nur bei zurückgebeugtem Kopf sichtbar
Grad II:	Auch ohne Zurückbeugen sichtbar
Grad III:	Gut sichtbare Vergrößerung

Da diese Einteilung von subjektiven Kriterien und auch von Faktoren wie dem Ernährungszustand des Patienten und der Dicke der Halsmuskulatur abhängt, wird sie nur zur orientierenden Beschreibung des körperlichen Befundes, nicht jedoch zur Quantifizierung der Schilddrüsengröße verwendet.

Allgemeine klinische Untersuchung

Auf eine **Hyperthyreose** können hinweisen:
- -Tachykardie
- -erhöhte Blutdruckamplitude
- -systolisches Strömungsgeräusch
- -warme und feuchte Haut
- -feinschlägiger Tremor
- -Beschleunigung der Muskeleigenreflexe
- -Klinische Zeichen einer endokrinen Orbitopathie weisen

auf einen Morbus Basedow hin
Auf eine **Hypothyreose** können hinweisen:
-allgemeine Verlangsamung
-trockene, schuppige, blasse Haut
-heisere und raue Stimme, kloßige Sprache
-teigige Schwellungen von Augenlidern und Händen
-Bradykardie
-verlangsamte Muskeleigenreflexe
-Zeichen einer begleitenden Myopathie

Klinische Zeichen einer endokrinen Orbitopathie
Patienten mit einer endokrinen Orbitopathie klagen häufig
über folgende Symptome:
-Druckgefühl hinter den Augen
-Kopfschmerzen
-Lichtempfindlichkeit
-Fremdkörpergefühl
-vermehrtes Tränen
-in fortgeschritteneren Stadien: Doppelbilder
-inspektorisch finden sich neben dem Exophthalmus
 lokale Entzündungszeichen und Lidschwellungen

3.2 In-vitro-Diagnostik

Bei der Durchführung von in-vitro-Tests sind eine Reihe von allgemeinen Empfehlungen, Richtlinien und gesetzlich vorgeschrie-
benen Standards zur Qualitätssicherung in medizinischen La-
boratorien zu beachten (Gesetzgeber, Bundesärztekammer).
Sie umfassen u.a. die regelmäßige Durchführung laborinterner
Präzisions- und Richtigkeitskontrollen und die regelmäßige Teil-
nahme an externen Ringversuchen, etwa den Ringversuchen
der Deutschen Gesellschaft für Klinische Chemie. Darüber
hinaus sollte jedes Labor die Referenzbereiche für seine
Methoden und sein Einzugsgebiet an einer ausreichend großen
Zahl von schilddrüsengesunden Personen überprüfen.
Nur wenn diese Qualitätskriterien erfüllt sind, ist eine Ver-

gleichbarkeit von Befunden aus verschiedenen Labors gegeben und eine sichere Einordnung der Befunde möglich.

Cave: Eine nicht präzise durchgeführte Laboruntersuchung kann zu einer unnötigen Verunsicherung (Patient und Arzt) führen und eine Reihe von überflüssigen Zusatzuntersuchungen verursachen.

Die Interpretation der Ergebnisse sollte durch einen in der Schilddrüsendiagnostik erfahrenen Arzt erfolgen. Hiermit werden unnötige Zusatzuntersuchungen infolge einer Fehlinterpretation vermieden.

3.2.1 Thyreoidea-stimulierendes Hormon (TSH)

Die hypophysäre Freisetzung von TSH ist **der** zentrale Regulationsmechanismus für die Freisetzung von Schilddrüsenhormonen. Die TSH-Konzentration im Serum spiegelt damit indirekt die aktuelle Hormonsekretion und damit die Versorgung peripherer Organe mit Schilddrüsenhormonen wider *(Abb. 8)*.

Ein Absinken/Ansteigen der Hormonkonzentration außerhalb des individuellen Normwertes führt zu einem sofortigen Anstieg/Abfall der TSH-Sekretion. Die TSH-Konzentration reagiert auf kleinste Veränderungen der Schilddrüsenhormone. Dies gilt auch für Veränderungen der T_4-Konzentration **innerhalb** des Referenzbereichs. Bereits das "Wegbewegen" des TSH innerhalb des Referenzbereichs muss daher schon als pathologisch bewertet werden.

Wenn das TSH seinen Referenzbereich verlassen hat, liegt bereits eine längere Zeitspanne der Veränderung der Schilddrüsenhormonkonzentration zurück, so dass die „latente" Funktionsstörung eigentlich einen markanten Wendepunkt darstellt.

In *Abb. 9* wird verdeutlicht wie es in Frühstadien von Schilddrüsenfunktionsstörungen zu der Konstellation erhöhter oder erniedrigter

TSH-Konzentrationen bei noch im Referenzbereich liegenden Schilddrüsenhormonparametern kommt. Wenn bereits vor Verlassen des Referenzbereichs klinische Beschwerden vorliegen, die zu einer latenten Funktionsstörung passen, kann dies in Einzelfällen Anlass sein, eine probatorische Behandlung zu beginnen. Dabei kann es sich um die Gabe von Schilddrüsenhormonen oder die befristete Gabe von Thyreostatika handeln, parallel zu einer Laborkontrolle und der Schilderung des Patienten, ob die klinischen Symptome auf die probatorische Behandlung reagiert haben.

Testverfahren zur Bestimmung des TSH
Bis zum Ende der 80er Jahre wurden als Routineverfahren zur Bestimmung von TSH Radioimmunoassays eingesetzt, deren untere Nachweisgrenze bei etwa 0,5-2 mU/l TSH lag. Aufgrund dieser geringen Empfindlichkeit war es mit diesen Testverfahren der sog. „1. Generation" nicht möglich, normale von erniedrigten TSH-Konzentrationen sicher abzugrenzen. Zur Beantwortung der Frage, ob bei einem Patienten eine verminderte oder normale TSH-Freisetzung vorliegt, war in der Regel die exogene Stimulation der TSH-Freisetzung durch die Gabe von TRH erforderlich.
Heute werden in der klinischen Routine zur TSH-Bestimmung Verfahren der sog. „2. oder 3. Generation" eingesetzt Bei diesen immunometrischen Verfahren kommen zwei meist monoklonale Anti-TSH-Antikörper zur Anwendung, die an unterschiedliche Regionen des TSH-Moleküls binden.

Der erste Antikörper, der an eine feste Phase, etwa an die Röhrchenwand oder an Polystyrolkugeln gebunden ist, bindet das in der Probe vorhandene TSH. Die quantitative Erfassung erfolgt anschließend durch Bindung des zweiten, markierten Antikörpers mit Bildung eines sog. „Sandwich". Für die Markierung des zweiten Antikörpers werden heute zunehmend nichtradioaktive Verfahren wie die Markierung mit Enzymen *(Enzymimmunoassay)*, fluoreszierenden Substanzen *(Fluoreszenz-Immunoassay)* oder Luminogenen *(Lumineszenz-Immunoassay)* eingesetzt.

Die derzeit kommerziell angebotenen Testverfahren der „2. Generation" besitzen eine untere Nachweisgrenze im Bereich von etwa 0,05 bis 0,1 mU TSH/l Serum, die Verfahren der „3. Generation" von etwa 0,005 bis 0,01 mU/l. Mit diesen Verfahren ist somit eine sichere Abgrenzung zwischen normalen und erniedrigten TSH-Konzentrationen und damit eine sichere Unterscheidung zwischen euthyreoten und hyperthyreoten Kollektiven möglich.

Die breite Verfügbarkeit dieser empfindlichen Testverfahren zum Nachweis von TSH hat die Bestimmung des basalen TSH zum wichtigsten In-vitro-Parameter in der Schilddrüsenfunktionsdiagnostik gemacht. Da das basale TSH besonders in der Ausschlussdiagnostik häufig als einziger Parameter zur Beurteilung der Schilddrüsenfunktion eingesetzt wird, ist es unerlässlich, dass die TSH-Konzentration auch im unteren Messbereich ausreichend präzise und zuverlässig ermittelt wird.
TSH-Assays, die in der Routinediagnostik eingesetzt werden, müssen daher eine Reihe von Qualitätskriterien erfüllen.
Diese sind in den Empfehlungen zur Qualitätssicherung der *Sektion Schilddrüse der Deutschen Gesellschaft für Endokrinologie* niedergelegt. Eine zentrale Forderung ist, dass vom Hersteller eines TSH-Testes die untere Nachweisgrenze als die sog. funktionelle Sensitivität angegeben wird. Die **funktionelle Sensitivität** entspricht der TSH-Konzentration, die von einem Testverfahren mit einem Inter-Assay-Variationskoeffizienten von < 20% bestimmt werden kann. Sie soll für TSH-Tests unterhalb

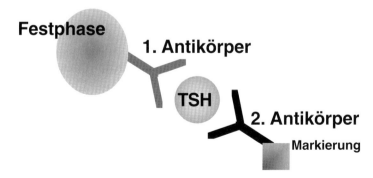

Abb. 8: Prinzip des immunometrischen Tests für TSH

von 0,1 mU TSH/l Serum liegen. Erfüllt ein Testverfahren diese Anforderung, ist von einer sicheren Trennung euthyreoter und hyperthyreoter Patientenkollektive auszugehen. Die Überlappung der beiden Gruppen liegt bei deutlich unter 1%.

Da die Qualität der Messergebnisse zudem von der Testdurchführung im jeweiligen Labor abhängt, ist es wünschenswert, dass die funktionelle Sensitivität des verwendeten TSH-Testes in jedem Labor überprüft wird.
Bei Verwendung eines geeigneten Testsystems liegt der Referenzbereich für TSH bei Gesunden zwischen 0,3 und 4,0 mU/l (*Tab. 2*). Die Werte zeigen eine asymmetrische Verteilung und weisen nach Logarithmierung eine annähernde Normalverteilung auf. Basale TSH-Konzentrationen zwischen 0,3 und 4,0 mU/l Serum schließen eine manifeste Funktionsstörung weitgehend aus. Nicht ausgeschlossen werden hingegen Frühstadien von Schilddrüsenkrankheiten (etwa einer thyreoidalen Autonomie oder prälatenten Hypothyreose), die noch nicht zu einer Überschreitung des Referenzbereiches des TSH geführt haben, und seltene Krankheiten wie die sekundäre Hypothyreose und die Schilddrüsenhormonresistenz.

Bei erniedrigten (< 0,3 mU/l) oder erhöhten (> 4 mU/l) TSH-Konzentrationen ist ergänzend immer die Bestimmung der Schilddrüsenhormonparameter zur Erkennung einer Hyper- oder Hypothyreose erforderlich. Bei manifester Hyperthyreose sind die TSH-Konzentrationen vollständig supprimiert (< 0,1 mU/l), bei manifester Hypothyreose meist deutlich erhöht (> 10 mU/l).
Grenzwertig erniedrigte (0,1-0,3 mU/l) oder leicht erhöhte (4-10 mU/l) TSH-Konzentrationen weisen auf eine latente Funktionsstörung hin und verlangen eine weiterführende Diagnostik zur Erkennung einer zugrunde liegenden Schilddrüsenkrankheit.
In Zweifelsfällen kann bei **grenzwertig** erniedrigten oder erhöhten TSH-Konzentrationen durch einen TRH-Test geklärt werden, ob eine normale, verminderte oder erhöhte TSH-Freisetzung vorliegt.

Die seltene **sekundäre Hypothyreose** weist in der Regel erniedrigte TSH-Konzentrationen auf. Sie kann jedoch diagnostische Schwierigkeiten bereiten, da bei manchen Patienten trotz im unteren Referenzbereich liegender TSH-Konzentrationen peripher bereits eine ausgeprägte Hypothyreose besteht. Ursache der sekundären Hypothyreose ist eine gestörte Funktion des Hypophysenvorderlappens, in der Regel aufgrund einer hypophysären Raumforderung oder eines sog. „empty sella"-Syndroms. Meist sind neben der thyreotropen Funktion noch andere Funktionen des Hypophysenvorderlappens wie die somatotrope, gonadotrope und kortikotrope Funktion ausgefallen.

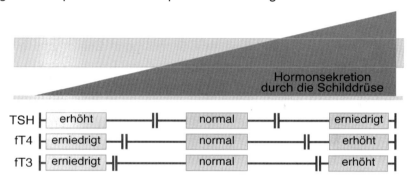

Abb. 9: Zusammenhang zwischen der Schilddrüsenhormonsekretion aus der Schilddrüse und der Höhe der TSH- und Schilddrüsenhormonkonzentration im peripheren Blut

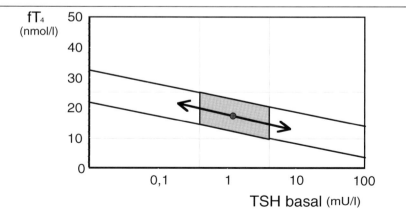

Abb. 10: Zusammenhang zwischen Höhe der TSH-Konzentration und fT$_4$-Konzentration.

Eine Hyperthyreose durch einen **TSH-produzierenden Hypophysentumor** ist sehr selten und durch die Kombination erhöhter oder hochnormaler TSH-Konzentrationen bei erhöhten Schilddrüsenhormonparametern charakterisiert. Typischerweise finden sich bei diesen Patienten deutlich erhöhte Konzentrationen der freien α-Untereinheit im Serum.

Eine weitere seltene Ursache erhöhter TSH- und Schilddrüsenhormonkonzentrationen ist die **Schilddrüsenhormonresistenz**, die je nach Ausprägung entweder alle Organe oder überwiegend die hypothalamisch-hypophysäre Hormonwirkung betrifft. Es handelt sich um eine angeborene Krankheit, bei der ein genetischer Defekt des nukleären T_3-Rezeptors zu einer verminderten Wirkung der Schilddrüsenhormone an den Zielzellen führt. Durch eine gestörte Hormonwirkung an den thyreotropen Zellen des HVL kommt es zu der für diese Krankheit typischen Erhöhung der TSH-Freisetzung. Betrifft die Hormonresistenz den gesamten Körper, wird durch kompensatorisch erhöhte TSH- und Schilddrüsenhormonkonzentrationen eine peripher euthyreote oder gering hypothyreote Stoffwechsellage erreicht. Sind nur die Zellen des HVL betroffen, sind die basalen und auch die stimulierten TSH-Werte erhöht und lassen sich durch exogenes Schilddrüsenhormon kaum oder nicht in den Normbereich zurück führen. Das Ergebnis dieser erhöhten TSH-Konzentration ist oft ein Wachstum der Schilddrüse, meist mit Normalfunktion. Lässt sich durch T_3-Gabe oder durch hochdosiertes rechtsdrehendes T_3 (TRIAC®) keine Unterdrückung des TSH herstellen, bleibt bei unvermindertem Strumawachstum als letzte Maßnahme die komplette Entfernung des vergrößerten Organs.

Die individuellen Schwankungen der TSH-Konzentration aufgrund der pulsatilen Freisetzung von TSH und der zirkadianen Rhythmik sind zu gering, um in der Praxis diagnostische Schwierigkeiten zu bereiten. Zu berücksichtigen ist jedoch die Verminderung der TSH-Freisetzung durch eine Reihe nicht-thyreoidaler Einflüsse wie Mangelernährung, Störungen der Nebennierenrindenfunktion und durch verschiedene Medikamente, besonders Glukokortikoide und Dopamin. Auch Patienten mit schweren nicht-thyreoidalen Krankheiten haben häufig erniedrigte TSH-Konzentrationen bei gleichzeitig niedrigen Schilddrüsenhormon-konzentrationen.

Eine wichtige Rolle spielt die Bestimmung des basalen TSH im Rahmen des **Neugeborenen-Screening**. Hierfür stehen spezielle Reagenziensätze zur Verfügung, die auf der Verwendung geringer Mengen Vollblut, das auf Filterpapier aufgetropft wird, beruhen. Die funktionelle Sensitivität dieser Testverfahren sollte bei unter 5 mU/l liegen.

Primär konnatale Hypothyreosen weisen in der Regel TSH-Konzentrationen von deutlich über 15 mU/l auf, meist sogar > 100 mU/l. Trotzdem ist der Einsatz sensitiver Testverfahren sinnvoll und wichtig, da hierdurch die Rate kontrollbedürftiger Befunde deutlich reduziert werden kann. Besondere Bedeutung besitzt dieser Aspekt, wenn in Zukunft die Blutentnahme wegen der frühen Entlassung nach der Entbindung bereits vor dem dritten Lebenstag und nicht wie bisher üblich am fünften Lebenstag durchgeführt wird.

Aufgrund der Bedeutung des TSH-Screenings und der schwerwiegenden Folgen einer verspätet eingeleiteten Substitutionstherapie wird gefordert, die Bestimmung in spezialisierten Labors oder Abteilungen durchzuführen.

3.2.2 Stimulationstest mit Thyreotropin-Releasing-Hormon (TRH-Test)

Die basalen TSH- und die TSH-Konzentrationen nach TRH-Stimulation zeigen eine sehr enge Korrelation.

Durch die Verfügbarkeit sensitiver Testverfahren für TSH der neueren Assay-Generation und der damit präzisen Bestimmung des basalen TSH auch im erniedrigten Bereich ist die Durchführung eines TRH-Testes zahlenmäßig deutlich zurückgegangen.

Nach Empfehlungen der D*eutschen Gesellschaft für Innere Medizin* ist der TRH-Test nur noch bei Problemfällen erforderlich, bei denen durch die Bestimmung des basalen TSH keine eindeutige Zuordnung möglich ist. Zu nennen sind im stationären Bereich

Patienten mit schweren extrathyreoidalen Krankheiten („non-thyroidal illness", NTI), bei denen gleichzeitig der Verdacht auf eine Schilddrüsenkrankheit besteht, und Patienten mit einer hypophysären oder hypothalamischen Krankheit.

Bei letztgenannten Patienten zeigt der TRH-Test in der Regel auch dann eine verminderte Stimulierbarkeit, wenn die basalen TSH-Konzentrationen noch im Referenzbereich liegen.

Als nicht im Widerspruch zu den Empfehlungen der Fachgesellschaften stehend aufzufassen ist die Anmerkung, dass es eine Reihe von Patienten (auch Kinder) gibt, die durchaus eine „formal" normale basale TSH-Konzentration aufweisen (beispielhaft: 3,0 mU/l), die jedoch im TRH-Test bereits eine überschiessende Stimulierbarkeit zeigen. Das gleiche gilt bei älteren Patienten mit „formal" noch normalem basalen TSH (beispielhaft: 0,5 mU/l) die jedoch bereits eine deutliche Einschränkung im TRH-Test zeigen. Diese Befunde sind als „prälatent" einzustufen. Wenn bei solchen Patienten Beschwerden vorliegen, die einen Zusammenhang mit der Schilddrüse wahrscheinlich machen,

---

Basales TSH

Referenzbereich*:	0,3-4,0 mU/l
Testverfahren:	Immunometrische Tests der „2. oder 3. Assay-Generation"
	funktionelle Sensitivität < 0,1 mU/l TSH
Untersuchungsmaterial:	Serum
Indikationen:	Ausschluß einer Schilddrüsenfunktionsstörung, V.a. Hyperthyreose oder Hypothyreose
Beurteilung der Meßwerte:	Basales TSH im Referenzbereich:
	• Vorliegen einer Schilddrüsenfunktionsstörung weitgehend ausgeschlossen
	• Bei konkretem klinischen Verdacht auf eine Funktionsstörung ergänzend Bestimmung der Schilddrüsenhormone, um ggf. seltene Ursachen einer Funktionsstörung (sekundäre Hypothyreose, Schilddrüsenhormonresistenz, TSH-produzierender Hypophysentumor) zu erkennen

Basales TSH > 0,3 und < 0,9 mU/l:	Wenn zusätzliche Beschwerden vorliegen, die auf eine latente Hyperthyreose hindeuten, ist bei dieser Konstellation ggf. die Durchführung eines TRH-Testes indiziert. Fällt dieser negativ aus, ergibt sich Vorgehen wie bei „Basales TSH < 0,3 mU/l"
Basales TSH < 0,3 mU/l:	• Ergänzende Bestimmung der Schilddrüsenhormone zur Klärung der Frage, ob eine latente oder manifeste Hyperthyreose vorliegt. • Weiterführende Diagnostik zur Erkennung der zugrunde liegenden Schilddrüsenkrankheit (Schilddrüsensonographie, ggf. Schilddrüsenszintigraphie, Bestimmung von Autoantikörpern).
Basales TSH > 2,0 und < 4,0 mU/l:	Bei Vorliegen von Beschwerden, die auf eine Funktionsstörung hindeuten, ggf. Durchführung eines TRH-Testes. Fällt dieser pathologisch aus, siehe „Basales TSH > 4,0 mU/l"
Basales TSH > 4,0 mU/l:	• Ergänzende Bestimmung der Schilddrüsenhormone (bes. fT_4) zur Klärung der Frage, ob eine latente oder manifeste Hypothyreose vorliegt. • Weiterführende Diagnostik zur Erkennung der zugrunde liegenden Schilddrüsenkrankheit (Schilddrüsensonographie, ggf. Bestimmung von Autoantikörpern).
Einflussfaktoren:	**Erniedrigung** der TSH-Konzentration: Schilddrüsenhormongabe, hochdosierte Glukokortikoidtherapie, Dopamin, L-Dopa, Cushing-Syndrom, Wachstumshormonexzess, Anorexia nervosa, endogene Depression, schwere extrathyreoidale Krankheiten. **Erhöhung** der TSH-Konzentration: Gabe von Thyreostatika, versch. Psychopharmaka, Metoclopramid. Zusätzlich beim Morbus Addison.

* Die hier dargestellten Daten beziehen sich auf das verwendete Testsystem im Labor des Autors. Sie unterscheiden sich in geringem Maß bei den verschiedenen Testverfahren und gelten daher nur als Anhaltspunkte.

Tab. 2.: Basales TSH

kann es sinnvoll sein, eine probatorische Therapie mit Thyreostatika oder Levothyroxin einzuleiten, um den vermuteten Zusammenhang zwischen Laborbefund und Klinik zu beweisen oder auszuschließen.

TRH-Test - praktische Durchführung

• Abnahme einer Blutprobe für basales TSH
• Applikation von TRH intravenös, nasal oder oral:

• **Intravenöse** Gabe von 200 µg TRH, bei Kindern von 7 µg/kg Körpergewicht. 30 Minuten nach der Applikation zweite Blutentnahme zur Bestimmung des stimulierten TSH-Wertes im Vergleich zum basalen Ausgangswert. Gelegentlich treten nach intravenöser Gabe von TRH flüchtige, nicht länger als drei Minuten dauernde Missempfindungen wie Wärme- und Hitzegefühl, Übelkeit, Herzklopfen, Schwindel und/oder Harndrang auf.
• **Nasale** Applikation von 2 mg TRH (je ein Sprühstoß in jedes Nasenloch) und Blutentnahme nach 30 Minuten (die zweite Blutentnahme ist aufgrund einer Plateaubildung der TSH-Konzentration bis 2 Stunden nach TRH-Applikation möglich). Vorteil des nasalen TRH-Testes ist eine gegenüber der intravenösen Gabe geringere Nebenwirkungsrate.
• **Orale** Applikation von 40 mg TRH. Die zweite Blutentnahme erfolgt nach 3 bis 4 Stunden. Die mit dem intravenösen oder nasalen TRH-Test mögliche Feinbeurteilung der TSH-Antwort ist mit diesem Test nicht möglich. Daher und wegen des Zeitaufwandes kann er für die Routinediagnostik nicht empfohlen werden.

Bei der Beurteilung der basalen und stimulierten TSH-Konzentrationen sind eine Reihe extrathyreoidaler Faktoren zu berücksichtigen, die die TSH-Freisetzung auf hypothalamischer oder hypophysärer Ebene beeinflussen. So zeigen Patienten unter Östrogenzufuhr, offenbar infolge einer Zunahme der Bindungsstellen für TRH an den thyreotropen Zellen des HVL, eine veränderte TSH- Antwort. Beim Cushing-Syndrom, unter Therapie mit Glukokortikoiden, beim Wachstumshormonexzess und bei der Hyperkalzämie sind die basalen TSH-Konzentrationen und die

Antwort auf TRH vermindert. Auch beim totalen Fasten, bei schweren extrathyreoidalen Krankheiten nicht endokrinen Ursprungs, bei psychiatrischen Krankheiten und unter verschiedenen Medikamenten wie Dopamin, Psychopharmaka und selbstverständlich unter der Gabe von Schilddrüsenhormonen kann die TSH-Antwort geringer als normal ausfallen. Umgekehrt verstärkt ein Morbus Addison, ein Mangel an Wachstumshormonen oder die Behandlung mit Metoclopramid den TSH-Anstieg nach TRH-Gabe.

Patienten mit hypothalamisch bedingter Hypothyreose weisen, da die thyreotropen Zellen des HVL intakt sind, eine positive Antwort von TSH im TRH-Test auf, die jedoch oft verzögert eintritt. Während Patienten mit großen Hypophysentumoren in der Regel erniedrigte oder niedrig normale basale und stimulierte TSH-Werte zeigen, kann der TSH-Anstieg nach TRH bei suprasellärer Ausdehnung der Tumoren gelegentlich normal oder sogar erhöht sein. Das freigesetzte TSH hat bei diesen Patienten jedoch möglicherweise eine verminderte biologische Aktivität, so dass trotzdem keine ausreichende Stimulation der Schilddrüsenhormonfreisetzung erfolgt. Der TRH-Test differenziert daher nicht zuverlässig zwischen Hypothyreosen hypophysärer und hypothalamischer Genese.

3.2.3 Schilddrüsenhormone

Die thyreoidale Hormonproduktion wird durch die Konzentration von T_4 im Serum widergespiegelt, da T_4 – im Gegensatz zu T_3 – ausschließlich in der Schilddrüse produziert wird. Aufgrund dieser Tatsache ist T_4 der zentrale Hormonparameter bei der Diagnostik der Hypothyreose, bei der die Abnahme der Hormonfreisetzung aus der Schilddrüse Ursache der Funktionsstörung ist.

Umgekehrt kann eine Hyperthyreose durch eine isolierte Erhöhung von T_3 verursacht werden, so dass zur Erkennung dieser Funktionsstörung immer ein Parameter für T_4 **und** ein Parameter für T_3 zu bestimmen sind. Bevor es zu einer Erniedrigung bzw.

Erhöhung der Hormonkonzentrationen im Serum kommt, zeigt sich – wie beschrieben – ein Anstieg bzw. eine Erniedrigung der TSH-Konzentration als Kompensationsmechanismus auf die beginnende Funktionsstörung.

Wie in 2.2.4 erwähnt, liegen die Schilddrüsenhormone im Serum zu über 99% in proteingebundener Form vor. Da nur die freien Schilddrüsenhormone die Versorgung der Körperperipherie mit Schilddrüsenhormonen widerspiegeln, sollten auch nur sie zur Diagnose von Schilddrüsenfunktionsstörungen herangezogen werden. Eine alleinige Bestimmung von Gesamt-T_4 ohne Parameter für die Proteinbindung sollte nicht durchgeführt werden. Bei T_3 kann aufgrund der geringeren Proteinbindung anstatt der Bestimmung des freien T_3 auch das Gesamthormon bestimmt werden.

Wird dies vernachlässigt und gesamt-T_4 allein bestimmt, führen Veränderungen der Transportproteine (v.a. TBG) zu Fehlbeurteilungen der Schilddrüsenstoffwechsellage. Um die Menge an freien Hormonen konstant zu halten, kommt es in diesen Situationen zu einer gleichsinnigen Veränderung der Gesamthormonkonzentrationen. Häufigste Ursache einer Fehlbeurteilung ist in diesem Zusammenhang eine Erhöhung der Gesamt-T_4-Konzentration während der Schwangerschaft oder unter der Einnahme von oralen Kontrazeptiva. *Tab. 1* stellt die wichtigsten Ursachen für eine Veränderung der TBG-Konzentration im Serum zusammen.

Zur Bestimmung der freien Hormonkonzentrationen (fT_4 und fT_3) stehen direkte und indirekte Verfahren zur Verfügung. Die direkte Messung von fT_4 und fT_3 mittels Gleichgewichtsdialyse oder Ultrafiltration ist wegen des großen Aufwandes nicht für die Routinediagnostik geeignet.

Die indirekte Messung der freien Schilddrüsenhormone erfolgt durch:

Die *Indexmethode*: Der Index berechnet sich aus der Bestimmung der Gesamthormone und einem Parameter für die Proteinbindung (direkte Bestimmung des TBG und Berechnung des T_4/TBG-Quotienten).

Ein-Schritt-Verfahren: In diesen einfach durchführbaren Verfahren werden radioaktiv-, enzym-, lumineszenz- oder fluoreszenzmarkierte T_3- bzw. T_4-Derivate (Analog-Tracer) eingesetzt, die nur von exogen zugesetzten spezifischen Antikörpern, nicht aber von den Bindungsproteinen im Serum gebunden werden. Die freien Hormone konkurrieren in diesen Verfahren mit diesem Analog-Tracer.
In neueren Ein-Schritt-Verfahren kommen statt markierter Hormonanaloge markierte Antikörper gegen Schilddrüsenhormone zum Einsatz.

Zwei-Schritt-Verfahren: Bei den Zwei-Schritt-Verfahren werden im ersten Schritt freie Schilddrüsenhormone von den Serumbindungsproteinen abgetrennt, etwa durch Bindung an einen festphasegebundenen Antikörper oder durch Adsorption an Sephadex. In einem zweiten Schritt wird die Konzentration der extrahierten Hormone bestimmt.

Nachteil aller Verfahren zur indirekten Bestimmung von freien Schilddrüsenhormonen ist die mögliche Beeinflussung der Testergebnisse durch eine Reihe schilddrüsenunabhängiger Faktoren.
Dies gilt, auch wenn die Zuverlässigkeit dieser Bestimmungsmethoden in den letzten Jahren deutlich verbessert wurde, in besonderer Weise für die *„Analog-Tracer-Verfahren"*. Fehlbeurteilungen kommen vor bei Patienten mit schweren nicht-thyreoidalen Krankheiten (non thyroidal illness, NTI) und bei der Anwendung bestimmter Medikamente (z.B. Lipidinfusionen, Plasmaproteinpräparationen, Barbiturate, Heparin, Salizylsäure, Furosemid). Da moderne Ein-Schritt-Verfahren und Zwei-Schritt-Verfahren in diesen Situationen zuverlässigere Ergebnisse liefern, sollten diese Verfahren bei multimorbiden Patienten im stationären Bereich bevorzugt eingesetzt werden.
Methodenabhängige Fehlbeurteilungen der Konzentration an freien Schilddrüsenhormonen finden sich bei verschiedenen angeborenen **Anomalien der Transportproteine**. Von klinischer

Bedeutung ist die autosomal dominant vererbte albuminassoziierte Hyperthyroxinämie (AAH), die eine Prävalenz von etwa 0,1% besitzt und durch eine deutlich erhöhte Bindung von T_4 an Albumin gekennzeichnet ist. Die Patienten weisen im Ein-Schritt-Verfahren eine mäßige Erhöhung der Gesamt-T_4-Konzentration und eine deutliche Erhöhung der fT_4-Konzentration und des T_4/TBG-Quotienten bei klinisch euthyreoter Stoffwechsellage auf.

Die Laborveränderungen führen häufig zur Fehldiagnose einer Hyperthyreose, obwohl diese Patienten ein normales basales TSH zeigen. Sowohl mit der Gleichgewichtsdialyse als auch mit Zwei-Schritt-Verfahren werden bei der AAH im Referenzbereich liegende fT_4-Konzentrationen gemessen.

Durch **endogene Schilddrüsenhormonantikörper** können Testergebnisse ebenfalls verfälscht werden.
Das markierte Antigen des Testkits wird von den endogenen Antikörpern gebunden und führt so zu einer Konzentrationsänderung des Tracers im Reaktionsansatz. Zwei-Schritt-Verfahren zur Bestimmung von fT_4 werden durch diese Antikörper nicht beeinflusst und ergeben normale fT_4-Werte.

Indikationen zur Bestimmung von fT_4 und T_3

Eine Indikation zur Bestimmung der Schilddrüsenhormone besteht bei erniedrigten TSH-Konzentrationen (< 0,3 mU/l), besonders bei supprimierten TSH-Konzentrationen (< 0,1 mU/l), um das Vorliegen einer manifesten Hyperthyreose nachzuweisen oder auszuschließen *(Tab. 3 und 4)*. In diesen Fällen ist immer fT_4 und zusätzlich T_3 oder fT_3 zu bestimmen, da in etwa 10% aller Hyperthyreosen eine isolierte T_3-Erhöhung Ursache ist.

Bei Verdacht auf Hypothyreose reicht die alleinige Bestimmung von fT_4 zum Nachweis oder zum Ausschluss. T_3 oder fT_3 besitzen keine zusätzliche Aussagekraft.
Daneben kann die Bestimmung der Schilddrüsenhormone auch bei normalem TSH sinnvoll sein, wenn sich klinische Hinweise für das Vorliegen einer Hyperthyreose oder Hypothyreose ergeben.

So kann bei einigen seltenen Schilddrüsenkrankheiten eine Funktionsstörung trotz normaler basaler TSH-Werte vorliegen (sekundäre Hypothyreose, Schilddrüsenhormonresistenz, TSH-produzierender Hypophysentumor).

Das zu T_3 strukturisomere, aber biologisch inaktive **reverse-T_3 (= rT_3)** entsteht fast ausschließlich extrathyreoidal durch 5-Dejodierung aus T_4. Bei schweren Allgemeinkrankheiten kommt es zu einem Absinken der T_3-Konzentrationen im Serum und zu einem fast spiegelbildlichen Anstieg von rT_3. Der Abfall von T_3 ist am ehesten durch eine verminderte Konversion von T_4 zu T_3 zu erklären.

Die Bestimmung von rT_3 ist mit Radioimmunoassays möglich. Sie besitzt jedoch in der Routinediagnostik keine Bedeutung. Der Referenzbereich beträgt 0,10 bis 0,30 µg/l (0,15-0,50 nmol/l).

3.2.4 Schilddrüsenautoantikörper

Autoimmunkrankheiten der Schilddrüse sind durch eine Vielzahl von immunologischen Phänomenen gekennzeichnet, die den Autoimmunprozess widerspiegeln. Dabei hat die in-vitro-Bestimmung von Autoantikörpern gegen Schilddrüsenantigene eine breite klinische Anwendung bei der Diagnostik und Differentialdiagnostik von Immunthyreopathien gewonnen. Breit eingesetzt wird die Bestimmung von Antikörpern gegen den TSH-Rezeptor (TSH-R-AK), gegen die Schilddrüsenperoxidase (TPO-AK) und gegen das Thyreoglobulin (Tg-AK).

Im folgenden Überblick wird die Aussagekraft der verschiedenen Autoantikörper bei der Diagnose und Verlaufsbeurteilung der Autoimmunkrankheiten der Schilddrüse und die Wertigkeit der verschiedenen zur Verfügung stehenden Meßmethoden beschrieben.

Nicht näher eingegangen wird auf Autoantikörper, die noch keinen Einzug in die Routinediagnostik gefunden haben.

Zu nennen sind hier **Autoantikörper gegen Augenmuskelgewebe** und **wachstumsstimulierende Antikörper.**

Gewisse klinische Bedeutung besitzen **Autoantikörper gegen Schilddrüsenhormone.** Diese Antikörper gegen die Schilddrüsenhormone T_3 und T_4 lassen sich gelegentlich bei Autoimmunkrankheiten der Schilddrüse nachweisen. Die Neutralisierung bzw. Inaktivierung der endogenen Hormone durch diese Antikörper führt dazu, dass die Gesamthormonkonzentration über eine vermehrte TSH-Freisetzung ansteigt, bis nach Absättigung der Hormonantikörper ein neues Gleichgewicht erreicht ist.

Zusätzlich können diese Hormonantikörper durch eine Interferenz mit bestimmten Nachweismethoden für T_3, T_4 und besonders für freie Hormone zu „falsch-niedrigen" oder „falsch-hohen" Schilddrüsenhormonwerten führen. Schilddrüsenhormonwerte, die nicht mit dem klinischen Bild des Patienten und mit dem Ergebnis der TSH-Bestimmung übereinstimmen, sollten an das Vorliegen solcher Hormonantikörper denken lassen.

Der Nachweis dieser Schilddrüsenhormonantikörper ist möglich, steht jedoch nur in wenigen Labors zur Verfügung (keine kommerziellen Testkits).

3.2.4.1 Antikörper gegen TSH-Rezeptor (TSH-R-AK)

Die Abgrenzung der immunogenen Hyperthyreose vom Typ Morbus Basedow von anderen, nicht immunogen bedingten Formen der Hyperthyreose, insbesondere von der funktionellen Autonomie ist nur mit Hilfe klinischer Methoden oder bildgebender Verfahren häufig nicht eindeutig möglich. Für diese Fragestellung steht mit der Bestimmung der TSH-Rezeptor-Antikörper (TSH-R-AK) ein sehr sensitiver und spezifischer In-vitro-Parameter zur Verfügung.

Hintergrund:

TSH-Rezeptoren sind auf der basalen Zellmembran jeder Schilddrüsenzelle nachzuweisen. Sie vermitteln die stimulierende Wirkung von TSH auf die Synthese und Freisetzung von Schilddrüsenhormonen. Die TSH-R-AK richten sich als Autoantikörper gegen den TSH-Rezeptor und besitzen eine TSH-ähnliche Wirkung. Sie stehen jedoch nicht unter hypothalamisch-hypophysärer Kontrolle. Die Bindung dieser Autoantikörper an den TSH-Rezeptor führt zu einer unkontrollierten Stimulation der Schilddrüsenzellen und damit zur Hyperthyreose. Die TSH-R-AK stellen beim Morbus Basedow den pathogenetisch zentralen Faktor bei der Entstehung der Hyperthyreose dar.

Neben diesen die Schilddrüse stimulierenden TSH-R-AK können in bestimmten klinischen Situationen auch Autoantikörper nachgewiesen werden, die ebenfalls an den TSH-Rezeptor binden, ihn jedoch nicht stimulieren, sondern im Gegenteil eine blockierende Wirkung ausüben, d.h. die physiologische TSH-Wirkung antagonisieren.

Der Nachweis der schilddrüsenstimulierenden Wirkung von TSH-R-AK gelang zuerst in den 50er Jahren in einem In-vivo-Modell an Mäusen. Seren von Patienten mit Morbus Basedow führten zu einer im Vergleich mit TSH protrahierten Stimulation der Schilddrüse. Diese Beobachtung führte zum Begriff des „lange wirksamen Schilddrüsenstimulators" (long-acting thyroid stimulator = LATS). Erst später erkannte man, dass es sich bei diesem Faktor um Autoantikörper gegen den TSH-Rezeptor handelt. Der Begriff des LATS wird seit der Einführung anderer Nachweisverfahren für diese Antikörper nicht mehr verwendet und wurde durch die Begriffe TSH-Rezeptor Antikörper (TSH-R-AK), schilddrüsenstimulierende Antikörper oder schilddrüsenstimulierende Immunglobuline (TSAb, TSI) ersetzt.

Der *Radioligandenassay* prüft lediglich die Bindung von Autoantikörpern an den TSH-Rezeptor und erlaubt keine Aussage über die funktionelle Aktivität von TSH-R-AK, d.h. er kann nicht zwischen funktionell stimulierenden und blockierenden TSH-R-AK unterscheiden. Für die Beurteilung der funktionellen Aktivität

T_4 und freies T_4

Referenzbereiche*:

Erwachsene
T_4:	5,5-11,0 µg/dl	(77-142 nmol/l)
freies T_4 (fT_4):	0,93-1,7 ng/dl	(12-22-23 pmol/l)

Kinder u. Jugendliche
T_4:

Alter bis 2 Tage	10,7-25,8 µg/dl	(138-332 nmol/l)
Alter 3-30 Tage	7,8-19,7 µg/dl	(100-254 nmol/l)
Alter 1-12 Monate	5,4-13,8 µg/dl	(69-178 nmol/l)
Alter 1-7 Jahre	5,3-12,3 µg/dl	(68-158 nmol/l)
Alter 7-13 Jahre	6,0-11,1 µg/dl	(77-143 nmol/l)
Alter 13-18 Jahre	4,9-10,7 µg/dl	(63-138 nmol/l)

freies T_4 (fT_4):

Alter bis 2 Tage	1,6-3,8 ng/dl	(21-49 pmol/l)
Alter 3-30 Tage	1,5-3,0 ng/dl	(19-39 pmol/l)
Alter 1-12 Monate	1,1-1,8 ng/dl	(14-23 pmol/l)
Alter 1-7 Jahre	0,9-1,7 ng/dl	(12-22 pmol/l)
Alter 7-13 Jahre	0,9-1,7 ng/dl	(12-22 pmol/l)
Alter 13-18 Jahre	0,9-1,8 ng/dl	(12-23 pmol/l)

Testverfahren: **T_4:**
Radioimmunoassays, Enzymimmunoassays,
Lumineszenzimmunoassays
freies T_4:
Direkte Bestimmung mittels Gleichgewichtsdialyse
(kein Routineverfahren), indirekte Bestimmung durch
die Indexmethode, Ein-Schritt- oder Zwei-Schritt-Verfahren.

Untersuchungs material: Serum

Indikationen: V.a. Hyperthyreose oder Hypothyreose; Ausschluss einer
manifesten Hyperthyreose oder Hypothyreose,
besonders bei erniedrigtem oder erhöhtem basalen TSH.

Beurteilung der Messwerte: Im Referenzbereich:
Euthyreote Schilddrüsenfunktion, latente Hyperthyreose oder
latente Hypothyreose.
Erhöht:
Manifeste Hyperthyreose.
Erniedrigt:
Manifeste Hypothyreose.

Einflussfaktoren: Erniedrigung ohne Hypothyreose:
Erniedrigte Konzentration an Transportproteinen wie TBG (fT4 normal), schwere extrathyreoidale Allgemeinkrankheit (NTI). Medikamente (Barbiturate, Rifampicin). **Erhöhung ohne Hyperthyreose (Hyperthyroxinämie):** Erhöhte Konzentration an Transportproteinen wie TBG (fT_4 normal), nach hochdosierter Jodgabe, Einnahme von Levothyroxin-Präparaten. Andere Medikamente (Salizylate, Heparin, Furosemid).

*Die hier dargestellten Daten beziehen sich auf das verwendete Testsystem im Labor des Autors. Sie unterscheiden sich in geringem Maß bei den verschiedenen Testverfahren und gelten daher nur als Anhaltspunkte.

Tab. 3: T_4 und freies T_4

stehen für wissenschaftliche Fragestellungen Testsysteme zur Verfügung, bei denen in-vitro die Fähigkeit von TSH-R-AK geprüft wird, die Adenylatzyklase oder die Synthese und Freisetzung von Schilddrüsenhormonen an menschlichen oder tierischen Schilddrüsenzellen oder an Ziellinien, die mit dem rekombinanten humanen TSH-Rezeptor transfiziert wurden, zu stimulieren. Diese Testverfahren stehen bisher nicht für die Routinediagnostik zur Verfügung.

Standard ist heute ein Assay, der – im Gegensatz zu früheren Assays – eine humane Asssaymatrix und rekombinante humane TSH-Rezeptoren verwendet. Damit ist eine signifikante Verbesserung der Sensitivität bei gleicher Spezifität erreicht worden. Mit den für die Routinediagnostik verfügbaren Testsystemen lassen sich bei über 90% der Patienten mit unbehandelter immunogener Hyperthyreose (Typ Morbus Basedow) TSH-R-AK nachweisen. Daneben finden sich positive TSH-R-AK sehr selten auch bei Patienten mit chronisch lymphozytärer Thyreoiditis Hashimoto (wahrscheinlich „Mischform" aus Hashimoto- und Basedow-Erkrankung).

Dass in seltenen Fällen von florider immunogen bedingter Hyperthyreose im Serum keine Antikörper nachweisbar sind, kann dadurch erklärt werden, dass TSH-R-AK vorwiegend von intrathyreoidal lokalisierten Lymphozyten produziert werden und die

T_3 und freies T_3

Referenzbereiche*:

Erwachsene

T_3	0,9-1,8 ng/ml	(1,4-2,8 nmol/l)
freies T_3 (fT_3)	1,8-4,6 pg/ml	(2,8-7,1 pmol/l)

Kinder u. Jugendliche

T_3

Alter bis 2 Tage	0,8-2,6 ng/ml	(1,2-4,0 nmol/l)
Alter 3-30 Tage	0,7-2,0 ng/ml	(1,1-3,1 nmol/l)
Alter 1-12 Monate	1,1-2,3 ng/ml	(1,7-3,5 nmol/l)
Alter 1-7 Jahre	1,2-2,0 ng/ml	(1,8-3,1 nmol/l)
Alter 7-13 Jahre	1,1-2,0 ng/ml	(1,7-3,1 nmol/l)
Alter 13-18 Jahre	1,0-1,8 ng/ml	(1,5-2,8 nmol/l)

freies T_3 (fT_3)

Alter bis 2 Tage	3,4-9,3 ng/l	(5,2-14,3 pmol/l)
Alter 3-30 Tage	2,8-6,9 ng/l	(4,3-10,6 pmol/l)
Alter 1-12 Monate	3,3-6,5 ng/l	(5,1-10,0 pmol/l)
Alter 1-7 Jahre	3,4-6,6 ng/l	(5,2-10,2 pmol/l)
Alter 7-13 Jahre	4,0-6,2 ng/l	(6,2-9,5 pmol/l)
Alter 13-18 Jahre	3,4-5,6 ng/l	(5,2-8,6 pmol/l)

Testverfahren: T_3
Radioimmunoassays, Enzymimmunoassays,
Luminiszenzimmunoassays

freies T_3
direkte Bestimmung mittels Gleichgewichtsdialyse
(kein Routineverfahren), indirekte Bestimmung durch
die Indexmethode, Ein-Schritt- oder Zwei-Schritt-Verfahren

Untersuchungs-
material: Serum

Indikationen: V.a. Hyperthyreose; Ausschluss einer manifesten Hyperthyreose,
besonders bei erniedrigtem basalen TSH

Beurteilung **im Referenzbereich**
der Messwerte: Euthyreote Schilddrüsenfunktion, latente
Hyperthyreose oder latente Hypothyreose

Erhöht
Manifeste Hyperthyreose

Einflussfaktoren:	Erniedrigung der T_3-Konzentrationen
	Erniedrigte Konzentration an Transportproteinen wie TBG (fT_3 normal), schwere extrathyreoidale Allgemeinkrankheit (NTI), Verminderung der peripheren Konversion, z.b. durch hochdosierte Jodgabe, Propranolol, Glukokortikoide, jodhaltige Röntgenkontrastmittel, Amiodaron
	Erhöhung der T_3-Konzentrationen *ohne* Hyperthyreose
	Erhöhte Konzentration an Transportproteinen wie TBG (fT_3 normal), Einnahme von T_3-Präparaten, Jodmangel, beginnende Hypothyreose (kompensatorisch vermehrte Konversion)

* Die hier dargestellten Daten beziehen sich auf das verwendete Testsystem im Labor des Autors. Sie unterscheiden sich in geringem Maß bei den verschiedenen Testverfahren und gelten daher nur als Anhaltspunkte.

Tab. 4: T_3 und freies T_3

im peripheren Blut messbaren Antikörpertiter nur einem Überlaufphänomen entsprechen. Sie spiegeln daher nicht die tatsächliche intrathyreoidale Antikörperaktivität wider.

Unter thyreostatischer Therapie eines Morbus Basedow fallen die TSH-R-AK bei der Mehrzahl der Patienten im Verlauf eines Jahres in den Referenzbereich ab. Anhaltend hohe Titer für TSH-R-AK weisen auf eine Persistenz des Autoimmunprozesses hin und zeigen ein erhöhtes Risiko für einen rezidivierenden Krankheitsverlauf an. Im Einzelfall kann jedoch weder eine langanhaltende Remission der Krankheit bei hohen TSH-R-AK noch ein rasches Hyperthyreoserezidiv bei negativen TSH-R-AK ausgeschlossen werden.

Patienten mit positiven Titern für TSH-R-AK am Ende einer etwa einjährigen thyreostatischen Therapie haben statistisch ein Risiko von etwa 75% ein Rezidiv ihrer Krankheit zu erleiden, während das Risiko bei TSH-R-AK-negativen Patienten bei etwa 25% liegt.

Indikationen zur Bestimmung von TSH-R-AK

Die Bestimmung von TSH-R-AK ist angezeigt, wenn aufgrund des klinischen Befundes und der Ergebnisse der bildgebenden

Antikörper gegen den TSH-Rezeptor (TSH-R-AK)

Referenzbereiche*:	Negativ	unter 1	IU/l
	Positiv	bis 1,5	IU/l
	Übergangsbereich:	1 bis 1,5	IU/l

Testverfahren*:
Lumineszenzrezeptorassay (LRA) zur quantitativen Bestimmung der TSH-Rezeptor-Autoantikörper in Human Serum Coated Tubes, beschichtet mit rekombinantem humanen TSH-Rezeptor
Ein IU entspricht einer IU des WHO Standards 90/672

Funktionelle Sensitivität*: 0,9 IU/l

Untersuchungsmaterial: Serum

Indikationen:
Differentialdiagnose der immunogenen und nicht immunogenen Hyperthyreose, kein gesicherter Stellenwert für die Verlaufsbeurteilung einer immunogenen Hyperthyreose (Morbus Basedow)

Beurteilung der Messwerte:
In klinischen Prüfungen konnte gezeigt werden, dass bei der Beurteilungsgrenze von 1 IU/l eine diagnostische Sensitivität von ca. 99% bei einer Spezifität von ebenfalls 99% erreicht wird. Dies bedeutet eine erhebliche Verbesserung gegenüber dem früher verwendeten Test mit Thyreozytenmembranen vom Schwein. Die Sensitivität des früheren Assays betrug ca. 80%. In der Praxis bedeutet dies:
Die labordiagnostische Unsicherheit, ob ein Morbus Basedow vorliegt, kann um den Faktor 10-20 reduziert werden.

Einflussfaktoren: Keine

* Die hier dargestellten Daten beziehen sich auf das verwendete Testsystem im Labor des Autors. Sie können sich in geringem Maß bei den verschiedenen Testverfahren unterscheiden und können daher nur als Anhaltspunkte gelten.

Tab. 5: TSH-Rezeptor Antikörper (TSH-R-AK)

Verfahren keine eindeutige Abgrenzung zwischen einem Morbus Basedow und einer nicht-immunogenen Hyperthyreose möglich ist. Finden sich klinisch eindeutige Zeichen einer endokrinen Orbitopathie, ist der Morbus Basedow gesichert und die Bestimmung von TSH-R-AK zur **Differentialdiagnose** in der Regel entbehrlich.

Keinen gesicherten Stellenwert besitzt die Bestimmung von TSH-R-AK im Verlauf der Krankheit zur Erkennung einer Remission bzw. zur Vorhersage eines Rezidivs einer immunogenen Hyperthyreose. Da sehr hohe Titer jedoch möglicherweise eine hohe Rezidivgefahr anzeigen, kann die Bestimmung von TSH-R-AK auch hier in bestimmten Fällen sinnvoll sein *(Tab. 5)*.

Antikörper gegen den TSH-Rezeptor sind plazentagängig und können abhängig von ihrer funktionellen Aktivität beim Kind eine kongenitale Hyperthyreose (stimulierende Antikörper) oder eine kongenitale Hypothyreose (blockierende Antikörper) verursachen. Es ist daher sinnvoll, bei schwangeren Patientinnen mit bestehendem oder zurückliegendem M. Basedow einmalig in der Mitte der Schwangerschaft die TSH-R-AK zu bestimmen, um das Risiko einer intrauterinen oder neonatalen Hyperthyreose beim Kind abzuschätzen. Im Falle stark erhöhter TSH-R-AK-Titer ist eine strenge Überwachung des Fetus in utero erforderlich (Herzfrequenz, Wachstum). In Einzelfällen kann die Einleitung einer thyreostatischen Therapie aus kindlicher Indikation erforderlich sein.

Nach Geburt eines Kindes mit neonataler Hyperthyreose muss das Kind sofort auf eine Intensivstation verlegt und beobachtet werden. Bei leichteren klinischen Verläufen genügt die beobachtende, abwartende Haltung, bei schwereren Fällen muss jedoch auch ein Neugeborenes bereits thyreostatisch behandelt werden. Aufgrund der langen Halbwertszeit der TSH-R-AK kann die Phase der Hyperthyreose beim Neugeborenen bis zu zwölf Wochen betragen.

3.2.4.2 Antikörper gegen Schilddrüsenperoxidase (TPO-AK)

Die Schilddrüsenperoxidase (Thyroid Peroxidase = TPO) ist ein 103.000 D schweres, membranständiges Protein der apikalen Zellmembran der Schilddrüsenzellen. Sie spielt eine Schlüsselrolle bei der Schilddrüsenhormonsynthese. Zusammengesetzt ist sie aus einem großen extrazellulären, einem transmembranären und einem intrazellulären Anteil. Die bei Immunthyreopathien der Schilddrüse nachweisbaren Autoantikörper sind gegen den extrazellulären Anteil der TPO gerichtet (TPO-AK). In der Initiierung des Autoimmunprozesses ist es erforderlich, dass die TPO die apikale Zelloberfläche bzw. das Follikellumen verlässt und für das Immunsystem zugänglich wird. Auf welche Weise dies geschieht, ist bisher nicht sicher geklärt.

TPO-AK werden heute mit quantitativen Verfahren *(RIA, IRMA, ELISA)* nachgewiesen. Als Antigen wird in diesen Testverfahren rekombinante humane Schilddrüsenperoxidase eingesetzt. Bei den verfügbaren Testverfahren zum Nachweis von TPO-AK erfolgt eine Quantifizierung der Messwerte in internationalen Einheiten (IU/l). Als Referenzpräparation wird üblicherweise der *Medical Research Council-Standard (MRC) 66/387* eingesetzt. Trotz dieser Standardisierung sind die Ergebnisse verschiedener Testsysteme aufgrund der polyklonalen Natur der zu messenden Autoantikörper nur bedingt vergleichbar.

TPO-AK sind bei Patienten mit chronischer Autoimmunthyreoiditis in etwa 90% der Fälle und bei Patienten mit floridem Morbus Basedow in etwa 70% der Fälle nachweisbar *(Tab. 6)*. Diagnostische Schwierigkeiten können dadurch entstehen, dass etwa 30% der Patienten mit Autoimmunthyreoiditis oder Morbus Basedow nur grenzwertige oder leicht erhöhte Titer von TPO-AK aufweisen. Diese leicht erhöhten Titer lassen sich auch bei etwa 20% der Patienten mit nicht-immunogen bedingten Schilddrüsenkrankheiten wie Knotenstruma oder funktioneller Autonomie nachweisen. Es ist daher wichtig zu beachten, dass leicht erhöhte TPO-AK nicht in jedem Fall als Zeichen einer Immunthyreopathie interpretiert werden dürfen. Vor Einordnung des Befundes sollte nach zusätzlichen Kriterien gesucht werden, die für das Vorliegen einer Immunthyreopathie sprechen, z.B. echoarme Binnenstruktur in der Sonographie, latente oder manifeste Hypothyreose.
Aufgrund der Häufigkeit der Patienten bei denen Antikörper nachweisbar sind, jedoch noch keine fassbare Erkrankung wie z.B. eine latente Hypothyreose oder sonographische Veränderungen

vorliegen, hat sich in unserer Praxis die Formulierung als sinnvoll erwiesen, von serologischen Hinweiszeichen für eine Autoimmunthyreopathie zu sprechen, die noch nicht zu einer Funktionsstörung oder morphologischen Veränderung im Gewebe geführt haben.

Es ist wichtig, bei der Interpretation auf die Trennung zwischen serologisch nachweisbaren Antikörpern und der zum Zeitpunkt der Messung bestehenden Funktion der Schilddrüse zu achten.

Bei Autoimmunkrankheiten anderer Organe als der Schilddrüse besteht eine signifikant erhöhte Prävalenz für eine Autoimmunthyreoditis. So weisen ca. 3% der Typ 1-Diabetiker eine manifeste Hypothyreose auf, 13-34% der Menschen mit Typ 1-Diabetis mellitus, vor allem Kinder und Jugendlliche, haben positive TPO-Autoantikörper und gleichzeitig ein erhöhtes Serum-TSH.

Antikörper gegen die Schilddrüsenperoxidase (TPO-AK)

Referenzbereiche*:	Positiv > 34 IU/ml
Testverfahren:	RIA, IRMA, ELISA u.a.
Testprinzip*:	Kompetitionsprinzip markiertes (rekombinante humane TPO-Antikörper) und Proben-Anti-TPO konkurrieren um markiertes TPO-Antigen
Untersuchungs- material:	Serum
Indikationen:	Verdacht auf Autoimmunthyreoiditis, Differentialdiagnose der immunogenen und nicht-immunogenen Hyperthyreose
Beurteilung der	Bei der Autoimmunthyreoiditis: Nachweisrate etwa 90%
Messwerte:	Beim floriden Morbus Basedow: 70 bis 80%.
Einflussfaktoren:	Keine

* Die hier dargestellten Daten beziehen sich auf das verwendete Testsystem im Labor des Autors. Sie können sich in geringem Maß bei den verschiedenen Testverfahren unterscheiden und können daher nur als Anhaltspunkte gelten.

Tab. 6: Antikörper gegen die Schilddrüsenperoxidase (TPO-AK)

Indikationen zur Bestimmung von TPO-AK

Die wichtigste Indikation zur Bestimmung von TPO-AK stellt der Verdacht auf eine chronische Immunthyreoiditis dar. Zusätzlich kann die Bestimmung bei Patienten mit Hyperthyreose angezeigt sein, wenn aufgrund des klinischen Befundes und aufgrund der Bestimmung der TSH-R-AK nicht sicher zu entscheiden ist, ob eine immunogene Hyperthyreose vom Typ Morbus Basedow vorliegt. Keine gesicherte Indikation besitzt die Bestimmung der TPO-AK im Verlauf einer Immunthyreopathie. Insbesondere kann aus der Höhe oder einem Anstieg der TPO-AK nicht auf den klinischen Schweregrad der Krankheit geschlossen werden. Werden bei routinemäßigen Untersuchungen Antikörper festgestellt, ohne dass eine Schilddrüsenfunktionsstörung besteht, sollte dem Patienten geraten werden, in jährlichen Abständen den TSH-Wert kontrollieren zu lassen. Die Wahrscheinlichkeit, dass bei Vorliegen von Antikörpern eine Unterfunktion entsteht, liegt immerhin bei 5% pro Jahr, so dass im Laufe der Jahre doch ein erheblicher Anteil dieser Patienten eine Unterfunktion entwickeln wird. Sind Antikörper bereits bekannt und tritt eine Schwangerschaft ein, sollte unbedingt während der Schwangerschaft einmal im Trimenon der TSH-Wert bestimmt werden.

Auch postpartal ist bei Patientinnen mit bekannten Antikörpern eine TSH-Bestimmung angezeigt, da das Risiko des Auftretens einer *Postpartum-Thyreoiditis* deutlich erhöht ist. Eine generelle Bestimmung der TPO-AK bei allen Schwangeren oder generell postpartal hingegen ist nicht sinnvoll.

3.2.4.3 Antikörper gegen Thyreoglobulin (Tg-AK)

Zur Bestimmung von Tg-AK stehen heute ähnlich den TPO-AK verschiedene quantitative Verfahren *(z.B. RIA, IRMA, ELISA)* zur Verfügung. Als Antigen wird in diesen Verfahren gereinigtes humanes Thyreoglobulin eingesetzt.

Die wichtigste Indikation zur Bestimmung von Tg-AK ist der Verdacht auf eine Autoimmunthyreoiditis *(Tab. 7)*. Hohe Titer von Tg-AK bei gleichzeitiger Erhöhung der TPO-AK finden sich sowohl bei der hypertrophen Form der Autoimmunthyreoiditis, der klassischen Struma lymphomatosa Hashimoto, als auch bei der atrophischen Verlaufsform der Autoimmunthyreoiditis. Die Inzidenz von Tg-AK bei der Autoimmunthyreoiditis beträgt insgesamt etwa 70 bis 80%. Sie liegt damit etwas unter der Inzidenz der TPO-AK.

Aufgrund dieser etwas niedrigeren Inzidenz der Tg-AK und aufgrund der Tatsache, dass bei nur wenigen Patienten mit Autoimmunthyreoiditis eine alleinige Erhöhung der Tg-AK festgestellt wird, hat die Tg-AK-Bestimmung bei der Diagnose der Autoimmunthyreoiditis eine geringere Bedeutung.

Besteht der Verdacht auf eine Autoimmunthyreoiditis, erscheint zunächst die Bestimmung der TPO-AK sinnvoll.

Bei stark erhöhten TPO-AK ist die zusätzliche Bestimmung von Tg-AK entbehrlich. Weiterhin erforderlich ist sie jedoch in den Fällen, bei denen der Verdacht auf eine Autoimmunthyreoiditis besteht, TPO-AK jedoch nicht nachweisbar oder nur grenzwertig erhöht sind.

Antikörper gegen Thyreoglobulin (Tg-AK)

Referenzbereich*:	Positiv ab 115 IU/ml
Testverfahren:	RIA, IRMA u.a.
Testprinzip*:	Kompetitiver Assay: Markierte Antikörper und Proben-Antikörper konkurrieren um Antigen Markierte Antikörper sind human und monoklonal
Untersuchungsmaterial:	Serum
Indikationen:	Verdacht auf Autoimmunthyreoiditis, besonders dann, wenn TPO-AK nicht nachweisbar sind oder nur grenzwertig erhöht sind Zur Klärung einer gestörten Wiederfindung bei der Tg-Bestimmung
Beurteilung der Messwerte	Bei der Autoimmunthyreoiditis Nachweisrate etwa 70-80% Beim Morbus Basedow bis 30% In bis zu 20% serologisch positive Befunde ohne Funktionsstörung
Einflussfaktoren:	Keine

* Die hier dargestellten Daten beziehen sich auf das verwendete Testsystem im Labor des Autors. Sie können sich in geringem Maß bei den verschiedenen Testverfahren unterscheiden und können daher nur als Anhaltspunkte gelten.

Tab. 7: Antikörper gegen Thyreoglobulin (Tg-AK)

Bei Patienten mit Morbus Basedow besteht in der Regel keine Indikation zur Bestimmung der Tg-AK. Da Tg-AK bei diesen Patienten nur in etwa 20 bis 30% der Fälle nachweisbar sind, ist der Bestimmung der TSH-R-AK und ggf. zusätzlich der TPO-AK zur Diagnosesicherung eindeutig der Vorzug zu geben.

Ähnlich wie die TPO-AK sind auch Tg-AK gelegentlich in niedrigen Titern bei Patienten mit nicht-immunogenen Schilddrüsenkrankheiten und auch bei Schilddrüsengesunden nachzuweisen. Auch hier gilt, dass dieses Phänomen Anlass sein sollte, solchen Patienten eine jährliche TSH-Bestimmung zu raten, um eine später einsetzende Hypothyreose nicht zu übersehen.

Eine wichtige Indikation zur Bestimmung von Tg-AK stellt schließlich die Klärung einer gestörten Wiederfindung bei der Bestimmung von Thyreoglobulin dar.

3.2.5 Thyreoglobulin

Thyreoglobulin (Tg) wird von den Thyreozyten synthetisiert und ins Follikellumen abgegeben. Dort spielt es eine zentrale Rolle bei der Synthese und Speicherung der Schilddrüsenhormone.

Die Synthese und Freisetzung von Tg steht unter der Kontrolle von TSH. Eine kleine Menge Thyreoglobulin gelangt über die basale Zellmembran direkt in die Blutbahn, so dass auch bei Gesunden niedrige, variable Thyreoglobulinkonzentrationen im Serum nachzuweisen sind.

Für die Bestimmung von Thyreoglobulin stehen neben radioaktiven *(RIA, IRMA)* heute auch nicht-radioaktive Verfahren *(z.B. ICMA)* zur Verfügung. Da eine allgemein verwendete Standardpräparation derzeit noch nicht verfügbar ist, ist eine zuverlässige Vergleichbarkeit der verschiedenen Testverfahren nicht gewährleistet.

Ähnlich wie bei den Testverfahren für das basale TSH sollte auch die Empfindlichkeit der Tg-Assays als funktionelle Sensitivität – definiert als die niedrigste Tg-Konzentration, die mit einem Inter-Assay-Variationskoeffizienten unter 20% gemessen werden kann – angegeben werden. Moderne Testverfahren erreichen eine funktionelle Sensitivität von < 1 ng/ml. Bei sehr hohen Tg-Konzentrationen besteht bei Verwendung der heute üblichen immunometrischen Testverfahren die Möglichkeit eines sog. „High-dose-hook-Effektes". Aufgrund der hohen Tg-Konzentration in der Patientenprobe kommt es in diesen Fällen in-vitro zu einer Hemmung der Thyreoglobulin-Bindung an die eingesetzten Antikörper. Dies führt zu einem falsch niedrigen Messwert für Tg.

Neben diesem Effekt müssen bei jeder Probenbestimmung auch Einflüsse anderer unspezifischer Faktoren ausgeschlossen werden. Der häufigste Grund für einen falsch gemessenen Tg-Wert ist die Anwesenheit von endogenen Tg-AK in der Patientenprobe. Der Ausschluss solcher Einflussfaktoren geschieht üblicherweise durch Bestimmung der sog. Tg-Wiederfindung. Hierbei wird der Probe eine definierte Tg-Menge zugegeben. Ist die Wiederfindung gestört, ist der gemessene Tg-Wert nicht beurteilbar.

Indikationen zur Tg Bestimmung
• Wichtigste Indikation für die Bestimmung von Tg ist der Einsatz in der Tumornachsorge, und zwar als **Tumormarker nach totaler Thyreoidektomie** und ggf. Radiojodtherapie bzw. perkutaner Bestrahlung eines differenzierten Schilddrüsenkarzinoms *(Tab. 8)*. Nach erfolgreicher Behandlung eines differenzierten Schilddrüsenkarzinoms sollte kein aktives Schilddrüsengewebe mehr nachweisbar sein und damit Tg im Serum nicht mehr messbar sein. Nachweisbare Tg-Konzentrationen weisen bei diesen Patienten auf einen verbliebenen benignen oder malignen Schilddrüsenrest, auf ein Lokalrezidiv oder auf Fernmetastasen hin. Sie bedürfen einer weiteren Abklärung.

Besonders zu betonen ist nochmals, dass Tg nur nach vollständiger Schilddrüsenablation, d.h. nach Entfernung allen gesunden und pathologisch veränderten Schilddrüsengewebes, als Tumormarker eingesetzt werden kann. Bei vorhandener Schilddrüse mit Knoten ist eine Differenzierung zwischen einer benignen und einer malignen Veränderung durch die Tg-Bestimmung nicht möglich. Thyreoglobulin, auch wenn es in sehr hohen Konzentrationen vorliegt, darf bei vorhandener Schilddrüse nicht als „Tumormarker" missinterpretiert werden.

Sehr hohe Konzentrationen können z.B. vorkommen bei Autonomien, Zysten, Thyreoiditis de Quervain. Tg darf nur postoperativ/ nach Radiojodtherapie (RJT) als Tumormarker verwendet werden. Jede nachweisbare Tg-Konzentration im Verlauf der Nachsorge bedeutet, dass neues, malignes Schilddrüsengewebe entstanden ist. Diese Situation ist dann Ausgangspunkt für eine weiterführende Diagnostik (Lokalisationsdiagnostik) und Therapie.

• Neben dieser wichtigsten Indikation kann die Bestimmung des Tg bei der Differentialdiagnose der **konnatalen Hypothyreose** hilfreich sein. Bei einer Athyreose ist verständlicherweise kein Tg im Serum messbar, während bei einer Ektopie (z.B. Zungengrundstruma) oder Hypoplasie der Schilddrüse Tg fast immer nachweisbar bleibt. Eine erniedrigte Tg-Konzentration bei fehlendem Nachweis von Schilddrüsengewebe bei der Sonographie legt damit eine **Athyreose** nahe. In diesen Fällen kann die Tg-Bestimmung die Durchführung einer Szintigraphie ersetzen.

• Eine ebenfalls gesicherte Indikation zur Bestimmung von Tg ist die Differentialdiagnostik der **Hyperthyreosis factitia**. Als Folge einer exogenen Zufuhr hoher Schilddrüsenhormonmengen bei gesunder Schilddrüse kommt es zu einem Abfall der Tg-Freisetzung und damit zu einem Rückgang der Tg-Konzentrationen im Serum in den unteren Referenzbereich oder in den erniedrigten Bereich. Ist die Hyperthyreose dagegen durch eine Schilddrüsenkrankheit, etwa eine Autonomie oder einen Morbus Basedow verursacht, finden sich regelhaft erhöhte Serum-Tg-Konzentrationen.
Keinen gesicherten Stellenwert besitzt die Tg-Bestimmung bei der Diagnostik und Verlaufskontrolle anderer benigner Schilddrüsenkrankheiten.

- Als Ausdruck einer **gestörten Morphologie** finden sich bei fast allen Schilddrüsenkrankheiten erhöhte Tg-Konzentrationen. Besonders hohe Konzentrationen sind bei Patienten mit großer, knotig umgebauter Struma, bei floridem Morbus Basedow oder bei Patienten mit subakuter Thyreoiditis de Quervain nachzuweisen. Bei allen diesen Krankheiten besitzt die Tg-Bestimmung keine Bedeutung bei der Diagnosesicherung oder bei der Differentialdiagnose.

Thyreoglobulin (Tg)

Referenzbereiche*:	Gesunde Personen mit nicht-operierter Schilddrüse: 1,4-78 ng/ml. Nach ablativer Therapie eines Schilddrüsenkarzinoms unter der Nachweisgrenze (<1 ng/ml) bei gesunder Schilddrüse < 50 ng/ml
Wiederfindung:	normal: 70-130%
Testverfahren:	RIA, IRMA u.a.
Untersuchungsmaterial:	Serum
Indikationen:	Nachsorge des differenzierten Schilddrüsenkarzinoms nach ablativer Therapie Hyperthyreosis factitia Differentialdiagnose der konnatalen Hypothyreose Kein gesicherter Stellenwert bei der Diagnose und Verlaufskontrolle anderer, benigner Schilddrüsenkrankheiten
Beurteilung der Meßwerte:	Nach ablativer Therapie eines Schilddrüsenkarzinoms sind messbare Tg-Konzentrationen verdächtig auf ein Rezidiv oder eine Metastasierung. Auch ein verbliebener Rest normalen Schilddrüsengewebes kann zu nachweisbaren Tg-Konzentrationen führen. supprimierte Tg-Konzentration: Hyperthyreosis factitia Konnatale Hypothyreose: Nicht nachweisbares Tg bei Athyreose I.d.R. nachweisbares Tg bei dystop gelegenem Schilddrüsengewebe Bei gestörter Wiederfindung ist eine Interpretation der Tg-Konzentrationen nicht möglich.
Einflußfaktoren:	Tg-Antikörper können zu falsch niedrigen, aber auch falsch hohen Tg-Werten führen.

* Die Referenzbereiche unterscheiden sich bei den verschiedenen Testverfahren und können daher nur als Anhaltspunkte gelten.

Tab. 8: Thyreoglobulin (Tg)

3.2.6 Calcitonin (Ct)

Calcitonin ist als Sekretionsprodukt der C-Zellen der wichtigste Tumormarker bei der Diagnose des medullären Schilddrüsenkarzinoms und der Verlaufskontrolle nach Operation. Eine erhöhte Calcitoninkonzentration im Serum weist sehr spezifisch auf das Vorliegen eines medullären Schilddrüsenkarzinoms bzw. nach Therapie auf ein Rezidiv oder eine Metastasierung hin. Leicht bis mäßig erhöhte Konzentrationen finden sich in seltenen Fällen jedoch auch bei anderen Tumorkrankheiten, besonders beim kleinzelligen Bronchialkarzinom und beim Karzinoid, selten auch beim Mamma- und Magenkarzinom. Mäßig erhöhte Calcitoninwerte finden sich auch bei fortgeschrittener Niereninsuffizienz. In diesen Fällen mit extrathyreoidaler Ursache für die Ct-Erhöhung führt der *Pentagastrin-Test (s.u.)* nicht zu einem weiteren Anstieg der Calcitoninwerte.

Für die Bestimmung von Calcitonin im Serum stehen radioaktive und nicht-radioaktive Verfahren zur Verfügung. Eine direkte Vergleichbarkeit der Ergebnisse verschiedener Methoden ist nicht gegeben. Ähnlich den Testverfahren zur Bestimmung des Thyreoglobulin weisen auch immunometrische Assays zur Bestimmung von Calcitonin einen „High-dose-hook-Effekt" auf. Hierdurch können bei Patienten mit sehr stark erhöhten Calcitoninkonzentrationen inadäquat niedrige Werte gemessen werden. Besteht dieser Verdacht, muss die Probe in mehreren Verdünnungsstufen getestet werden. Dies gilt auch, wenn der Messwert den höchsten Standardwert überschritten hat.
Auch hier müssen Verdünnungsstufen durchgeführt werden, um einen korrekten Wert zu extrapolieren.
Die Sensitivität der Bestimmung von Calcitonin kann durch die Messung nach Gabe von Pentagastrin im sogenannten **Pentagastrin-Stimulationstest** erhöht werden. Der Test kann mit alleiniger Gabe von Pentagastrin oder mit kombinierter Gabe von Pentagastrin und Calcium durchgeführt werden. Die Stimulationsteste sollten am nüchternen, liegenden Patienten durchgeführt werden. Wegen der Gefahr krisenhafter Blutdruckanstiege ist vor

Durchführung des Testes ggf. das Vorliegen eines Phäochromozytoms auszuschließen.

Pentagastrin-Test
Praktische Durchführung
- Legen einer Verweilkanüle
- Blutentnahme
- 0,5 µg Pentagastrin/kg Körpergewicht über 15 sec i.v.
- Bestimmung von Calcitonin basal (vor Injektion) und nach 2 und 5 min.

Kombinierter Pentagastrin-Calcium-Test
Praktische Durchführung
- Legen einer Verweilkanüle
- Blutentnahme
- 2 mg Calcium/kg Körpergewicht über 1 min i.v., unmittelbar anschließend 0,5 µg Pentagastrin/kg Körpergewicht über 5 sec i.v.
- Bestimmung von Calcitonin basal (vor Injektion) und nach 2, 5 und 10 min.

Indikationen für Ct Bestimmung und Pentagastrin-Test
Die wichtigste Indikation zur Bestimmung von Calcitonin und/oder des Pentagastrin-Tests ist die **Nachsorge und Verlaufskontrolle des medullären Schilddrüsenkarzinoms** (Tab. 9). Ergänzend kann bei diesen Patienten das karzinoembryonale Antigen (CEA) als Tumormarker herangezogen werden, das ebenfalls in vielen Fällen erhöht ist.

Auch indiziert ist die Calcitoninbestimmung und der Pentagastrinstimulationstest im Rahmen von **Familienuntersuchungen bei der multiplen endokrinen Neoplasie Typ 2 (MEN 2) bzw. dem familiären medullären Schilddrüsenkarzinom:**
Durch eine generelle Calcitoninbestimmung können etwa 1% der Knoten präoperativ als medulläres Schilddrüsenkarzinom identifiziert werden. Da Calcitonin innerhalb der Schilddrüsenkarzinome der einzige verlässliche Tumormarker ist, der präoperativ mit einer relativ hohen Sicherheit ein Karzinom anzeigt, sollte bei

hypofunktionellen Knoten, insbesondere wenn Kalkeinlagerungen vorhanden sind, der Kostenaufwand nicht gescheut werden, da die entsprechenden Patienten einer kurativen Behandlung zugeführt werden können. Wenn erst klinische Zeichen vorhanden sind, wie das Wachstum eines Knotens oder intensive Kalkeinlagerung, besteht häufig schon ein fortgeschritteneres Tumorstadium mit ungünstigerer Prognose.

Calcitonin (Ct)

Referenzbereiche*:	Frauen < 10 pg/ml
	Männer < 25 pg/ml
	Nach Stimulation mit Pentagastrin:
	Frauen < 56 pg/ml
	Männer < 125 pg/ml
	Testverfahren: RIA, IRMA, ELISA u.a.
	Untersuchungsmaterial: Serum, Plasma
Indikationen:	Nachsorge des medullären Schilddrüsen-
	karzinoms, in der Regel mit Durchführung
	des Pentagastrin-Stimulationstestes
	In speziellen Fällen im Rahmen des Familien-
	screenings bei MEN 2 oder familiärem medullären
	Schilddrüsenkarzinom
	In speziellen Fällen im Rahmen der Abklärung hypo-
	funktioneller Schilddrüsenknoten
Beurteilung der	Beim manifesten medullären Schilddrüsenkarzinom,
Meßwerte:	in der Regel erhöhte Basalwerte für Calcitonin
	Nach vollständiger Operation sollen basale und
	mit Pentagastrin stimulierte Calcitonin-
	Konzentrationen im Referenzbereich liegen.
	Erhöhungen selten auch im Rahmen anderer
	Tumorkrankheiten
	Konzentrationen bis etwa 100 pg/ml
	auch bei Niereninsuffizienz
Einflußfaktoren:	Keine

*Die Referenzbereiche unterscheiden sich bei den verschiedenen Testverfahren und können daher nur als Anhaltspunkte gelten.

Tab. 9: Calcitonin

3.2.7 Andere Tumormarker

Medulläre Schilddrüsenkarzinome weisen neben der Erhöhung von Calcitonin häufig auch eine Erhöhung des karzinoembryonalen Antigens (CEA) auf.

Andere Tumormarker spielen präoperativ bei primären Tumoren der Schilddrüse keine Rolle, können aber für die Differenzierung von Schilddrüsenmetastasen extrathyreoidaler Tumoren hilfreich sein.

3.2.8 Molekulargenetische Diagnostik

Keimbahnmutationen

Bislang sind zahlreiche Gene, die im Stoffwechsel der Schilddrüsenhormone und bei der Entstehung von Schilddrüsenkrankheiten eine Rolle spielen, kloniert und charakterisiert worden. Zu nennen sind die Gene des TSH-Rezeptors, der Schilddrüsenperoxidase, Gene verschiedener Schilddrüsenhormonbindungsproteine und des nukleären Schilddrüsenhormonrezeptors.

Es konnten inzwischen multiple Veränderungen auf Genebene identifiziert werden, die für verschiedene Krankheitsbilder charakteristisch sind. Der Nachweis einiger dieser Veränderungen hat mittlerweile bereits Einzug in die Routinediagnostik gehalten.

Angeborene Störungen der Schilddrüsenhormonsynthese können auf Defekten in den **Genen der Schilddrüsenperoxidase (TPO)** oder dem **Thyreoglobulin (Tg)** beruhen. Klinisch sind diese Krankheiten meist durch eine Struma und eine Hypothyreose gekennzeichnet. Das Gen der TPO wird durch 17 Exone kodiert. Bei Patienten mit konnataler Hypothyreose und Struma wurden in einem Teil der Fälle Mutationen im Bereich des TPO-Genes nachgewiesen, die zur Synthese einer TPO mit stark reduzierter oder fehlender Aktivität führen. Auch im Thyreoglobulin-Gen konnten bei einigen dieser Patienten Punktmutationen in Exonen und Mutationen an sog. Splicestellen von Intronen nachgewiesen werden, die zu einem falschen Herausschneiden von Exonsequenzen aus dem mRNA-Transskript führen.

Auch im Bereich des **TSH-Rezeptor-Gens** ließen sich bei Patienten mit konnataler Hypothyreose Mutationen nachweisen, die zu einer Störung der Ligandenbindung im extrazellulären Anteil und damit zur Hypothyreose führen. Klinisch weisen diese Patienten keine Schilddrüsenvergrößerung auf.

Neben diesen inaktivierenden Mutationen des TSH-Rezeptor-Gens konnten auch Mutationen nachgewiesen werden, die eine konstitutionelle Aktivierung des Rezeptors hervorrufen und damit die seltene Form einer angeborenen, familiär auftretenden Hyperthyreose verursachen können.

Verschiedene Mutationen konnten auch für die Schilddrüsenhormonbindungsproteine TBG, Transthyretin und Albumin nachgewiesen werden. Diese können zu Konzentrationsänderungen der Transportproteine und zu Verschiebungen der Gesamthormonkonzentrationen sowie zu einer Fehlbeurteilung von Parametern für die freien Schilddrüsenhormone führen.
Schließlich konnten Mutationen im Bereich des **Gens für den nukleären Schilddrüsenhormonrezeptor** als Ursache der Schilddrüsenhormonresistenz identifiziert werden.

Somatische Mutationen

Bedeutsam ist neben dem Nachweis von Keimbahnmutationen als Ursache von Störungen der Schilddrüsenhormonsynthese und -wirkung auch der Nachweis **somatischer Gendefekte** in **benignen** und **malignen Schilddrüsentumoren.**

Beim autonomen Adenom lassen sich in einem Teil der Fälle aktivierende Mutationen im Bereich des **TSH-Rezeptor-Gens** und im Bereich des **Gens** für das **stimulierende G-Protein** Gs α nachweisen. Diese Mutationen können die für autonome Schilddrüsenzellen charakteristische TSH-unabhängige Aktivierung der Schilddrüsenhormonsynthese und - freisetzung verursachen. Für die Knotenentstehung scheinen jedoch neben diesen Mutationen noch weitere Faktoren erforderlich zu sein.
Bei follikulären und papillären Schilddrüsenkarzinomen lassen

sich Veränderungen im Bereich verschiedener **Proto-Onkogene** und **Tumor-Suppressor-Gene** nachweisen.

3.2.8.1 Familiäres medulläres Schilddrüsenkarzinom und MEN 2

Besondere Bedeutung besitzt die molekulargenetische Diagnostik beim familiären medullären Schilddrüsenkarzinom (FMTC) und bei der multiplen endokrinen Neoplasie Typ 2 (MEN 2).

Etwa 25% der medullären Schilddrüsenkarzinome treten familiär im Rahmen einer MEN 2 oder eines FMTC auf *(Tab. 10)*.
Auslöser dieser Krankheitsbilder sind heterozygote Keimbahnmutationen im Bereich des RET-Proto-Onkogen (Chromosom 10q13). Das RET-Protein ist eine Transmembran-Tyrosinkinase, die in Geweben exprimiert wird, die sich von der Neuralleiste ableiten. Bisher wurden Keimbahnmutationen im Bereich der Exone 10, 11, 13 und 16 identifiziert. In annähernd 100% der erkrankten Familien ist eine der bekannten Mutationen nachzuweisen. Am häufigsten sind bei Familien mit MEN 2A Mutationen in Codon 634 des Exon 10. Die MEN 2B-Krankheit wird in über 95% der Fälle durch eine Mutation in Exon 16, Codon 918 verursacht.

Für den Nachweis der Keimbahnmutationen im RET-Proto-Onkogen ist eine EDTA-Blutprobe des Patienten notwendig. Die Untersuchungen auf Mutationen des RET-Protoonkogens sollten in speziell erfahrenen Labors durchgeführt werden.

Ist eine familiäre Krankheit bereits aufgrund der Familienanamnese gesichert, sollten zur Definition der spezifischen Mutation zunächst die klinisch sicher betroffenen Familienmitglieder untersucht werden. Ist die Mutation bekannt, werden im Anschluss alle Blutsverwandten gezielt hinsichtlich dieser Mutation untersucht.

Bei Kindern mit einem betroffenen Elternteil sollte die Untersuchung beim FMTC und bei der MEN 2A im 4. bis 5. Lebensjahr, bei der MEN 2B früher erfolgen. Auf diese Weise ist es möglich, dass Genträger im präsymptomatischen Stadium (schon im Kindesalter) identifiziert werden. Ist eine Person Nicht-Genträger, ist das Risiko, an einem medullären Schilddrüsenkarzinom zu erkranken, nicht erhöht.

Vor Durchführung einer Thyreoidektomie bei einem Genträger im präsymptomatischen Stadium muss eine Bestätigungsanalyse in einer zweiten Blutprobe erfolgen.

Die genetische Untersuchung ist auch bei Patienten mit klinisch **sporadischem medullären Schilddrüsenkarzinom** angezeigt. Selbst wenn anamnestisch keine Hinweise für eine familiäre Form bestehen, sollte bei den betroffenen Patienten immer nach Mutationen im RET-Proto-Onkogen gesucht werden.

Aufgrund der speziellen Anforderungen an eine gezielte Diagnose, Beratung und Koordination der Untersuchungen bei Familienmitgliedern und insbesondere Beratung von Patienten im präsymptomatischen Stadium sollten die Indexpatienten und die Familienangehörigen grundsätzlich in spezialisierte Zentren (Klinikabteilungen, Praxis) überwiesen werden.

Subtypen der multiplen endokrinen Neoplasie Typ 2

Multiple endokrine Neoplasie Typ 2A
• Medulläres Schilddrüsenkarzinom
• Phäochromozytom
• Hyperparathyreoidismus

Multiple endokrine Neoplasie Typ 2B
• Medulläres Schilddrüsenkarzinom
• Phäochromozytom
• Schleimhautneurome
• Marfanoider Habitus
• Ganglioneuromatosen

Familiäres medulläres Schilddrüsenkarzinom (FMTC)
• Medulläres Schilddrüsenkarzinom
• Keine Phäochromozytom
• Kein Hyperparathyreoidismus

Tab. 10: Subtypen der multiplen endokrinen Neoplasie Typ 2 (MEN 2) und des familiären medullären Schilddrüsenkarzinoms (FMTC)

3.2.8.2 Schilddrüsenhormonresistenz

Schilddrüsenhormone entfalten ihre Wirkung über die Bindung an nukleäre T_3-Rezeptoren, die wiederum an bestimmte Sequenzen der DNA binden und auf diese Weise die Expression bestimmter Gene induzieren. Die Resistenz gegenüber Schilddrüsenhormon wird hervorgerufen durch eine Mutation der hormonbindenden Domäne des T_3-Rezeptor Betagens.

Bei der familiären Schilddrüsenhormonresistenz kommt es zu heterozygoten Mutationen im Exon 9, in verschiedenen Kodons (z.B. 320 oder 453).

Bei der Schilddrüsenhormonresistenz ist die Wirkung der Schilddrüsenhormone gestört. Es finden sich erhöhte Schilddrüsenhormonkonzentrationen bei normalem oder erhöhtem TSH. Klinisch liegt – je nach Ausprägung der Resistenz, generalisiert, hypophysär oder peripher – eine euthyreote, hyperthyreote oder hypothyreote Stoffwechsellage vor.

1989 konnte erstmals gezeigt werden, dass Mutationen im Bereich des Gens für den nukleären Schilddrüsenhormonrezeptor Ursache der Schilddrüsenhormonresistenz sind. In den folgenden Jahren konnten verschiedene Veränderungen des Gens, vorwiegend Punktmutationen, nachgewiesen werden, die für das vielgestaltige klinische Bild der Schilddrüsenhormonresistenz verantwortlich sind. Die gestörte Rezeptorfunktion wird durch Veränderungen der ligandenbindenden Domäne und der DNA-bindenden Domäne hervorgerufen. Mit Ausnahme einer autosomal rezessiven Mutation werden alle Mutationen autosoma-dominant vererbt. Der Verdacht auf Schilddrüsenhormonresistenz ergibt sich immer dann, wenn unstimmige Konstellationen der Laborparameter vorliegen (z.B. hohes TSH, das sich trotz adäquat hoher Schilddrüsenhormongabe nicht supprimieren lässt, hohe periphere Hormonkonzentrationen bei normalem TSH-Wert), aber auch bei raschem Strumawachstum bei Kindern oder bei raschem Strumarezidiv nach Operation trotz adäquater Rezidivprophylaxe.

3.3 In-vivo-Diagnostik

Besteht aufgrund von Anamnese, körperlicher Untersuchung oder aufgrund der Ergebnisse der In-vitro-Diagnostik der Verdacht auf eine Schilddrüsenkrankheit, müssen sich morphologische und ggf. funktionstopographische Untersuchungen der Schilddrüse anschließen.

Eine zentrale Rolle spielt hierbei die Schilddrüsensonographie, die im Rahmen jeder Schilddrüsendiagnostik obligat durchgeführt werden sollte.

3.3.1 Schilddrüsensonographie

Wesentliche **Vorteile** der Schilddrüsensonographie sind die einfache Durchführbarkeit und die Tatsache, dass die Schilddrüse aufgrund ihrer oberflächlichen Lage einer Ultraschalluntersuchung sehr gut zugänglich ist. Die heute zur Verfügung stehenden Geräte besitzen eine hohe Detailauflösung und erlauben den Nachweis auch diskreter Veränderungen. Herdbefunde ab einem Durchmesser von etwa 1 mm können zuverlässig erkannt werden.

Die Schilddrüsensonographie ist damit das **erste** im Rahmen einer Schilddrüsendiagnostik einzusetzende **bildgebende Verfahren.**

Apparative Voraussetzungen
Zur Untersuchung eignet sich jedes moderne B-Mode-Ultraschallgerät mit Linear- oder Sektorschallkopf. Die Sendefrequenz der Geräte der neuesten technischen Entwicklung liegt bei mindestens 7,5 MHz, die meisten für oberflächlich gelegene Strukturen konzipierten Schallköpfe haben Sendefrequenzen bis 10, manche sogar bis 13 MHz. Beim Einsatz niedrigerer Sendefrequenzen bleibt die Schilddrüse zwar erkennbar, feinstrukturelle Veränderungen lassen sich jedoch nicht ausreichend sicher beurteilen. Bei der Beurteilung großer Strumen und Strumen mit retrosternalen Anteilen führt die Verwendung von Linearschallköpfen zu einer deutlichen Zunahme des Messfehlers bei der Beurteilung des Längsdurch-

messers. Wünschenswert ist in diesen Fällen zur exakten Vermessung der Schilddrüsenlappen die zusätzliche Verwendung eines Sektorschallkopfes mit einer Sendefrequenz von 3,5 bis 5 MHz.

Durchführung der Untersuchung und Befunddokumentation
Bei der Untersuchung liegt der Patient üblicherweise auf dem Rücken. Durch ein Polster unter den Schulterblättern wird eine leichte Überstreckung der Halswirbelsäule erreicht. Der Schallkopf wird zunächst in horizontaler Ebene oberhalb des Krikoids aufgesetzt und ohne zusätzlichen Druck langsam nach kaudal bewegt. Beide Schilddrüsenlappen lassen sich, wenn sie nicht vergrößert sind, gleichzeitig in ihrem Querschnitt darstellen.
Die Trachea ist in der Bildmitte gut zu erkennen. Anschließend erfolgt die Untersuchung der beiden Schilddrüsenlappen im Längsschnitt, wobei der Schallkopf in der Regel etwas schräg von kraniolateral nach mediokaudal aufgesetzt wird. Die benachbarten Gefäße und Muskelgruppen (Arteriae carotides, Venae jugulares, Musculi sternothyroidei, sternohyoidei und sternocleidomastoidei) dienen als Referenz zur Beurteilung der anatomischen Beziehung und der Echogenität des Schilddrüsenparenchyms (s. Abb. 13).

Die Schilddrüsensonographie allein erlaubt keine Diagnosestellung. Lediglich eine frische Blutungszyste lässt sich aufgrund des Ultraschallbildes diagnostizieren. Hier erkennt man eine echofreie Struktur ohne Binnenreflexe und eine dorsale Schallverstärkung.

Die Befundung soll sich daher generell auf die reine Beschreibung des Ultraschallbildes beschränken, kann aber durch Zusätze wie „passt zu" oder „ist typisch bei " ergänzt werden.

Beschreibung und Dokumentation des sonographischen Befundes
Die folgenden aufgeführten Angaben sollten immer enthalten sein:
• Das Schilddrüsenvolumen unter Angabe von Länge,Breite und Tiefe für jeden Lappen des Organs
• Besonderheiten zu Lage und Form der Schilddrüse

- Die Beurteilung der Binnenstruktur der Schilddrüse
- Die Beschreibung von Lokalisation, Größe (Länge, Breite, Tiefe), Echogenität und Begrenzung umschriebener Herdbefunde
- Die Beurteilung benachbarter Strukturen im Halsbereich (besonders zervikaler Lymphknoten, der Nebenschilddrüsenregion sowie von Trachea und Ösophagus).

Wünschenswert ist eine schematische Skizze, in der die Knoten nummeriert eingetragen werden, so dass ihre Lage/Größe/ Echogenität auf einen Blick erkennbar ist. In einer darunter gesetzten Tabelle können die Einzelheiten der Knoten entsprechend der jeweiligen Knotennummer (Echogenität, Abmessungen in drei Ebenen in mm) aufgelistet werden. Besonders für Verlaufsbeobachtungen eignet sich diese Dokumentationsweise vorzüglich.

Volumenberechnung
Die Bestimmung des Volumens der Schilddrüse und ihrer Läsionen erfolgt bei jeder Routinediagnostik in Anlehnung an die Volumenformel für das Rotationsellipsoid. Das Gesamtvolumen der Schilddrüse wird errechnet als die Summe der beiden Lappenvolumina. Der Anteil des Schilddrüsenisthmus wird vernachlässigt:

Volumen eines Schilddrüsenlappens oder einer Läsion (ml)	$= \text{Länge (cm)} \times \text{Breite (cm)} \times \text{Tiefe (cm)} \times 0.5^{*}$
Volumen der Gesamt-SD	$= \text{Volumen re. Lappen} + \text{Volumen li. Lappen}$

* Vereinfachung: statt eigentlich korrekterweise $4/3\ \pi$ (in Ellipsoid Formel)

Das Schilddrüsenvolumen ist alters-, geschlechts- und körpergewichtsabhängig. Die angegebenen Referenzbereiche *(s. Tab. 11)*, die aus den Schilddrüsenvolumina in ausreichend jodversorgten Gebieten errechnet wurden und dem dort ermittelten Mittelwert ± dreifacher Standardabweichung entsprechen, sollen als Richtwerte angesehen werden.
Der vom Untersucher abhängige Fehler der Volumenberechnung liegt für normale oder gering vergrößerte Schilddrüsen bei etwa 10% und steigt bei großen Schilddrüsen bis auf 30 bis 40% an.

Alter/Geschlecht	Volumen (entspricht Gewicht in Gramm)
Neugeborene	1,5 - 2 ml
1- bis 2jährige	2 - 3 ml
3- bis 4jährige	3 ml
5- bis 6jährige	4 ml
7- bis 10jährige	6 ml
11- bis 12jährige	7 ml
13- bis 14jährige	8 - 10 ml
15- bis 18jährige	15 ml
erwachsene Frauen	18 ml
erwachsene Männer	25 ml

Werte oberhalb dieser Volumina bedeuten eine Vergrößerung (= Struma)

Tab. 11: Obere Grenzwerte für das normale Schilddrüsenvolumen

Nur eingeschränkt beurteilbar ist das Volumen, wenn die Form der Schilddrüsenlappen erheblich von ihrer normalen Form abweicht. Dies ist der Fall einerseits bei sehr kleinen Schilddrüsen bzw. bei kleinen Schilddrüsenresten nach Schilddrüsenoperation, andererseits bei sehr großen, knotig veränderten Schilddrüsen und bei Veränderungen im Bereich des Schilddrüsenisthmus.

Echoverhalten des Schilddrüsengewebes
Die **Binnenstruktur des Schilddrüsenparenchyms** wird beschrieben einerseits hinsichtlich ihrer Echogenität: Echonormal/ echoarm, andererseits hinsichtlich ihrer Homogenität: Homogen/ inhomogen.
Zur Beurteilung der Echogenität dienen das als echonormal bezeichnete Schallmuster der gesunden Schilddrüse bzw. das echoarme Schallmuster der Halsmuskulatur als Referenz.

Die **Echogenität** des Schilddrüsenparenchyms oder umschriebener Herdbefunde wird bestimmt durch Zahl und Größe der Schilddrüsenfollikel und deren Kolloidgehalt.
Echonormal ist die Gewebestruktur der gesunden Schilddrüse mit normal großen Follikeln (*s. Abb. 13*). Es finden sich dicht und homogen nebeneinanderliegende mittelstarke Echos, die gleichmäßig verteilt sind.

Eine **verminderte Echogenität** ist typisch für mikrofollikuläre Strukturen des Schilddrüsengewebes. Es überwiegen schwache, feine und locker angeordnete Echos.

Makrofollikuläre Strukturen stellen sich mit vermehrter Echogenität **(echoreich)** dar. Es überwiegen starke, grob und dicht nebeneinanderliegende Echos.

Als **echokomplex** werden Bilder mit inhomogenen, gleichzeitig echoreichen, echodichten und echoarmen, oft nicht scharf abgrenzbaren, konfluierenden Schallmustern beschrieben.

Echofreie Zonen mit dorsaler Schallverstärkung entsprechen liquiden Arealen.

Echodichte Strukturen mit dorsaler Schallauslöschung finden sich bei Kalkherden in der Schilddrüse.

Echoverhalten von Herdbefunden

Umschriebene Herdbefunde in der Schilddrüse müssen hinsichtlich ihrer Lokalisation, ihrer Größe (Durchmesser in drei Ebenen), ihrer Echogenität (echoreich/ echonormal/ echoarm) und ihrer Randbegrenzung (glatt/ unscharf begrenzt,) beschrieben werden. Für die Beschreibung der Lagebeziehung, die spätere Zuordnung eines Befundes zu einem szintigraphischen Herdbefund sowie einfache und übersichtliche Vergleichbarkeit bei Verlaufsuntersuchungen ist die schematische Dokumentation von Herdbefunden in einem Befundbogen hilfreich.

Diagnostische Wertigkeit des sonographischen Befundes

Der sonographische Befund spielt eine wichtige Rolle bei der differentialdiagnostischen Abklärung von Schilddrüsenkrankheiten. Aufgrund dieses Befundes lassen sich diagnostische Schritte für das weitere Vorgehen ableiten:

• Ein **normaler sonographischer Befund** ist bei Schilddrüsenkrankheiten nur in wenigen Ausnahmefällen nachweisbar. Selten findet sich eine disseminierte Autonomie in einer normal großen Schilddrüse mit unauffälliger Binnenstruktur.

- Die **vergrößerte Schilddrüse mit echonormaler Binnenstruktur** ist der typische Befund der diffusen Struma mit Euthyreose *(s. Abb. 28)*. Je länger die Struma besteht, desto häufiger finden sich Abweichungen vom normalen Schallmuster als Ausdruck beginnender regressiver Veränderungen. Es zeigen sich Vergröberungen des Schallmusters, angedeutet knotige Bezirke oder kleine echoarme, echofreie oder echodichte Strukturen. Auch die disseminierte Autonomie der Schilddrüse stellt sich sonographisch häufig mit vergrößertem Schilddrüsenvolumen und mit echonormaler, meist jedoch etwas inhomogener Binnenstruktur dar.
- Eine **diffus echoarme Binnenstruktur** der Schilddrüse ist der charakteristische sonographische Befund bei Autoimmunkrankheiten der Schilddrüse. Nicht selten finden sich jedoch bei Autoimmunerkrankungen der Schilddrüse auch fleckförmige Echominderungen. Diese Form dürfte der einer multifokalen „fleckförmigen" Ausbreitung einer Autoimmunopathie entsprechen.
- Der **Morbus Basedow** zeigt meist ein vergrößertes Schilddrüsenvolumen mit einer Betonung des Tiefendurchmessers *(s. Abb. 29)*. Das Schilddrüsenvolumen kann jedoch auch normal sein. Die Autoimmunthyreoiditis vom Typ Hashimoto ist in ihrer hypertrophen Form ebenfalls durch ein im oberen Referenzbereich liegendes oder vergrößertes Schilddrüsenvolumen charakterisiert.
Die **atrophische Verlaufsform** der Autoimmunthyreoiditis stellt sich sonographisch in charakteristischer Weise mit einer kleinen Schilddrüse mit echoarmem Parenchym dar.
- **Unscharf abgegrenzte echoarme Bezirke** mit fließendem Übergang in ein echonormales Schallmuster sind typisch für eine subakute **Thyreoiditis de Quervain** *(s. Abb. 24)*. Ein ähnliches Bild kann bei der seltenen akuten **bakteriellen Thyreoiditis** vorliegen. Manchmal finden sich ähnliche sonographische Bilder mit unscharf abgegrenzten echoarmen Bezirken – jedoch ohne die typische klinische Symptomatik der subakuten Thyreoiditis – bei einem länger bestehenden Morbus Basedow. *(s. Abb. 26)*
- **Echonormale und echoreiche Knoten**, teils mit echoarmem Randsaum und echofreien bzw. echodichten Anteilen sind in Jodmangelgebieten häufig *(s. Abb. 15 und 16)*. Sie entsprechen

meist regressiv veränderten, adenomatösen Veränderungen mit vorwiegend kolloidreichen, großen Follikeln. Der echofreie Rand, der sog. „Halo"-Saum, entspricht einer Zone vermehrter Durchblutung.

Aufgrund der nur geringen oder fehlenden Unterschiede der Echostruktur zwischen echonormalen Knoten und normalem Schilddrüsenparenchym lassen sich diese Knoten manchmal nicht sicher abgrenzen.

Das Risiko eines Malignoms bei rein echonormalen bzw. echoreichen Knoten liegt deutlich unter 1%.

- **Echoarme Knoten** zeigen in der Regel eine mikrofollikuläre Gewebestruktur und können histologisch follikulären Adenomen, kleinzystisch degenerierten Knoten oder Karzinomen entsprechen *(s. Abb. 14)*. Die Karzinomwahrscheinlichkeit im echoarmen, **szintigraphisch „kalten"**, Knoten liegt bei etwa 5 bis 8%.

Fokale Autonomien stellen sich in über zwei Drittel aller Fälle als echoarme Knoten dar. Häufig lassen sich zentral zystische Bezirke nachweisen, die in manchen Fällen größer als der solide Knotenanteil sein können *(s. Abb. 19)*.

Stellt sich ein echoarmer Knoten szintigraphisch „kalt" dar, ist in jedem Fall eine weitere Abklärung mittels Feinnadelpunktion und zytologischer Untersuchung der aspirierten Zellen erforderlich.

Bei zusätzlich unscharfer Randbegrenzung beträgt die Malignomwahrscheinlichkeit bis zu 25%. Differenzierte Karzinome weisen jedoch nur in etwa zwei Drittel der Fälle eine unscharfe Randbegrenzung auf, so dass auch glatt begrenzte echoarme Knoten einem Karzinom entsprechen können. Auch zystische Anteile oder ein echoarmer Randsaum schließen ein Malignom nicht aus.

Ausgeprägte, teils schollige **Verkalkungsstrukturen** in einem echoarmen Knoten entsprechen dem typischen sonographischen Bild des **medullären Schilddrüsenkarzinoms** *(s. Abb. 20)*. Beim papillären Karzinom finden sich häufig Mikroverkalkungen, d.h. kleinste echodichte Strukturen ohne dorsale Schallauslöschung.

Bei kleinen echoarmen Knoten, die aufgrund ihrer Größe (< 10 mm) oder Lokalisation einer Punktion nicht zugänglich sind, ist in jedem Fall, da sie Mikrokarzinomen entsprechen können, die sonographische Verlaufskontrolle erforderlich. Hierbei ist zu beachten, dass differenzierte Schilddrüsenkarzinome häufig nur eine geringe Wachstumstendenz aufweisen und das Intervall bis zur Kontrolluntersuchung aus diesem Grund nicht zu eng gefasst werden sollte. In den meisten Fällen ist eine Verlaufskontrolle nach sechs Monaten ausreichend.

Ebenfalls als echoarme Knoten stellen sich **Nebenschilddrüsenadenome** dar *(s. Abb. 22)*. Sie sind meist dorsal der Schilddrüse lokalisiert und zeigen eine längsovale Form. Manchmal ist es schwer, Nebenschilddrüsenadenome sonographisch von dorsal gelegenen Schilddrüsenknoten abzugrenzen. In seltenen Fällen können Nebenschilddrüsenadenome auch intrathyreoidal liegen.

- **Echofreie Bezirke** mit glatter Begrenzung und dorsaler Schallverstärkung entsprechen meist **serösen Zysten** oder **Kolloidzysten**. Besonders in älteren hämorrhagischen Zysten sind diskrete Binnenechos nachzuweisen *(s. Abb. 17)*. Liegen in einer Zyste solide Gewebsanteile in Form von Wandverdickungen, verdickten Septen oder polypoiden Veränderungen im Bereich der Zystenwand vor, ist eine weiterführende Diagnostik zum Malignomausschluss erforderlich. Meist geschieht dies durch eine gezielte Punktion und zytologische Untersuchung der soliden Zystenanteile, ggf. nach vorausgehender Punktion zur Entleerung der flüssigen Anteile.

3.3. 2. Farbkodierte Dopplersonographie

Die farbkodierte Dopplersonographie hat zunehmende Bedeutung bei der Beurteilung der Vaskularisation parenchymatöser Organe und der Perfusion solider Tumoren gewonnen.

Neben der subjektiven Beurteilung und qualitativen Einordnung des Durchblutungsmusters lassen sich hämodynamische Veränderungen über die Ermittlung maximaler systolischer, enddiastolischer und mittlerer Strömungsgeschwindigkeiten oder der Errechnung von Indices wie dem *Resistenzindex (RI)* oder dem *Pulsatilitätsindex (PI)* auch quantifizieren.

Die farbkodierte Dopplersonographie kann bei der **immuno-gegenen Hyperthyreose** vom **Typ Morbus Basedow** einen Beitrag zur Diagnosesicherung leisten, da sich im floriden Stadium typischerweise eine diffuse Hypervaskularisation zeigt („vaskuläres Inferno") *(s. Abb. 27)*. Dabei werden intraparenchymatös Flussgeschwindigkeiten bis 30 cm/s registriert. Auch bei der Hashimoto-Thyreoiditis findet man häufig eine diffuse Mehrdurchblutung des Schilddrüsenparenchyms.

Bei der **Abklärung von Schilddrüsenknoten** kann die farbkodierte Dopplersonographie in Einzelfällen ebenfalls zur besseren Einordnung des Befundes beitragen.
Typisch für benigne Schilddrüsenadenome, besonders für die funktionell autonomen Adenome, ist eine vermehrte Durchblutung im Randbereich der Knoten *(s. Abb. 18 und 19)*. Diese dopplersonographisch gut nachweisbare Zone entspricht im normalen B-Bild dem typischen echoarmen Randsaum („Halo"). Eine sichere Differenzierung zwischen hyperfunktionellen („warmen") und hypofunktionellen („kalten") Knoten ist mit dieser Methode jedoch nicht möglich, so dass sie in keinem Fall eine Schilddrüsenszintigraphie ersetzen kann.

Maligne Tumoren der Schilddrüse weisen in etwa zwei Drittel der Fälle eine vermehrte zentrale Vaskularisation auf *(s. Abb. 25)*. Diese ist jedoch in bis zu 30% der Fälle auch in benignen Schilddrüsenknoten nachzuweisen und besitzt damit eine nur begrenzte Sensitivität und Spezifität bei der Dignitätsbeurteilung von Schilddrüsenknoten.

3.3.3 Szintigraphie

Während die Sonographie für morphologische Veränderungen der Schilddrüse eine ausgezeichnete Technik darstellt, hat die Szintigraphie eine völlig andere physiologische Basis für die Bildgebung. Die Szintigraphie präsentiert den globalen und regionalen **Funktionszustand der Schilddrüse**, ablesbar an der direkten

Proportionalität zwischen Farbgebung und Ausmaß des Jodstoffwechsels. Sonographie und Szintigraphie ergänzen sich daher.

Jodstoffwechsel und Szintigraphie

Grundlage der Schilddrüsenszintigraphie ist, dass funktionell aktive Schilddrüsenzellen Jod aufnehmen. Diese Jodaufnahme verläuft in zwei Phasen: Zunächst wird Jod durch den Na^+/I^--Symporter aktiv aus dem Blutkreislauf in die Zelle aufgenommen (sog. **Jodination** oder Jodanraffung). Im Anschluss wird Jod rasch in organische Jodverbindungen eingebaut (sog. **Jodisation**). Während die erste Phase einen unspezifischen Prozess darstellt, bei dem andere Ionen wie Pertechnetat mit Jod konkurrieren können, ist der Einbau in Proteine ein für Jod spezifischer Vorgang.

Die Jodaufnahme wird teils autoregulativ über den Jodgehalt der Schilddrüsenzellen, teils durch Stimulatoren wie TSH oder TSH-R-AK gesteuert. Bei der Autonomie kann sie unabhängig von diesen Regulationsmechanismen gesteigert sein.

Die **quantitative Schilddrüsenszintigraphie** stellt die lokale und globale Aktivität der thyreoidalen Jodaufnahme bildlich dar.

Verwendete Radionuklide

Für die Schilddrüsenszintigraphie werden die Radionuklide Tc-99 m, I-123 und für spezielle Fragestellungen I-131 eingesetzt.

Tc-99m ist das am häufigsten eingesetzte Radionuklid in der Schilddrüsenszintigraphie. Es steht in Form von Tc-99m-Pertechnetat zur Verfügung.

In einem Generator entsteht aus dem Zerfall des „Mutternuklids" Molybdän (Mo-99) als „Tochternuklid" das Tc-99m. Es kann durch einfache Elution per Unterdruck in einem NaCl-Gemisch entnommen werden.

Das Mutternuklid Mo-99 entsteht als Spaltprodukt aus der Uranspaltung. Die hohe spezifische Aktivität erlaubt es, handliche und leichte Generatoren herzustellen, die in jedem dafür lizensierten Labor gelagert werden können.

Die Generatoren, die von verschiedenen Firmen vertrieben werden, haben eine Lebensdauer (je nach Ausgangsaktivität) von ein bis zwei Wochen. Sie werden von lizensierten Transportfirmen geliefert und entsorgt. Dabei gelten Verordnungen der Strahlenschutzgesetzgebung und des Gefahrguttransports.

Grundlage der Tc-99m-Szintigraphie ist der Umstand, dass Pertechnetat eine ähnliche Molekulargröße und chemische Beschaffenheit aufweist wie Jod und daher von den Thyreozyten aktiv aus der Blutbahn entnommen wird. Allerdings ist die maximale Entnahme aus dem Blut um den Faktor 15 geringer, als die des Jods.

Nach Injektionen von Tc-99m-Pertechnetat erreicht es seine maximale Anreicherung bereits nach 20 Minuten (im Gegensatz dazu erreicht Jod erst nach etwa 24 Stunden seine maximale Aufnahme). Die Aufnahme von Tc-99m-Pertechnetat (Thyreoidaler Technetium Uptake = TcTU) korreliert in dieser frühen Phase mit der des Jods, so dass die frühe Messung der prozentualen Aufnahme von Tc-99m-Pertechnetat in einem hohem Ausmaß der Jodaufnahme der Schilddrüse entspricht.
Im weiteren zeitlichen Verlauf erreicht die Aufnahmekurve von Pertechnetat zwischen der 15. und 30. Minute ein Plateau, während die Aufnahme des Radiojods stetig weiter ansteigt. Dies ist darin begründet, dass Pertechnetat nicht wie Jod in die organischen Jodverbindungen der Schilddrüse eingebaut wird, sondern die Schilddrüse in seiner ursprünglichen Form wieder verlässt. Eine Beurteilung des Einbaus von Jod in organische Verbindungen ist damit bei Verwendung von Tc-99m-Pertechnetat nicht möglich. Auch ist zu beachten, dass die Aufnahme von Tc-99m-Pertechnetat nicht spezifisch für Schilddrüsenzellen ist. Auch andere Gewebe (wie etwa die Speicheldrüsen) sind in der Lage, das Radionuklid aufzunehmen.

Der Vorteil von Tc-99m-Pertechnetat für die Bildgebung liegt in seinen physikalischen Eigenschaften:
• Emission einer reinen Gammastrahlung
• Für die Szintigraphie günstige Energie von 140 keV

- Kurze physikalische Halbwertszeit von 6 Stunden.

Aus diesen Gründen kann Tc-99m-Pertechnetat in einer um den Faktor 25 höheren Radioaktivitätsmenge als I-131 verabreicht werden, so dass auch bei der verglichen mit Jod geringeren thyreoidalen Aufnahme die Quantenausbeute wesentlich gesteigert und damit die Detaildarstellung im Szintigramm verbessert ist. Trotz der höheren Radioaktivitätsmenge beträgt die Strahlenexposition (Organdosis) bei Verwendung von Tc-99m-Pertechnetat für die Schilddrüse nur etwa 0,12 cGy und ist damit etwa um den Faktor 1000 geringer als bei Verwendung von I-131 (Organdosis: 130 cGy).

I-131 wird aufgrund seiner für die Diagnostik ungünstigen physikalischen Eigenschaften (Halbwertszeit 8,1 Tage, ß-Strahler, Energie 364 keV) diagnostisch nur noch im Rahmen der Nachsorge beim Schilddrüsenkarzinom eingesetzt, ansonsten **ausschließlich zur Therapie**.

I-123 besitzt eine physikalische Halbwertszeit von 13 Stunden und weist ähnlich günstige physikalische Eigenschaften für die Szintigraphie wie Tc-99m-Pertechnetat auf (reine Gammastrahlen, Energie 159 keV). Vorteil gegenüber dem Tc-99m-Pertechnetat ist, dass I-123 wie stabiles Jod nicht nur in die Schilddrüsenzellen aufgenommen, sondern auch in organische Verbindungen eingebaut wird. Hierdurch werden spätere Aufnahmezeitpunkte möglich und damit eine Störung durch die unspezifische Aufnahme des Radionuklids in umliegenden Geweben umgangen. Zudem bietet I-123 einen prozentual höheren thyreoidalen Uptake und damit eine bessere Abgrenzung der Schilddrüse von den umgebenden Gewebsstrukturen. I-123 wäre das ideale Radionuklid für die Schilddrüsenszintigraphie, der entscheidende Nachteil ist jedoch, dass es nicht als Generatorprodukt vorliegt, sondern in einem Zyklotron hergestellt und transportiert werden muss. Aufgrund der relativ kurzen Halbwertzeit von 13 Stunden entstehen damit erhebliche logistische Probleme, so dass I-123 für die tägliche Routinediagnostik einfach zu teuer ist. Daher wird I-123 nur für spezielle Fragestellungen eingesetzt, wie z.B.

den Nachweis von dystop gelegenem Schilddrüsengewebe im Bereich des Zungengrundes, retrosternalem Gewebe im Mediastinum und ektopem Gewebe (z.B. Struma ovarii).

Durchführung der Untersuchung
Für die Szintigraphie werden bei Erwachsenen 20-80 MBq eingesetzt, bei Kindern entsprechend weniger (4-20 MBq)Tc-99m-Pertechnetat intravenös appliziert.

Die szintigraphische Untersuchung der Schilddrüse wird heute ausschließlich als **quantitative Szintigraphie** durchgeführt. Die Aufzeichnung des Funktionsabbildes der Schilddrüse erfolgt im Sitzen oder im Liegen mit der Gammakamera, möglichst einer Kleinfeldkamera mit speziellem Schilddrüsenkollimator.
Die Verwendung einer Gammakamera erlaubt neben der Optimierung der bildlichen Darstellung in einem Arbeitsgang auch die quantitative Bestimmung der globalen und regionalen thyreoidalen Aufnahme von Tc-99m-Pertechnetat in % der applizierten Radioaktivitätsmenge (sog. Tc-99m-Uptake).
Der **Tc-99m-Uptake** ist als Äquivalent der thyreoidalen Jodclearance anzusehen. Analog ist bei einer Szintigraphie mit I-123 die Bestimmung des I-123-Uptake möglich.

Diagnostische Bedeutung des Tc-99m Uptakes
Der Tc-99m-Uptake hängt einerseits von der endogenen TSH-Stimulation, andererseits über die Autoregulation der Schilddrüse vom intrathyreoidalen Jodgehalt ab.
Bei gesunden Schilddrüsen findet sich bei ausreichender Jodversorgung ein Tc-99m-Uptake von etwa 0,5 bis 2%. Im Jodmangelgebiet liegen die Tc-99m-Uptake-Werte bei Strumen mit euthyreoter Stoffwechsellage je nach Ausprägung des Jodmangels zwischen 2 und 10%.
Ein **niedriger Tc-99m-Uptake** findet sich nach höhergradiger Jodexposition, etwa nach der Anwendung jodhaltiger Röntgenkontrastmittel oder jodhaltiger Medikamente bzw. Externa wie Desinfizienzien, nach Gabe von Perchlorat, unter Therapie mit Schilddrüsenhormonpräparaten sowie krankheitsbedingt bei der

Autoimmunthyreoiditis, der subakuten Thyreoiditis de Quervain und bei der sekundären Hypothyreose.

Ein **hoher Tc-99m-Uptake** findet sich bei Morbus Basedow, bei starkem Jodmangel, unter thyreostatischer Therapie und Lithiumgabe und bei angeborenen Störungen der intrathyreoidalen Jodverwertung.

Indikationen für die Szintigraphie

Die Schilddrüsenszintigraphie mit **Tc-99m** ist angezeigt:
- Wenn bei der Palpation oder im Rahmen der Sonographie Knoten abgrenzbar sind. Die Szintigraphie soll in diesen Fällen klären, ob der Knoten einem hypofunktionellen („kalter Knoten") oder hyperfunktionellen Areal („warmer oder heißer Knoten") entspricht
- Bei einer manifesten oder latenten Hyperthyreose, wenn aufgrund des klinischen und/oder sonographischen Befundes der Verdacht auf eine funktionelle Autonomie besteht
- Bei der immunogenen Hyperthyreose vom Typ Morbus Basedow erbringt die Szintigraphie bei typischem klinischen Bild **keine** Zusatzinformation. Sie ist nur in Situationen sinnvoll, in denen die Einordnung der Hyperthyreose nicht eindeutig getroffen werden kann. In seltenen Fällen kann es aufgrund klinischer, laborchemischer und sonographischer Kriterien schwer sein, eine passagere Hyperthyreose im Rahmen einer Hashimoto-Thyreoiditis von einer „echten" Immun-Hyperthyreose Typ Basedow abzugrenzen. Typischerweise zeigt die immunogene Hyperthyreose einen erhöhten basalen Tc-99m-Uptake, während die chronische Autoimmunthyreoiditis im Verlauf einen verminderten Tc-99m-Uptake aufweist. Im frühen Stadium einer Hashimoto-Thyreoiditis kann jedoch eine hyperthyreote Stoffwechsellage vorliegen und auch der Tc-Uptake erhöht sein.
- Zur Therapiekontrolle nach Radiojodtherapie (z.B. bei fokaler Autonomie)
- Zur Therapiekontrolle nach Operation
- Zum Verlauf bei Patienten mit Autonomie, bei denen primär eine abwartende Haltung gewählt wurde.

Die Schilddrüsenszintigraphie mit **I-123** ist indiziert,
• Wenn eine retrosternal gelegene Struma vermutet wird.
  Der szintigraphische Nachweis einer Jodspeicherung ist besonders in den Fällen indiziert, bei denen differentialdiagnostisch auch ein anderer Ursprung mediastinaler Raumforderungen diskutiert wird.
• Wenn eine ektop bzw. dystop gelegene Schilddrüse nachgewiesen werden soll (z.b. eine Zungengrundstruma oder die sehr seltene Struma ovarii)
• In unklaren Fällen bei der Abklärung der konnatalen Hypothyreose, falls eine Unterscheidung zwischen Athyreose und dystop bzw. ektop gelegener Schilddrüse nicht aufgrund des sonographischen Befundes und der Bestimmung der Thyreoglobulin-Konzentrationen im Serum möglich ist.

Suppressionsszintigraphie
Die Ergänzung der Szintigraphie unter Basalbedingungen, d.h. bei normaler TSH-Konzentration, durch das Suppressions-Szintigramm erlaubt eine Aussage über die globale und/oder regionale **TSH-Regulierbarkeit** der thyreoidalen Jodaufnahme und spielt damit bei der Diagnose der disseminierten oder fokalen Schilddrüsenautonomie eine entscheidende Rolle.
Eine effektive Suppression der endogenen TSH-Freisetzung ist durch folgende Vorgehensweisen möglich:
• 150-200 µg Levothyroxin über 14 Tage. Szintigraphie am 15. Tag
  oder
• 160-80 µg Trijodthyronin über 10 Tage. Szintigraphie am 11. Tag
  oder
• einmalig 3 mg Levothyroxin. Szintigraphie nach 14 Tagen.

Unter dieser thyreosuppressiven Behandlung mit Schilddrüsenhormonpräparaten sinkt der Tc-99m-Uptake bei gesunden Schilddrüsen und kleinen diffusen Strumen ohne funktionelle Autonomie durch die Ausschaltung des TSH-Effektes auf die Jod- bzw. Pertechnetataufnahme unter 0,5%. Der obere Grenzwert des Tc-99m-Uptake unter ausreichenden Suppressionsbedingungen, d.h. bei TSH-Werten von < 0,1 mU/l liegt bei etwa 2,0%.

Die folgenden Werte (nach Reiners, 1999) für verschiedene Funktionszustände können als Anhaltspunkte für zu erwartende Tc-99 m-Uptake Befunde herangezogen werden.

	Basisbedingungen	Suppression
Normale Schilddrüse, kein Jodmangel	0,5-2%	< 0,5%
Normale Schilddrüse, Jodmangel	1,5-3%	< 2%
Jodmangelstruma	bis 10%	< 2%
Struma mit funktioneller Autonomie *	bis 15%	1-10%
Morbus Basedow *	bis 40%	5-20%

* Abhängig vom Grad der Autonomie bzw. Schweregrad der Hyperthyreose

Tab. 12: Tc - 99 m- Uptake unter Basis - und Suppressionsbedinungen (nach Reiners 1999)

Es empfiehlt sich, die ausreichende Suppression zum Zeitpunkt der Wiederholungsszintigraphie durch die Bestimmung des ba-

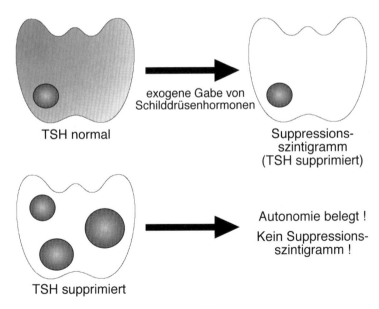

TSH normal

exogene Gabe von Schilddrüsenhormonen

Suppressions-szintigramm (TSH supprimiert)

TSH supprimiert

Autonomie belegt !
Kein Suppressions-szintigramm !

Abb. 11: Prinzip der Suppressionsszintigraphie

salen TSH zu belegen. Besteht bei einem Patienten bereits initial eine latente oder manifeste Hyperthyreose mit supprimiertem TSH, erübrigt oder verbietet sich sogar die Durchführung der Schilddrüsenhormongabe.

Auch sollten die möglichen kardialen Nebenwirkungen beachtet werden. Dies gilt besonders bei älteren Patienten mit kardialen Begleitkrankheiten. Hier ist im Einzelfall einer einschleichenden Gabe von Levothyroxin unter regelmäßiger Kontrolle des basalen TSH bis zur vollständigen Suppression der Vorzug vor einer standardisierten höherdosierten Schilddrüsenhormongabe zu geben.

Besteht eine relevante Autonomie der Schilddrüse, so lässt sich der Tc-99m-Uptake durch die TSH-Suppression nicht oder nur gering unterdrücken und liegt bei einem Tc-99m-Uptake von 1 bis 2% *(Abb. 12)*. Da der Schweregrad einer Autonomie aus der Menge an autonomem Gewebe und aus dessen Aktivität resultiert, muss man annehmen, dass die klinische Relevanz einer Autonomie mit der Höhe des Tc-99m-Uptake unter Suppressionsbedingungen zunimmt. Es ist gut belegt, dass bei einem Tc-99m-Uptake unter Suppressionsbedingungen von 3% ein hohes Risiko für die Auslösung einer Hyperthyreose besteht, wenn Jod in größeren Mengen zugeführt wird. Bei einem Tc-99m-Uptake unter Suppressionsbedingungen von < 1,5 bis 2% kann dieses Risiko hingegen als gering eingestuft werden.

Das Ergebnis des Suppressionsszintigramms hilft daher auch bei der Entscheidung, ob im Einzelfall eine definitive Ausschaltung des autonomen Gewebes, etwa durch eine Radiojodtherapie, angezeigt ist.

Die **Schilddrüsenszintigraphie mit I-131** bleibt folgenden speziellen Indikationen vorbehalten:

• **Ganzkörperszintigraphie im Rahmen der Nachsorge des differenzierten Schilddrüsenkarzinoms**
Hierfür ist die orale Applikation von 370 MBq I-131 erforderlich. Die Untersuchung ist aus Strahlenschutzgründen nur während eines kurzen stationären Aufenthaltes in einer nuklearmedizinischen Therapieeinheit möglich. Da vor der Applikation von

I-131 ein Anstieg des endogenen TSH auf >30 mU/l angestrebt wird, muss die TSH-suppressive Therapie mit Levothyroxin etwa 4 Wochen zuvor abgesetzt werden. Zwei bis drei Wochen dieser Frist werden durch ein Trijodthyroninpräparat (Dosis: 3 x 20 µg Liothyronin/Tag) überbrückt. Etwa acht Tage vor I-131-Gabe wird auch das T_3-Präparat abgesetzt. Klinische Studien, die den Einsatz von rekombinantem humanem TSH (r-h-TSH, Thyrogen®) zur Vorbereitung auf die Ganzkörperszintigraphie untersuchten, sind erfolgreich abgeschlossen und das Präparat mittlerweile für die Radiojod-Diagnostik zugelassen.

Mit rhTSH kann sicher und nebenwirkungsfrei ein exogener TSH-Anstieg erzeugt werden, so dass eine aussagekräftige Ganzkörperszintigraphie im Rahmen der Nachsorge des differenzierten Karzinoms möglich ist, ohne die suppressive Schilddrüsenhormontherapie zu unterbrechen. Auch die Aussagekraft des Tumormarkers Thyreoglobulin wird durch die Stimulation des exogenen TSH erhöht.

Praktische Durchführung der Ganzkörperszintigraphie und des Thyreoglobulintestes unter rekombinantem humanem TSH

Zwei Injektionen werden im Abstand von 24 Stunden vor der geplanten Radiojoduntersuchung verabreicht. Das Präparat wird intramuskulär injiziert. Das Radiojod wird 24 Stunden nach der zweiten Injektion verabreicht:

1. Tag: 0,9 mg rh-TSH i.m.
2. Tag: 0,9 mg rh-TSH i.m.
3. Tag: I-131 (150-300 MBq)
5. Tag: Ganzkörperszintigraphie und Thyreoglobulintest

Bei der **Ganzkörperszintigraphie** in der Nachsorge des Schilddrüsenkarzinoms werden Aufnahmen der Halsregion, vom Körperstamm von ventral und dorsal sowie der proximalen Extremitäten von ventral vorgenomen.

Radiojodtest

Nach Gabe einer Spurendosis von I-131 wird die Radiojodaufnahme der Schilddrüse gemessen. Üblicherweise werden dem nüchternen Patienten 1 MBq I-131 oral verabreicht. Nach der Gabe sollte der Patient möglichst 1 bis 1 1/2 Stunden nüchtern bleiben, um eine optimale Resorption zu ermöglichen. Die Messung der thyreoidalen Radionuklidaufnahme erfolgt unter standardisierten Bedingungen mit einer Messsonde. Die Messzeitpunkte müssen so gewählt werden, dass neben der Bestimmung der maximalen thyreoidalen Aufnahme die Berechnung der effektiven Halbwertszeit des Radionuklids möglich ist. Dies bedeutet, dass für eine bestimmte Krankheit (z.B. Morbus Basedow, Autonomie) Uptake-Werte nach 3, 6 und 24 Stunden ermittelt werden.

Zusätzlich erfolgt die Messung der Menge an funktionellem Schilddrüsengewebe mit Hilfe der sonographischen Volumetrie.

Die für die Therapie erforderliche Radiojodmenge wird abhängig von der gewünschten Herddosis aus der Höhe der maximalen thyreoidalen I-131-Aufnahme, der effektiven Halbwertszeit und dem zu bestrahlenden Schilddrüsenvolumen berechnet.

$$\text{Aktivität (MBq)} = F \times \frac{\text{Schilddrüsenvolumen (ml) x angestrebte Herddosis (Gy)}}{\text{max. I-131-Speicherung (\%) x effektive Halbwertszeit (d)}}$$

Modifizierter Radiojodtest

Der Radiojodtest kann auch unter bestimmten Umständen modifiziert ambulant durchgeführt werden, (z.B. wenn der Patient eine ambulante Therapie im benachbarten Ausland wünscht). Hierzu wird nach Gabe der Testkapsel zu einem einzigen, beliebigen Zeitpunkt – mindestens 24 Stunden und max. 7 Tage später – die Uptake-Messung durchgeführt. Die gemessene prozentuale Aufnahme wird auf den 24-Stundenwert extrapoliert. Der 24-Stundenwert wird mit der maximalen I-131-Speicherung gleichgesetzt und kann dann entsprechend der Formel *(s.o.)* berechnet werden.

Diagnostik der retrosternalen Struma

Bei dieser Fragestellung wird vorzugsweise das Radionuklid I-123 eingesetzt, da höhere Mengen verabreicht werden können und die bildliche Darstellung mit einer Großbildkamera mit Niederenergiekolimator für eine wesentlich bessere Auflösung sorgt als das hochenergetische Gamma-Spektrum des I-131, das nur eine schlechte räumliche Auflösung zulässt.

3.3.4 Punktionszytologie

In lange bestehenden Jodmangelstrumen sind regressive Veränderungen und Knoten ein häufiger Befund.

Die hohe Inzidenz (bis zu 30%) dieser benignen Veränderungen erschwert besonders in Strumaendemiegebieten die frühzeitige Diagnose von Schilddrüsenkarzinomen. Für diese Fragestellung besitzt die Feinnadelpunktion einen hohen Stellenwert. Die Differenzierung zwischen benignen und malignen Herdbefunden stellt damit die Hauptindikation zur Durchführung der Feinnadelpunktion der Schilddrüse dar.

Um den hohen diagnostischen Stellenwert der Punktionszytologie zu gewährleisten, ist es notwendig, dass die Punktion von einem in der Punktionstechnik erfahrenen Arzt durchgeführt wird und die Beurteilung des Aspirats durch einen erfahrenen Zytopathologen erfolgt. Dem Zytopathologen müssen wichtige Befunde (Knotenlage, Größe, Echogenität, Randbegrenzung) und eine präzise Fragestellung mitgeteilt werden.

Praktische Durchführung der Feinnadelpunktion der Schilddrüse

Der Punktion muss immer die **Schilddrüsensonographie** vorausgehen. Sie ermöglicht die Differenzierung zwischen zystischen und soliden Prozessen und erlaubt durch die Beurteilung der Echogenität und der Randbegrenzung des Herdbefundes eine engere Einordnung des Befundes in Bezug auf die Frage der Dignität. Auch die Schilddrüsenszintigraphie sollte in der Regel vor der Punktion erfolgen. In speziellen Fällen kann jedoch eine Punktion auch ohne vorausgehende Szintigraphie durchgeführt werden, z.B. bei einer eindeutigen Schilddrüsenzyste ohne solide Gewebsanteile oder einem rasch wachsenden Knoten, der allein aufgrund des klinischen und sonographischen Befundes malignitätsverdächtig ist.

Die Feinnadelpunktion sollte auch bei palpablen Knoten immer unter Ultraschallkontrolle durchgeführt werden. Es werden 10 ml Einmalspitzen und Nadeln mit Durchmessern von 0,6 – 0,8 mm verwendet. Eine Oberflächenanästhesie der Haut muss nicht durchgeführt werden, kann aber durchaus sehr hilfreich sind, insbesondere bei erstmaliger Konfrontation des Patienten mit dieser Maßnahme oder bei ängstlichen Patienten.

Ein Spritzenhalter, in den die 10ml-Einmalspritze eingespannt wird, kann die Punktion erleichtern, ist jedoch nicht unbedingt erforderlich.

Die Nadelspitze wird zunächst in den zentralen Bereich des Knotens vorgeschoben *(Abb. 13)*. Nach Zurückziehen des Spritzenkolbens bewegt man die Nadel innerhalb des Knotens mehrmals unter Aufrechterhalten des Unterdrucks fächerförmig vor und zurück, wodurch eine ausreichende Aspiration von Zellmaterial erreicht wird. Die Punktion wird – außer bei Zysten – abgeschlossen, sobald Gewebsflüssigkeit oder ein Blutstropfen im Spritzenkonus sichtbar wird. Man lässt den Spritzenkolben in die Ausgangsstellung zurückgleiten. Dadurch wird verhindert, dass beim Herausziehen der Nadel bei Aufrechterhalten des Sogs nicht-repräsentatives Zellmaterial aspiriert wird.

Bei kleinen Knoten bewährt sich zur besseren Führung der Nadel die Punktion allein mit einer Kanüle ohne Sog. Dabei werden meist ausreichend Zellen ohne Blutbeimengung gewonnen.

Die Punktionsstelle wird anschließend mit einem Tupfer für einige Minuten komprimiert.

Die Aspirate (oder bei der Aspiration von Zystenflüssigkeit das Sediment) bzw. die bei Punktionen ohne Sog in der Kanüle befindlichen Zellen werden auf Objektträger gebracht, in einem Zug unter leichtem Druck ausgestrichen und anschließend an der Luft getrocknet oder fixiert.

Bei der Punktion von Schilddrüsenzysten sollte die gewonnene Zystenflüssigkeit im Anschluss zentrifugiert und das Zellsediment zytologisch untersucht werden. Wird Zystenflüssigkeit versandt, ist die Zugabe von Heparin erforderlich.

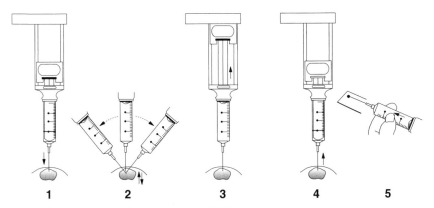

1	2	3	4	5

Abb. 12: Feinnadelpunktion eines Schilddrüsenknotens

Eine pastige oder geleeartige Konsistenz des aspirierten Materials spricht für einen hohen Zellgehalt. Bei stark bluthaltigem Material ist eine feinkörnige Oberflächenstruktur Zeichen eines zellreichen Punktatausstrichs. Durch Schräghalten des Objektträgers und nach Abtupfen des Blutes werden aussagekräftigere Ausstriche ermöglicht. Fehlen diese Merkmale, ist die Wiederholung der Punktion zu empfehlen.

Kontraindikationen – Nebenwirkungen – Fehlbeurteilungen
Kontraindikationen für die Durchführung einer Punktion sind bekannte Gerinnungsstörungen, ferner die Einnahme gerinnungshemmender Medikamente (Heparin, Marcumar, Aspirin). Ist bei solchen Situationen eine Punktion zwingend notwendig, muss in Absprache mit dem Hausarzt oder Internisten, der den Patienten zugewiesen hat, die gerinnungshemmende Medikation über einen ausreichend langen Zeitraum abgesetzt werden. Ein Verschleppen von Tumorzellen im Stichkanal (gelegentlich von Patienten befürchtet) kann bei in *Abb. 12* dargestellter Technik und aufgrund der oberflächlichen Lage der Schilddrüse ausgeschlossen werden. Sie wurde bisher in der Literatur nicht beschrieben.
Wichtig für die Beurteilung des Feinnadelpunktats sind Informationen über den klinischen Befund, über die Ergebnisse der Funktions- und Lokalisationsdiagnostik sowie über vorausgegangene Behandlungen wie Operation, Radiojodtherapie oder externe Bestrahlung. Besonders zu achten ist auf die Angabe

einer zuvor länger durchgeführten thyreostatischen Therapie, da diese zu pseudokarzinomatösen Veränderungen und damit zu Fehlinterpretationen des zytologischen Befundes führen können.

Indikationen zur Feinnadelpunktion

- Wichtigste Indikation ist der klinisch oder sonographisch malignomverdächtige Schilddrüsenknoten. Die Punktion wird in der Regel bei Knoten ab einem Durchmesser von >1 cm durchgeführt. Bei kleineren Knoten steigt die Unsicherheit, die Struktur, auch unter sonographischer Kontrolle, sicher zu treffen.

Da sich Schilddrüsenkarzinome in > 95% der Fälle sonographisch **echoarm und szintigraphisch „kalt"** darstellen, ist bei Vorliegen dieser Kriterien eine Feinnadelpunktion erforderlich. Das Malignomrisiko bei Knoten mit dieser Befundkonstellation liegt etwa bei 5 bis 8%. Sind zudem eines oder mehrere der folgenden Kriterien erfüllt, ist das Malignomrisiko zusätzlich erhöht:

Jüngerer Patient
Solitäre Knoten
Männliches Geschlecht
Unscharfe Randbegrenzung (Karzinomhäufigkeit 20-25%)
Zustand nach externer Hochvolt-Bestrahlung der
Halsregion (z.B. im Rahmen der Behandlung eines
Morbus Hodgkin).

Die Feinnadelpunktion ist zusätzlich angezeigt,

- Wenn bei Patienten mit behandeltem Schilddrüsenkarzinom sich der Verdacht auf ein **lokales Tumorrezidiv** ergibt
- Wenn der Verdacht auf das Vorliegen **intrathyreoidaler Metastasen** besteht
- Wenn ein umschriebener Herdbefund in der Schilddrüse abgrenzbar ist und andernorts **Metastasen eines unbekannten Primärtumors** vorliegen
- Therapeutisch als **Entlastungspunktion** bei großen Schilddrüsenzysten mit mechanischen Komplikationen

- Bei der **akuten eitrigen Thyreoiditis**, wenn keine Indikation zum chirurgischen Vorgehen besteht. In diesen Fällen ist darauf zu achten, dass Material für die mikrobiologische Diagnostik asserviert wird.

Relative Indikationen
Eine Feinnadelpunktion kann erforderlich sein
- Bei der **subakuten Thyreoiditis** in diagnostisch unklaren Fällen. Bei typischem klinischen und sonographischen Bild und charakteristischen Laborbefunden kann auf eine Feinnadelpunktion zur Diagnosesicherung verzichtet werden.

- Bei der **chronisch lymphozytären Thyreoiditis** in diagnostisch unklaren Fällen.
Auch hier ist bei Vorliegen der charakteristischen Befunde (Echoarmut, positive Autoantikörper) eine Feinnadelpunktion zur Diagnosesicherung nicht erforderlich. Wegen des erhöhten Lymphomrisikos sollte die Feinnadelpunktion jedoch erfolgen, wenn sich bei bekannter chronisch lymphozytärer Thyreoiditis in der Schilddrüse ein Herdbefund abgrenzen lässt.

Beurteilung des zytologischen Bildes
Das häufigste zytologische Bild und in über 90% das morphologische Substrat echoarmer, szintigraphisch „kalter" Knoten sind nicht-maligne, regressive Veränderungen in Form von harmlosen Kolloidknoten, zystischen Degenerationen, Zeichen älterer Blutungen, Bindegewebspartikeln und Fibroblasten.
Die echten **Neoplasien der Schilddrüse** sind meist zellreich und zeigen in der Regel ein charakteristisches Bild.
Bei den **follikulären Neoplasien** ist zytologisch eine Unterscheidung zwischen dem benignen follikulären Adenom und dem follikulären Karzinom nicht sicher möglich. Dies beruht darauf, dass beide Veränderungen eine follikuläre Proliferation zeigen. Für die Diagnose des follikulären Karzinoms müssen jedoch zusätzlich Gefäß- und Kapseleinbrüche vorliegen. Diese sind nur im histologischen, nicht im zytologischen Präparat zu erkennen.

Aus diesen Gründen ist bei der zytologischen Diagnose einer „follikulären Neoplasie" in der Regel immer die Indikation zur Operation und endgültigen histologischen Klärung gegeben. Dies gilt auch für die **oxyphile oder onkozytäre Variante** des follikulären Schilddrüsenkarzinoms. Auch hier ist der Nachweis der Malignität nur durch den histologischen Nachweis eines invasiven Wachstums möglich.

Im Gegensatz zum follikulären Karzinom zeigt das **papilläre Schilddrüsenkarzinom** zytologisch charakteristische Merkmale: Große, sich dachziegelartig überlagernde Milchglaskerne mit unscheinbaren Nukleolen und typische Kerneinschlüsse. Dieses Karzinom ist daher zytologisch mit äußerst hoher Zuverlässigkeit zu erkennen. Probleme ergeben sich allenfalls bei verschiedenen Subtypen der papillären Karzinome und bei gemischt papillär-follikulären Karzinomen.

Diagnostische Schwierigkeiten können bei **papillären Mikrokarzinomen** mit einem Durchmesser unter 1,0 cm auftreten. Diese sind zwar sonographisch als kleine Herdbefunde nachweisbar, die Punktion kann jedoch falsch negative Resultate ergeben.

Die Herde können einerseits aufgrund ihrer geringen Größe verfehlt werden, andererseits kann aus sklerosierenden Karzinomen kein oder nur wenig Zellmaterial aspiriert werden. In diesen Fällen sind sonographische Verlaufskontrollen und bei einer Größenzunahme die prophylaktische Teilresektion unter Mitnahme aller Knoten angezeigt. Seit etwa zwei Jahren ist auch im Bereich der Schilddrüsenchirurgie die videoassistierte minimalinvasive Vorgehensweise etabliert. Sie erlaubt, solitäre Herdbefunde ohne die „klassische" offene Vorgehensweise zu entfernen. Knoten mit einem Volumen von bis zu 30 ml können auf diese Weise entfernt werden.

Beim **medullären Schilddrüsenkarzinom** ist die zuverlässige zytologische Diagnose mit konventioneller Technik in etwa 60% der Fälle möglich und kann durch die Anwendung immunzytochemischer Färbetechniken noch verbessert werden. In unklaren Fällen ist die Bestimmung des Calcitonins im Serum hilfreich, das beim manifesten medullären Schilddrüsenkarzinom in der Regel sehr stark erhöht ist. Die präoperative Diagnosesicherung besitzt beim medullären Schilddrüsenkarzinom wegen der Planung des operativen Vorgehens einen besonderen Stellenwert.

Auch bei undifferenzierten Schilddrüsenkarzinomen ist die Diagnose zytologisch meist leicht zu stellen, sofern das Zellbild nicht durch ausgeprägte Nekrosen beeinflusst ist.
Bis zu 10% der zytologisch erfassten malignen Schilddrüsentumoren sind **Metastasen**, am häufigsten von Nierenkarzinomen, kleinzelligen Bronchialkarzinomen, Mammakarzinomen sowie seltener von Ösophaguskarzinomen, Magenkarzinomen, Kolonkarzinomen, Endometriumkarzinomen und malignen Melanomen.
3 bis 5% der malignen Schilddrüsenneoplasien sind maligne Lymphome, meist Non-Hodgkin-Lymphome.

Bei den **Entzündungen** können zytologisch folgende Befunde unterschieden werden:
• Die seltene eitrige Thyreoiditis zeigt reichlich Granulozyten und Zelldetritus,
• Die Thyreoiditis de Quervain zeigt Epitheloidzellen und histiozytäre Riesenzellen,
• Die lymphozytäre Thyreoiditis zeigt typischerweise reichlich lymphatische Zellen, darunter auch Plasmazellen, und eine onkozytäre Veränderung des Schilddrüsenepithels,
• Die extrem seltene „Riedelstruma" ist durch eine ausgeprägte Fibrosierung gekennzeichnet.

Die **Sensitivität und Spezifität der Punktionszytologie** hinsichtlich des Nachweises maligner Tumoren der Schilddrüse liegt bei geübten Untersuchern mit langjähriger Punktionserfahrung und bei erfahrenen Zytopathologen bei 80 bis 90%. Falsch negative Befunde treten fast ausnahmslos bei differenzierten Schilddrüsenkarzinomen auf, besonders bei der schwierigen Differenzierung zwischen follikulärem Adenom und follikulärem Karzinom. Bei entsprechender Indikation, optimaler Durchführung und Auswertung stellt die Punktionszytologie somit ein wichtiges Hilfsmittel bei der Differenzierung benigner und maligner Herdbefunde der Schilddrüse dar und ermöglicht eine deutliche Reduktion prophylaktischer Strumaresektionen.

Zusätzlich dient die Schilddrüsenpunktion der taktischen Planung des chirurgischen Vorgehens (ein- oder zweizeitig, Lymphknoten-Dissektion) und sollte daher auch dann durchgeführt werden, wenn unabhängig vom zytologischen Befund eine Schilddrüsenoperation geplant ist.

3.3.5 Weitere bildgebende Verfahren

Neben der Beurteilung der Schilddrüsenmorphologie durch die Sonographie und der Funktionstopographie durch die Szintigraphie und der zytomorphologischen Untersuchung feingeweblicher Strukturveränderungen werden weitere bildgebende Verfahren eingesetzt. Dies geschieht vor allem zur Abklärung der Beziehung der Schilddrüse zur ihrer Umgebung und für die Untersuchung der endokrinen Orbitopathie.

3.3.5.1 Röntgendiagnostik

Auf der konventionellen Röntgenübersichtsaufnahme der Thoraxorgane im p.a.- und seitlichen Strahlengang kann der Weichteilschatten einer vergrößerten Schilddrüse, ihre Ausbreitung in den Retrosternalraum und die Verlagerung oder Einengung der Trachea ober- und unterhalb der Fossa jugularis beurteilt werden.
Die wichtigste Indikation der konventionellen Röntgenaufnahme der Halsweichteile ist die Erkennung der Beziehung der Trachea zur Schilddrüse, mit der Frage der Verlagerung oder Einengung.
Die Darstellung des Ösophagus mit Hilfe der Ösophagusbreischluck-Untersuchung dient der gleichen Fragestellung: Einengung oder Verlagerung des Ösophagus durch eine Vergrößerung oder Knoten.

3.3.5.2 Computertomographie und Kernspintomographie

Die Computertomographie und auch die Kernspintomographie der Schilddrüsenregion liefern Informationen zur Lage, Struktur und Größe der Schilddrüse und ihrer Beziehung zu Nachbarstrukturen und insbesondere zu **intrathorakalen** morphologischen Veränderungen. Erfahrungsgemäß lässt sich unterhalb der Fossa jugularis sonographisch keine zuverlässige Aussage mehr treffen. Bei allen unklaren retrosternalen Raumforderungen oder der im Ultraschall nicht nach retrosternal abgrenzbaren Schilddrüse besteht die Indikation zur Durchführung eines der beiden Schnittbildverfahren.

Differentialdiagnostisch liefert die Szintigraphie mit I-123 **ergänzende** Aussagen zur Funktion der retrosternalen Strumaanteile und erlaubt somit eine sichere Differenzierung gegenüber anderen mediastinalen Raumforderungen.

Bei der **Primärdiagnostik des Schilddrüsenmalignoms** kann durch die **Computertomographie** eine organüberschreitende Infiltration des Fett- oder Muskelgewebes, eine Lymphknotenmetastasierung sowie eine Infiltration der Trachea erkannt werden. Es ist zu beachten, dass für diese Fragestellung präoperativ **unter keinen Umständen** jodhaltiges Röntgenkontrastmittel appliziert werden darf, solange die Möglichkeit einer Diagnostik oder Therapie mit Radiojod besteht.

Schließlich erlaubt die Computertomographie den sensitiven Nachweis von **Lokalrezidiven oder Metastasen** nach Primärtherapie eines Schilddrüsenmalignoms. Dies ist vor allem dann von Bedeutung, wenn keine Radiojodspeicherung erfolgt. In bestimmten Fällen (z.B. zur Metastasensuche bei Patienten mit medullärem Schilddrüsenkarzinom) kann für diese Fragestellung auch eine **Kernspintomographie** indiziert sein.

3.3.5.3 Andere szintigraphische Verfahren

Neben der konventionellen Schilddrüsenszintigraphie werden in der Schilddrüsendiagnostik gelegentlich noch andere szintigraphische Verfahren eingesetzt.

Beim medullären Schilddrüsenkarzinom (C-Zell-Karzinom) kann die **Szintigraphie mit Dimercapto-Bernsteinsäure** (Dimer-captosuccinic-acid, DMSA), die mit pentavalentem Tc-99m-Pertechnetat radioaktiv markiert wurde, bei der Lokalisation von Metastasen hilfreich sein. Ein Nachweis gelingt in etwa 50% der Fälle. Tc-99m-DMSA wird neben den medullären Schilddrüsenkarzinomen in geringem Maß auch von Weichteil-, Kopf- und anderen Halstumoren gespeichert. Mehranreicherungen finden sich auch bei entzündlichen Prozessen, Operationsnarben und Knochenfrakturen.

Selten gelingt die Darstellung medullärer Schilddrüsenkarzinome auch im **I-131-Metajod-benzylguanidinszintigramm (MIBG),** das vor allem bei der Diagnostik neuroektodermaler Tumoren, besonders des Phäochromozytoms, eingesetzt wird. Auch mit Hilfe der **Somatostatin-Rezeptor-Szintigraphie** lassen sich in manchen Fällen Metastasen eines medullären Schilddrüsenkarzinoms nachweisen.

Die **Skelettszintigraphie** nach Gabe von Tc-99m-Methyldiphosphonat (MDP) spielt bei der Tumornachsorge von Patienten mit differenziertem Schilddrüsenkarzinom nur eine untergeordnete Rolle. Skelettmetastasen werden mit der I-131-Ganzkörperszintigraphie wesentlich sensitiver erfasst. Das Skelettszintigramm sollte nur durchgeführt werden, wenn klinisch, durch Anstieg des Tumormarkers Thyreoglobulin, durch einen verdächtigen Röntgenbefund oder ein positives I-131-Szintigramm, der Verdacht auf ein Tumorrezidiv bzw. auf das Vorliegen von Skelettmetastasen besteht.

3.3.5.4 Bildgebende Verfahren bei endokriner Orbitopathie

Die Veränderungen im Retroorbitalraum bei der endokrinen

Orbitopathie lassen sich mit Hilfe der Orbitasonographie, der Röntgencomputertomographie und der Kernspintomographie darstellen. Der Wert dieser Verfahren liegt vor allem in der Diagnosesicherung und in der Abgrenzung der endokrinen Orbitopathie gegenüber anderen Krankheiten, insbesondere gegenüber retroorbitalen Raumforderungen. Zusätzlich stellen sie eine Grundlage zur Verlaufs- und Therapiekontrolle dar.

Die **Sonographie** der Orbita dient der Bestimmung der Dicke der extraokulären Muskulatur. Ein florider Prozess im Bereich der extraokulären Augenmuskeln stellt sich durch eine Verdickung der Muskeln mit verminderter Echogenität dar. Die Orbitasonographie ist nur in der Hand eines sehr erfahrenen Untersuchenden ein verlässliches Instrument. Da sie nicht mit einer Strahlenexposition verbunden ist, eignet sie sich besonders zur Verlaufsbeurteilung.

Die **Kernspintomographie** besitzt eine exzellente räumliche Auflösung. Durch die Anwendung von paramagnetischem Kontrastmittel, die Berechnung der T2-Relaxationszeiten und die Bewertung der Signalintensitäten im T1- und T2-gewichteten Bild ist zusätzlich eine Aussage über die Floridität des Entzündungsprozesses in den Augenmuskeln möglich. Dies macht die Kernspintomographie bei Patienten mit endokriner Orbitopathie zum **Standardverfahren** in der Bildgebung, sowohl für die Primär-, als auch für die Verlaufsdiagnostik.

3.4   Empfehlungen zur Differentialdiagnostik
3.4.1 Struma mit Euthyreose

Im Rahmen der Erstuntersuchung sind bei der Struma mit Euthyreose folgende Untersuchungen erforderlich:
• Die körperliche Untersuchung
• Die Durchführung einer Schilddrüsensonographie
• Der Beleg der peripher euthyreoten Funktionslage durch Bestimmung des basalen TSH, ggf. auch der peripheren Schilddrüsenhormonparameter fT_4 und T_3 (bzw. fT_3).

Abhängig von den hierbei erhobenen Befunden ergibt sich, ob ergänzende Untersuchungen erforderlich sind:

Knoten
- Bei Nachweis eines Schilddrüsenknotens in der Sonographie ist das unter *3.4.2* genannte differentialdiagnostische Vorgehen erforderlich.

Funktionsstörung
- Bei Nachweis einer Funktionsstörung (Hyperthyreose, Hypothyreose) ist das unter *3.4.3* bzw. *3.4.4* genannte differentialdiagnostische Vorgehen notwendig.

Verdacht auf Autonomie/latente Funktionsstörung
- Besteht trotz fehlendem Knotennachweis und normalem basalen TSH der Verdacht auf eine funktionelle Autonomie (besonders bei Patienten > 40 Jahren und bei sehr großen Strumen), ist die Durchführung einer Suppressionsszintigraphie erforderlich *(s. 3.3.3)*.

Verdacht auf Autoimmunprozess
- Die Bestimmung von TPO-AK und ggf. von Tg-AK ist bei der Struma mit Euthyreose angezeigt, wenn sich als zusätzlicher Hinweis für eine Autoimmunthyreoiditis eine echoarme Binnenstruktur des Schilddrüsenparenchyms in der Sonographie zeigt.
  In speziellen Fällen, z.B. bei familiärer Disposition zu Autoimmunthyreopatien, kann die Antikörperbestimmung auch bei normaler Echogenität vor Einleitung einer medikamentösen Therapie sinnvoll sein.

Andere bildgebende Verfahren
- Ergänzende bildgebende Verfahren (Röntgen, Computertomographie) können erforderlich sein, wenn Hinweise für lokale Komplikationen (Trachealstenose, Verlagerung des Ösophagus) bestehen oder sich die Schilddrüse sonographisch nach kaudal nicht abgrenzen lässt und damit retrosternale Strumaanteile vermutet werden.

3.4.2 Schilddrüsenknoten

Bei tastbarem oder sonographisch nachgewiesenem Schilddrüsenknoten sind im Rahmen der Erstuntersuchung folgende Untersuchungen erforderlich:

- Die Durchführung einer Schilddrüsensonographie mit exakter Vermessung des (oder der) Schilddrüsenknoten in drei Ebenen mit Beurteilung und Dokumentation der Echogenität und Randbegrenzung.
- Die Überprüfung der Schilddrüsenfunktion durch Bestimmung des basalen TSH, ggf. auch der peripheren Schilddrüsenhormonparameter fT_4 und T_3 (bzw. fT_3).
- Bei allen Knoten ab 1 cm eine Schilddrüsenszintigraphie. Abhängig von den hierbei erhobenen Befunden klärt sich, ob ergänzende Untersuchungen erforderlich sind:
- Bei Vorliegen eines malignomverdächtigen Knotens ist die Durchführung einer Feinnadelpunktion indiziert *(s. 3.3.4)*. Dies gilt besonders für den echoarmen, szintigraphisch "kalten" Schilddrüsenknoten.
- Bei Nachweis einer Funktionsstörung (Hyperthyreose, Hypothyreose) ist das unter *3.4.3* bzw. *3.4.4* genannte differentialdiagnostische Vorgehen erforderlich.
- Besteht bei euthyreoter Stoffwechsellage mit normalem basalen TSH der Verdacht auf eine fokale oder disseminierte Autonomie, ist die Durchführung einer Suppressionsszintigraphie erforderlich. Der Verdacht auf eine fokale Autonomie ergibt sich vor allem dann, wenn im Bereich kleinerer Schilddrüsenknoten im Nativszintigramm angedeutete Mehranreicherungen vorliegen, die sich jedoch nicht eindeutig gegenüber dem umliegenden Parenchym abgrenzen.
- Zusätzlich ist zu beachten, dass die Inzidenz der funktionellen Autonomie mit zunehmender Größe der Struma und zunehmendem Alter der Patienten ansteigt. Bei sehr großen Strumen (> 50 ml) und bei älteren Patienten (> 40 Jahre) ist die Durchführung einer Suppressionsszintigraphie zum Ausschluss einer relevanten Autonomie auch dann sinnvoll, wenn sich sonographisch keine umschriebenen Herdbefunde nachweisen

lassen. Dies gilt besonders dann, wenn eine medikamentöse Strumatherapie geplant oder eine Jodbelastung erforderlich ist (z.B. Untersuchung mit jodhaltigen Röntgenkontrastmitteln).

- Ergänzende bildgebende Verfahren (Röntgen, Computertomographie) können aus den bereits unter *3.4.1* genannten Gründen erforderlich sein.
- Bei Vorliegen eines szintigraphisch "kalten" Knotens, der sich sonographisch echoarm und mit Verkalkungsstrukturen darstellt, kann zusätzlich zur Feinnadelpunktion die Bestimmung von Calcitonin im Serum sinnvoll sein, um das Vorliegen eines medullären Schilddrüsenkarzinoms zu erkennen.

3.4.3 Hyperthyreose

Bei einer Hyperthyreose sind im Rahmen der Erstuntersuchung folgende Untersuchungen erforderlich:

- Die Erfassung möglicher klinischer Zeichen einer endokrinen Orbitopathie.
- Der Beleg der latenten oder manifesten Hyperthyreose durch Bestimmung des basalen TSH und der peripheren Schilddrüsenhormonparameter fT_4 und T_3 (bzw. fT_3).
- Die Durchführung einer Schilddrüsensonographie. Abhängig von den hierbei erhobenen Befunden klärt sich, ob ergänzende Untersuchungen erforderlich sind.
- Bei Nachweis von Knoten ab 1 cm eine Schilddrüsenszintigraphie.
- Bei der diffusen Struma ist die Schilddrüsenszintigraphie indiziert, wenn die Hyperthyreose nicht eindeutig einem Morbus Basedow zugeordnet werden kann. Dies gilt vor allem für Patienten mit fehlender Augensymptomatik, fehlender oder nur gering ausgeprägter Echoarmut in der Sonographie und/oder negativen TSH-R-AK.
- Bei Vorliegen einer Hyperthyreose ohne klinische Zeichen einer endokrinen Orbitopathie und bei sonographisch diffuser Struma die Bestimmung der TSH-R-AK, ggf. zusätzlich der

110

TPO-AK. Ein zusätzliches Kriterium für die Einordnung einer Hyperthyreose als immunogene Hyperthyreose bei Morbus Basedow stellt die diffus echoarme Binnenstruktur in der Sonographie dar. Der Nachweis von Schilddrüsenknoten spricht nicht gegen einen Morbus Basedow. Autoimmunthyreopathien können sich unabhängig von einer bereits vorhandenen Struma – mit oder ohne Knoten – auf diese „aufpfropfen", so dass durchaus Abweichungen vom „klassischen" sonographischen Bild des Morbus Basedow vorkommen können.

Bei Vorliegen eines malignomverdächtigen Knotens ist eine **Feinnadelpunktion** angezeigt *(s. 3.3.4)*. Da sog. „warme" oder „heiße" Knoten bei der unifokalen oder multifokalen Autonomie nur in extremen Ausnahmefällen einem Malignom entsprechen, sollten diese nur bei Zeichen eines raschen Wachstums punktiert werden. Zu beachten ist jedoch, dass sich neben szintigraphisch mehrspeichernden Knoten zusätzlich „kalte" Knoten befinden können, für die, wenn sie sich echoarm darstellen, das genannte Malignomrisiko von 5 bis 8% gilt.

Bei knotig veränderten Schilddrüsen mit szintigraphisch fokalen Mehranreicherungen ist daher ein exakter Vergleich des sonographischen Befundes mit dem szintigraphischen Befund und anschließend ggf. die sonographisch gezielte Punktion nichtspeichernder Knoten erforderlich. Es ist sinnvoll, eine Art „Bild-Montage" aus Szintigramm und Sonogramm vorzunehmen, bei der die sonographisch erfassbaren Knoten in das Szintigramm übertragen werden, so dass dem Betrachter auf einem Blick kenntlich wird, wo sich Knoten befinden und welche funktionelle Aktivität sie im Szintigramm aufweisen.

• **Ergänzende bildgebende Verfahren** (Röntgen, Computertomographie) können aus den bereits unter *3.4.1* genannten Gründen erforderlich sein.
• Bei Vorliegen klinischer Zeichen einer endokrinen Orbitopathie sind eine **augenärztliche Untersuchung** zur Erhebung eines Ausgangsbefundes und zur Erfassung möglicher Beteiligungen

von Augenmuskeln, Hornhaut und Nervus opticus sowie ggf. eine Röntgencomputer- oder eine Kernspintomographie nötig.
- Vor Einleitung einer thyreostatischen Therapie ist die Bestimmung eines Differential-Blutbildes und der Leberenzyme erforderlich.

3.4.4 Hypothyreose

Bei Vorliegen einer Hypothyreose sind im Rahmen der Erstuntersuchung folgende Untersuchungen erforderlich:

- Der Beleg der latenten oder manifesten Hypothyreose durch Bestimmung des basalen TSH und des fT_4.
- Die Schilddrüsensonographie.

Abhängig von den hierbei erhobenen Befunden und abhängig von der Anamnese sind ergänzende Untersuchungen notwendig:

- Bei fehlenden Hinweisen für die Ursache der Hypothyreose in der Anamnese (Z.n. Strumaresektion, Z.n. Radiojodtherapie) Bestimmung der TPO-AK und ggf. auch der Tg-AK zum Nachweis einer Autoimmunthyreoiditis.
- Bei Nachweis eines Schilddrüsenknotens bei der Sonographie ist das unter *3.4.2* genannte differentialdiagnostische Vorgehen erforderlich.

Die Schilddrüse im Bild

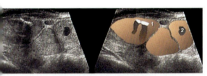

Abb 13: Normalbefund – Querschnitt durch den rechten Schilddrüsenlappen. 1) rechter Schilddrüsenlappen; 2) A. carotis communis; 3) V. jugularis interna; 4) Trachea; 5) M. sternocleidomastoideus; 6) Mm. sternohyoideus und sternothyroideus; 7) M. longus colli

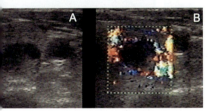

Abb 16: Multiple, echonormale Knoten. Zusätzlich Darstellung einer Verkalkung mit dorsaler Schallauslöschung (1) und eines zystischen Bezirkes innerhalb eines Knotens (2)

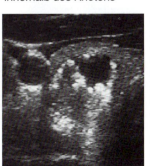

Abb 18: Echoarmer Schilddrüsenknoten im normalen B-Bild (linke Abb.) und in der farbkodierten Dopplersonographie (rechte Abb.). Es zeigt sich eine deutliche Durchblutung im Randbereich des Knotens, jedoch nicht innerhalb des Knotens

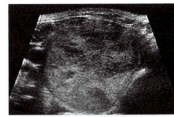

Abb 14: Echoarmer Knoten im rechten dorsalen Schilddrüsenlappen

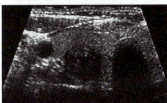

Abb 15: Großer, echokomplexer Knoten im rechten Schilddrüsenlappen

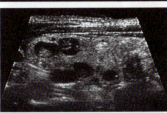

Abb. 17: Multiple Schilddrüsenzysten, teils mit soliden Anteilen

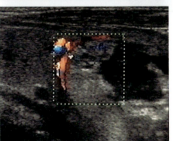

Abb 19: Echonormaler, zentral zystischer Knoten mit echoarmem Randsaum. In der farbkodierten Dopplersonographie zeigt sich die charakteristische vermehrte Durchblutung im Randbereich des Knotens. Szintigraphisch stellt sich der Knoten als „warmer" Knoten dar.

Abb 20: Medulläres Schilddrüsenkarzinom. Zu sehen sind die charakteristischen grobscholligen Verkalkungen mit dorsaler Schallauslöschung

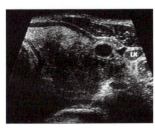

Abb 21: In die Schilddrüse infiltrierend einwachsendes Ösophaguskarzinom. Zusätzlich vergrößerter zervikaler Lymphknoten (LK)

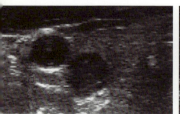

Abb 22: Dorsal des rechten
Schilddrüsenlappens
gelegenes Nebenschild-
drüsenadenom

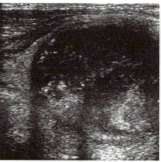

Abb. 23: Undifferenziertes
Karzinom

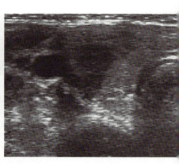

Abb 24: Thyreoiditis de
Quervain

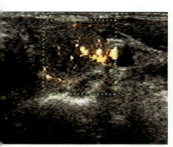

Abb. 25: Papilläres
Schilddrüsenkarzinom.
Etwas vermehrte
Durchblutung zentral im
Knoten in der farbkodierten
Dopplersonographie

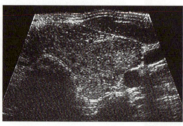

Abb 26: Morbus Basedow mit
mehrjährigem Verlauf. Die
charakteristische Echoarmut hat
sich weitgehend zurückgebildet

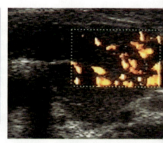

Abb. 27: Morbus Basedow.
Charakteristisch vermehrte
Binnendurchblutung in der
farbkodierten Dopplersonographie

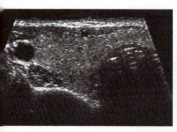

Abb. 28: Struma diffusa mit
vergrößertem Schilddrüsenvolumen und unauffälliger
Binnenstruktur

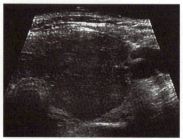

Abb 29: Florider Morbus
Basedow

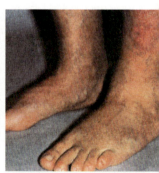

Abb. 30: Prätibiales Myxo-
dem mit rötlicher Ver-
färbung der Haut

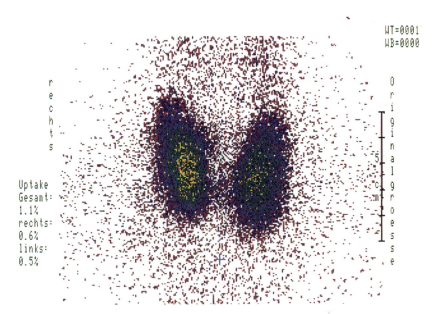

Abb. 31: Szintigraphischer Normalbefund

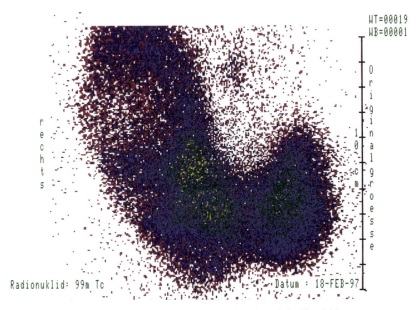

Abb. 32: Struma nodosa (ca. 120 ml) mit „kalten" und „heißen" Knoten

115

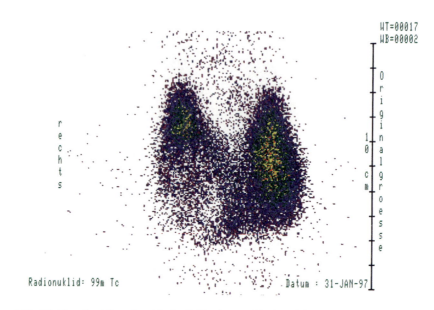

Abb. 33: Hypofunktioneller („kalter") Knoten rechts kaudal

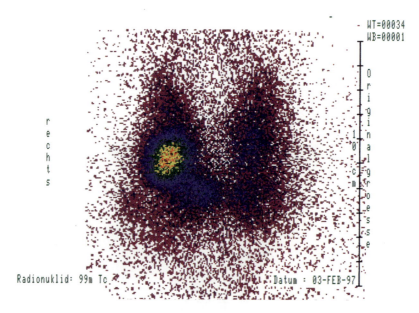

Abb. 34: Unifokale Autonomie rechts: weitgehende Suppression des linken Lappens

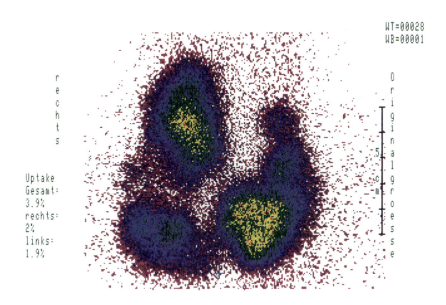

WT=00028
WB=00001

rechts

Original groesse
5.
cm

Uptake
Gesamt:
3.9%
rechts:
2%
links:
1.9%

Abb. 35: Multifokale Autonomie in beiden Lappen

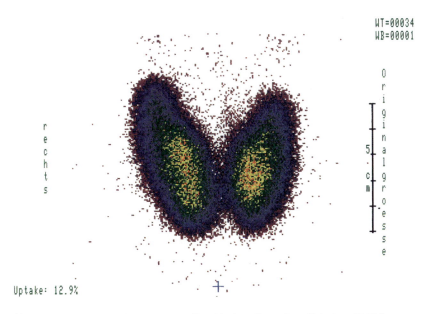

WT=00034
WB=00001

rechts

Original groesse
5.
cm

Uptake: 12.9%

*Abb. 36: Immunhyperthyreose vom Typ Morbus Basedow. Erhöhter TcTV
(12.9%)*

117

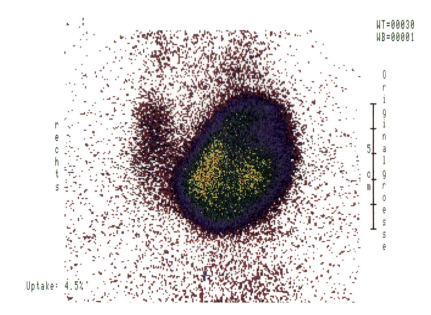

WT=00030
WB=00001

Originalgroesse

5 cm

rechts

Uptake: 4.5%

Abb. 37a: Unifokale Autonomie linker Lappen – vor Radiojodtherapie

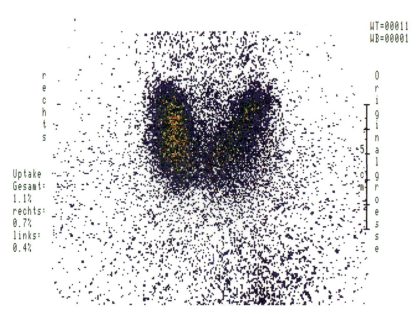

WT=00011
WB=00001

Originalgroesse

5 cm

rechts

Uptake
Gesamt:
1.1%
rechts:
0.7%
links:
0.4%

*Abb. 37b: Gleicher Patient wie Abb 37a drei Monate nach Radiojodtherapie. Erfolg-
reiche Beseitigung der unifokalen Autonomie durch die Radiojodtherapie*

118

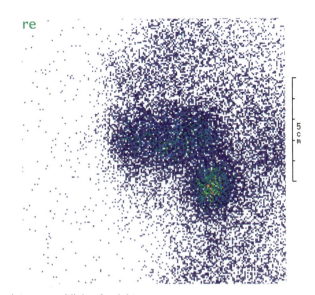

Abb. 38: Zungengrundstruma seitliche Ansicht.

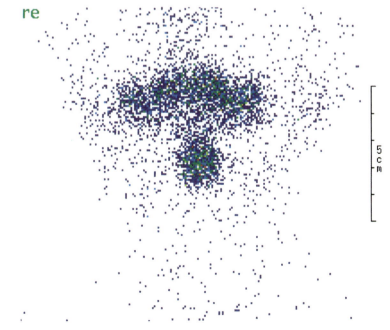

Abb. 39: Zungengrundstruma ventrale Ansicht.

4. Therapie und Prävention

4.1 Therapieverfahren

Vorbemerkung

Für den Leser, der unabhängig von speziellen Krankheitsbildern Informationen zu den etablierten Therapieverfahren möchte, sind diese in den speziellen Kapiteln zu Schilddrüsenkrankheiten vorweg gestellt.
Die Indikationen, praktischen Vorgehensweisen und Nebenwirkungen der hier beschriebenen Therapieformen sind in den Kapiteln zu den einzelnen Krankheitsbilder nochmals krankheitsspezifisch dargestellt.
Die Strumaprophylaxe und -therapie mit Jod und Levothyroxin oder Jod alleine und die Behandlung der Hypothyreose mit Levothyroxin sind in den entsprechenden Kapiteln beschrieben.

4.1.1   Thyreostatische Therapie
4.1.1.1 Standardpräparate

Zur medikamentösen Therapie der Hyperthyreose finden heute ausschließlich Medikamente vom Thionamid-Typ (Thiamazol, Carbimazol) sowie Propylthiouracil (PTU) Verwendung. Sie hemmen dosisabhängig die durch die Schilddrüsenperoxidase (TPO) katalysierte Jodination des Thyreoglobulins (= Kompetition mit dem intrathyreoidalen Jod um die Schilddrüsenperoxidase). Dadurch wird die Schilddrüsenhormonsynthese verlangsamt. Ein hohes Verhältnis von Jod zu Thiamazol begünstigt die Oxidation des Thyreostatikums, ein niedriges Verhältnis begünstigt die TPO-Inaktivierung.
Aus diesem Grund ist die Wirkung der Thyreostatika bei Jodmangel ausgeprägter als bei ausreichender Jodversorgung bzw. Jodkontamination.
Das erklärt die Problematik der thyreostatischen Therapie bei der durch jodhaltige Röntgenkontrastmittel oder Medikamente ausgelösten Hyperthyreose.

Carbimazol wird im Organismus zu Thiamazol umgewandelt. Dosierungen von 10 mg Thiamazol und 16 mg Carbimazol sind etwa äquipotent, so dass beim Einsatz von Carbimazol eine etwa nominal 1,6-fach höhere Dosis appliziert werden muss. Thiamazol wird vollständig resorbiert und reichert sich in Schilddrüse, Leber und Niere an. Die pharmakologische Wirksamkeit liegt bei 24 Stunden. Daher reicht die einmalige tägliche Zufuhr. Propylthiouracil (PTU) hat eine kürzere Halbwertszeit (12-24 Stunden). Daher sollte die Dosis auf täglich zwei bis drei Gaben verteilt werden. PTU besitzt zusätzlich eine hemmende Wirkung auf die periphere Konversion von Thyroxin zu Trijodthyronin. PTU wird vorzugsweise dann eingesetzt, wenn es unter Thiamazol oder Carbimazol zu allergischen Nebenwirkungen gekommen ist, da Kreuzallergien zwischen beiden Substanzgruppen selten sind. Die Dosierung des PTU liegt – verglichen mit Thiamazol – um etwa den Faktor 15 höher. Außerdem wird PTU bevorzugt, wenn während einer Schwangerschaft/Stillperiode eine Thyreostase notwendig wird.

Die Höhe der Dosierung der Thyreostase richtet sich nach:
• Klinischer Symptomatik
• Konzentration von fT_4 und/oder fT_3 im Serum
• Jodkontamination (Bestimmung der Urinjodausscheidung).

Der Nachweis einer möglichen Jodkontamination durch Bestimmung der Urinjodausscheidung ist indiziert bei:
• Patienten mit klinisch schwer verlaufender Hyperthyreose oder thyreotoxischer Krise
• Therapieresistenz gegenüber üblichen Dosierungen.

4.1.1.2 Alternative Präparate

Lithium
Lithium hemmt die proteolytische Freisetzung der Schilddrüsenhormone aus dem Thyreoglobulin, ferner verlängert es die thyreoidale Halbwertszeit von Jod und hemmt die periphere Konversion von T_4 zu T_3. Wegen der Nebenwirkungen (Hauptindikation:

Behandlung der bipolaren Depression) sollte es nur in Ausnahmefällen eingesetzt werden. Darüber hinaus hat es eine geringe therapeutische Breite, so dass bei einer Behandlung mit Lithiumcarbonat die Lithium-Serum-Konzentration regelmäßig kontrolliert werden muss. Sie sollte zwischen 0,8 und 1,0 nmol/l liegen. Auch die Na^+ Konzentration muss kontrolliert werden (Kompetition Na^+ / Li bei tubulärer Rückresorption).

Indikationen
- Unverträglichkeit der konventionellen Thyreostatika bei schlechtem Allgemeinzustand des Patienten, der eine stationäre Aufnahme (Operation, RJT) nicht möglich macht.
- Therapie der schweren, jodinduzierten Hyperthyreose, z.B. nach Amiodaron oder nach jodhaltigem Kontrastmittel in Kombination mit „klassischen" Thyreostatika.

Dosis
Die Initialdosis liegt bei 1000 bis 1500 mg Lithium/Tag, die Erhaltungsdosis bei etwa 1000 mg/Tag.

Nebenwirkungen
Diarrhöen, Diabetes insipidus, Herzrhythmusstörungen, Ataxie, Tremor.
Lithium sollte nicht zur Dauertherapie eingesetzt werden.
Bei schweren, durch Jodkontamination hervorgerufenen Hyperthyreosen sollte bevorzugt frühzeitig eine chirurgische Resektion – unter bestehender Hyperthyreose – durchgeführt werden.

Perchlorat
Perchlorat hemmt kompetitiv am Na^+/I^--Symporter die Jodaufnahme in die Schilddrüse. Ferner wird nicht-organifiziertes Jod aus der Schilddrüse herausgedrängt (Depletion).

Indikation
Perchlorat wird nahezu ausschließlich vor einem geplanten Kontrastmitteleinsatz eingesetzt.

Nur in Einzelfällen kommt es bei schwerer jodinduzierter Hyperthyreose zusätzlich zu „klassischen" Thyreostatika zum Einsatz.

Jod

Jod in hoher Dosierung („Plummerung") hemmt durch die Blockade der Jodorganifizierung (Wolff-Chaikoff-Effekt) die Hormonsynthese und die Thyreoglobulinproteolyse. Dabei müssen Dosierungen von 5 bis 10 mg eingesetzt werden. Der Effekt tritt rasch ein. Die T_4-Konzentration im Serum sinkt relativ schnell ab. Nach dem 7. bis 14. Tag wird die maximale Wirkung erreicht. Danach kommt es zu einem Wiederanstieg der Serumkonzentration des T_4 (sog. *Escape-Phänomen*). Diese Vorgehensweise wird kurzfristig zur Vorbereitung einer Operation eingesetzt, in Verbindung mit einer Thiamazol- oder Propylthiouracil-Therapie.

4.1.1.3 Praktische Durchführung der thyreostatischen Therapie

Thyreostatika der ersten Wahl sind Thiamazol/Carbimazol. PTU kommt als Ausweichpräparat zum Einsatz, wenn Nebenwirkungen *(s. Tab. 14)* auf die erstgenannten Thyreostatika erfolgen. Die Therapie kann in den allermeisten Fällen ambulant durchgeführt werden.

Präparat	Initialdosis mg/Tag	Erhaltungsdosis mg/Tag
Thiamazol	10 - 40	2,5 -10
Carbimazol	15 – 60	5 -15
PTU	150 - 300	25 - 100

Tab. 13:Thyreostatika-Dosierungen

Dosierungen

Die Behandlung wird mit einer Initialdosis von 10-40 mg Thiamazol/Tag (150-300 mg Propylthiouracil) begonnen. Bei nicht ausgeprägter Jodkontamination wird in der Regel innerhalb eines Zeitraums von vier bis sechs Wochen eine Normalisierung der Stoffwechsellage erreicht. Bei hoher Jodexposition sind höhere Thiamazol- oder Propylthiouracil-Dosierungen erforderlich (bis zu 60 mg Thiamazol bzw. 300-400 mg Propylthiouracil).

Bei ausgeprägter kardialer Symptomatik wird gleichzeitig die Gabe von Betarezeptoren-Blockern empfohlen (Dosierung je nach Klinik 1 x 20 bis 3 x 40 mg Propranolol/Tag). Sie bewirken neben der Dämpfung der sympathischen Aktivität auch eine Hemmung der peripheren Konversion von T_4 zu T_3.

Bereits während des Erreichens der Euthyreose wird die Dosis reduziert und die Therapie mit niedriger Erhaltungsdosis weitergeführt *(s. Tab. 13)*. Dabei wird angestrebt, dass die peripheren Hormonkonzentrationen im euthyreoten Bereich liegen, das basale TSH bleibt meist relativ lange supprimiert. Wenn es ansteigt, sollte es bei einer Konzentration zwischen 0,5 und 1,0 mU/l Serum gehalten werden. Bei der Behandlung der Hyperthyreose vom Basedow-Typ ist das TSH oft über Monate völlig supprimiert, auch wenn fT_4 und fT_3 im euthyreoten Bereich liegen.

Monotherapie/Kombinationstherapie
Die Erhaltungstherapie kann als Monotherapie (lediglich Thyreostatika) oder als Kombinationstherapie (Thyreostatika und Schilddrüsenhormone) durchgeführt werden.

Die Monotherapie hat den Vorteil der geringeren Belastung mit Thyreostatika. Darüber hinaus ist die Beurteilung der peripheren Hormonkonzentrationen sowie des TSH leichter, da lediglich eine Substanz die verschiedenen Parameter beeinflusst. Die Monotherapie bedarf einer engmaschigeren Kontrolle, da die Gefahr einer medikamentös induzierten Hypothyreose und eines Strumawachstums größer ist. Wenn man eine Thyreostase in Kombination mit Levothyroxin durchführt, können die Kontrollintervalle länger sein (vier bis sechs Wochen). Die Einstellung ist stabiler.

4.1.1.4 Dauer der thyreostatischen Therapie

Funktionelle Autonomie
Bei der funktionellen Autonomie gibt es – im Gegensatz zur Immunhyperthyreose – keine Remission bzw. Selbstheilung der

Krankheit, so dass in jedem Fall eine ablative Therapie angestrebt werden muss. Somit ist die thyreostatische Therapie nur solange gerechtfertigt, bis eine Euthyreose erreicht und damit eine definitive Therapie (Radiojodtherapie oder Operation) möglich ist.

Eine längerfristige thyreostatische Therapie sollte daher nur besonderen Situationen vorbehalten bleiben – z.B. bei schweren Allgemeinkrankheiten mit ungünstiger Prognose, sehr hohem Lebensalter mit Multimorbidität, Kontraindikationen gegen eine Schilddrüsenoperation bzw. eine Radiojodtherapie (z.B. fehlende Kooperationsfähigkeit des Patienten oder geringer I-131 Uptake).

Vor der Radiojodtherapie/Operation sollte die thyreostatische Therapie so dosiert werden, dass das basale TSH niedrig normal bis gering supprimiert ist.

Morbus Basedow

Bei der Immunhyperthyreose wird die thyreostatische Therapie in der Regel über einen Zeitraum von 12 Monaten eingesetzt (Abweichungen von diesem Schema: sechs bis achtzehn Monate). Im Falle von Persistenz oder Rezidiv nach Absetzen der Thyreostase wird eine ablative Therapie (chirurgische Resektion, Radiojodtherapie) empfohlen.

4.1.1.5 Nebenwirkungen der thyreostatischen Therapie

Nebenwirkungen sind dosisabhängig und in den ersten Behandlungswochen am häufigsten. Die Rate liegt bei etwa 15%. Es ist sinnvoll, leichte und schwere Nebenwirkungen zu unterscheiden. Zu den leichten Nebenwirkungen gehören: allergische Hautreaktionen, geringer Anstieg der Leberenzyme, Arthralgien, gastrointestinale Beschwerden, Geschmacksstörungen, Geruchsstörungen. Zu den Hautreaktionen zählt ebenfalls Haarausfall, der nicht selten einige Zeit nach Beginn der thyreostatischen Therapie und nach Erreichen der Euthyreose auftritt. Die Nebenwirkungen sind in *Tab. 14* zusammengefasst.

Frequenz	Organ/In-vitro Befunde	Nebenwirkungen	Schweregrad
häufiger	Serum	Leukopenie geringe Leberenzymerhöhung (Transaminasen)	+
häufiger	Haut	Exanthem, Erythem, Urtikaria,Purpura, Juckreiz, Haarausfall, Pigmentver- änderungen, Erythema nodosum	+
häufiger	Augen	Keratitis, Konjunctivitis	+
selten	Nervensystem	Polyneuritis, Kopfschmerzen, Geschmacksstörungen, Geruchsstörungen, Psychosen	+
selten	Bewegungs- apparat	Arthralgien, Arthritiden (monoartrikulär, polyartrikulär), Gelenk -, Muskelschmerzen	+
selten	Gastro- intestinaltrakt	Übelkeit, Erbrechen, Oberbauchschmerzen, Gastritis, Diarrhoe, Stomatitis, Speicheldrüsenschwellung	+
sehr selten	Leber	massiver Anstieg der Leberenzyme, Hepatitis, cholestatischer Ikterus	++
sehr selten	Knochenmark	Thrombozytopenie, Agranulozytose, aplastische Anämie, Panzytopenie	+++
sehr selten	Sonstiges	Vaskulitis, systemisches lupusähnliches Syndrom, Hypoglycämie	++/+++

Tab. 14: Nebenwirkungen der Thyreostatika

Schwere Nebenwirkungen *(s. Tab. 14)* sind glücklicherweise sehr selten (< 1%). Sie treten fast ausschließlich bei höheren Dosierungen auf.

Maßnahmen bei Nebenwirkungen
Bei leichteren Nebenwirkungen empfiehlt sich die sofortige Umstellung von Thiamazol bzw. Carbimazol auf PTU. Die Umstellung von Thiamazol auf Carbimazol erbringt wegen der Substanzgleichheit keine Wirkung. Die schwerwiegenden Nebenwirkungen kündigen sich oft mit Fieber und Halsschmerzen an. Bei engmaschigen Kontrollen mit Überprüfung des Blutbildes und der Leberenzyme sollten sie jedoch in der Regel rasch erkannt werden. Die für das Knochenmark toxischen Nebenwirkungen sind nach Absetzen der thyreostatischen Therapie reversibel.
Unterschiede in der Häufigkeit von Nebenwirkungen zwischen den verschiedenen Präparaten bestehen nicht. Bei schweren Nebenwirkungen muss die thyreostatische Therapie in der Regel sofort abgebrochen und eine definitive Therapie zur Beseitigung der Hyperthyreose (Operation, RJT) angestrebt werden.
Im Falle einer Agranulozytose kann G-CSF den Wiederanstieg der Granulozyten beschleunigen.

Gegebenenfalls kann kurzfristig auf alternative Präparate (Lithiumcarbonat, Perchlorat) ausgewichen werden. Die Entscheidung, ob ein Versuch mit alternativen Präparaten unternommen wird, muss im Einzelfall sorgfältig abgewogen werden.

4.1.1.6 Therapiekontrollen

Im Verlauf der thyreostatischen Therapie sind anfangs engmaschigere, im weiteren Verlauf längerfristige Kontrolluntersuchungen notwendig:
Initial: zweiwöchiger Abstand.
Bei Erreichen der Euthyreose: 4-6 wöchiger Abstand.
Überprüft werden fT_4 und T_3 / fT_3, das basale TSH sowie Differentialblutbild und Leberenzyme.

Bei einem Anstieg des basalen TSH auf hochnormale Konzentrationen muss die Dosis reduziert werden.

4.1.1.7 Thyreostatische Therapie in der Schwangerschaft

Die Häufigkeit einer Hyperthyreose in der Schwangerschaft beträgt ca. 0,5-2%. Die Disposition besteht zumeist bereits vorher und manifestiert sich dann während der Gravidität. Während der Schwangerschaft kommt es in den meisten Fällen zu einer spontanen Verbesserung einer Hyperthyreose (größeres Blutvolumen, Mehrverbrauch an Hormonen).

Eine Thyreostase ist während einer Schwangerschaft problemlos möglich. PTU wird bevorzugt. Als Obergrenze gilt ein Richtwert von 150-200 mg pro Tag.
Da Thyreostatika diaplazentar auf den Feten übergehen, können sie zur fetalen Hypothyreose und zur neonatalen Struma führen.
Daher sollten die fT_3- und fT_4-Werte im Serum während der thyreostatischen Therapie im obersten Referenzbereich bleiben, bei niedrigem/supprimiertem TSH.
Eine Kombinationstherapie mit Levothyroxin ist kontraindiziert, da sie die Thyreostatika-Dosis erhöhen würde.
Bei klinisch und laborchemisch milden Verlaufsformen ist eine abwartende Haltung gerechtfertigt.

Während der **Stillperiode** ist ebenfalls eine thyreostatische Therapie möglich. Es werden etwa 6 bis 15% der von der Mutter eingenommenen Dosis weitergegeben. Daher ist eine PTU-Dosierung von 150mg ohne Bedenken möglich. Im Serum des Säuglings entstehen kaum messbare PTU - Konzentrationen. Bei den genannten Dosierungen ist eine Hypothyreose des Säuglings nicht möglich. Jedoch sollten auch beim Säugling während der thyreostatischen Therapie der Mutter aus Sicherheitsgründen TSH und fT_4 kontrolliert werden.
Weitere Besonderheiten der thyreostatischen Therapie (Kinder,

Schwangerschaft, höheres Lebensalter) sind in den entsprechenden Kapiteln genauer beschrieben.

4.1.2 Chirurgische Therapie
4.1.2.1 Immunhyperthyreose

Grundsätzlich besteht nach 1-1,5 jähriger erfolgloser thyreostatischer Therapie die Indikation zur definitiven ablativen Therapie (Operation, RJT).

Indikationen
Die Operation wird bei folgenden Befunden bevorzugt:
• Große Strumen (> 60 ml)
• Strumen mit knotigen Veränderungen
• Malignom-Verdacht
• Mechanischen Beeinträchtigungen (z. B. Einengung der Trachea)
• Kontraindikationen zur Radiojodtherapie (Schwangerschaft, Stillperiode, wachstumsalter)
• Jodinduzierte, thyreostatisch nicht beherrschbare Hyperthyreose.

Diagnostik
Die präoperative Vorgehensweise entspricht der allgemeinen Diagnostik der Immunhyperthyreose sowie der Diagnostik vor Operationen anderer Schilddrüsenkrankheiten. Es müssen aktuelle Labordaten, sowie ein aktuelles Szintigramm/Sonogramm vorliegen. Die Stimmbandfunktion sollte grundsätzlich geprüft werden. Durch eine entsprechende thyreostatische Vorbehandlung sollte eine Euthyreose bestehen.

Vorgehensweise
Das Ziel der chirurgischen Therapie besteht in der sicheren Beseitigung der Hyperthyreose. Dies wird erreicht, wenn nach 1seitiger Lobektomie und ausgiebiger Resektion des kontralateralen Lappens oder beidseitiger ausgiebiger Lappenresektion, ein Rest von 3 bis 5 g Schilddrüsengewebes in situ erhalten bleibt.

Unter diesen Voraussetzungen kommt es praktisch nicht zum Auftreten von Hyperthyreose-Rezidiven.

Ergebnisse und Nachsorge
Es kommt immer zu einer substitutionspflichtigen Hypothyreose, die bereits während des Krankenhausaufenthalts ausgeglichen wird – zunächst mit einer „Standarddosis" Levothyroxin, die genaue Einstellung erfolgt etwa 4-5 Wochen postoperativ, zumeist vom einweisenden Kollegen. Eine weitere Nachuntersuchung 3 Monate nach Operation umfasst auch die Bildgebung (Sonographie, Szintigraphie) und dokumentiert den Behandlungserfolg.
Patienten mit Immunhyperthyreose sollten grundsätzlich in erfahrenen Zentren operiert werden. Es empfiehlt sich, die Patienten langfristig jährlich einmal nach zu untersuchen.

Notfallsituation
Wenn durch eine vorangegangene Jodexposition eine jodinduzierte Hyperthyreose entstanden ist, die thyreostatisch nicht zu beherrschen ist, muss bei bestehender Hyperthyreose operiert werden. Es wird eine annähernd totale Thyreoidektomie angestrebt.

4.1.2.2 Funktionelle Autonomie

Die funktionelle Autonomie erfordert grundsätzlich eine ablative Therapie (RJT, Operation). Die Thyreostase dient hier nur der Vorbereitung zur definitiven Maßnahme, indem eine Euthyreose erreicht wird.

Indikationen
Die Operation wird bei folgenden Befunden bevorzugt:
• Mechanische Beeinträchtigung (z.B. Tracheomalazie)
• Zusätzliche kalte Knoten
• Malignom-Verdacht
• Kontraindikationen zur Radiojodtherapie (Schwangerschaft, Stillperiode)
• Jodinduzierte, thyreostatisch nicht beherrschbare Hyperthyreose.

Diagnostik

Es müssen aktuelle präoperativen Befunde von Sonographie und Szintigraphie vorliegen, die den Chirurgen in die Lage versetzen, vorhandene knotige Veränderungen topographisch zuzuordnen. Ebenfalls müssen aktuelle Laborbefunde vorliegen. Durch eine thyreostatische Vorbehandlung sollte eine Euthyreose bestehen.

Vorgehensweise

Therapieziel der chirurgischen Vorgehensweise ist die sichere Beseitigung der Hyperthyreose, und – falls vorhanden – aller knotiger Veränderungen. Das Ausmaß der Resektion richtet sich nach dem Prinzip der funktionskritischen Resektion.

Intraoperativ wird das gesamte knotig umgewandelte Gewebe entfernt und nur makroskopisch gesundes Schilddrüsengewebe zurückgelassen. Die früher übliche Enukleation einzelner autonomer Knoten ist nur noch in Ausnahmefällen statthaft, da es sonst infolge verbliebener autonomer Parenchymanteile zu Rest- bzw. Rezidivautonomien kommen kann.

Ergebnisse und Nachsorge

Die Erfolgsrate liegt bei 95%. Postoperativ entwickelt sich – in Abhängigkeit vom Ausmaß des resezierten Gewebes – in 20 bis 60% eine substitutionspflichtige Hypothyreose. Durch eine Nachuntersuchung 4-5 Wochen postoperativ muss geklärt werden, ob eine behandlungspflichtige Hypothyreose vorliegt.

Besteht eine Euthyreose, sollte eine Rezidivprophylaxe mit einem Levothyroxin/Jod-Kombinationspräparat (das Hormon individuell dosiert) eingeleitet werden.

Eine weitere Nachuntersuchung 3 Monate nach Operation umfasst auch die Bildgebung (Sonographie, Szintigraphie) und dokumentiert den Behandlungserfolg.

Patienten mit funktioneller Autonomie sollten grundsätzlich in erfahrenen Zentren operiert werden. Es empfiehlt sich, die Patienten langfristig einmalig jährlich nachzuuntersuchen.

4.1.2.3 Struma nodosa

Die knotig umgebaute Schilddrüse mit euthyreoter Stoffwechsellage stellt mit etwa 80% die häufigste Indikation zur chirurgischen Intervention dar.

Indikationen
Es erleichtert die Entscheidung, wenn bei der Indikationsstellung grundsätzlich zwischen „absolut" und „relativ" unterschieden wird. Absolut bedeutet: der beratende Arzt bewertet die Indikation als „muss". Relativ heißt: Es liegen Gründe für die Operation vor, sie ist jedoch weder zwingend notwendig noch kontraindiziert. Es können alternative Therapien gewählt werden.

Eine **absolute Indikation** besteht bei:
• Objektivierbaren lokalen Komplikationen:
  Tracheaeinengung > 50%, Tracheomalazie, Einengung des Ösophagus meist kombiniert mit deutlichen klinischen Beschwerden (Dyspnoe, Schluckbeschwerden, Stridor).
• Konkretem Malignitätsverdacht:
  Auffälliges Ergebnis der Zytologie nach Feinnadelpunktion und/oder rasches Knotenwachstum, sonographisch verdächtiger Befund.
• Ausdrücklichem Wunsch des Patienten nach Operation (bei Angebot einer konservativen Therapie oder Radiojodtherapie).
Eine **relative Indikation** besteht bei:
• Nicht ausreichendem Ansprechen einer multinodösen Struma auf eine medikamentöse Therapie
• Subjektiver Beschwerdesymptomatik
• Nicht auszuschließendem Malignitätsverdacht
• Fehlende Bereitschaft des Patienten zur jährlichen Kontrollen
• Bei jüngeren Patienten
• Bei Kindern: hier wird die Indikation zur Operation in der Regel großzügiger gestellt als bei älteren Menschen. Wegen des grundsätzlich höheren Malignomverdachts, und wegen der längeren verbleibenden Restlebenszeit und der damit verbundenen Häufigkeit von Kontrolluntersuchungen.

Diagnostik

Die präoperative Diagnostik entspricht dem allgemeinen Vorgehen vor Schilddrüsenoperationen (aktuelle Laborbefunde, aktuelles Szintigramm/Sonogramm).

Bei großen Strumen sollte zusätzlich eine präoperative Röntgenuntersuchung der Trachea und des Ösophagus erfolgen.

Die Stimmbandfunktion muss grundsätzlich geprüft werden. Hilfreich ist – vor allem bei konkretem Malignomverdacht – die Durchführung einer präoperativen Feinnadelpunktion.

Vorgehensweise

Die Operationstechnik richtet sich nach der Vorgehensweise der funktionskritischen Resektion. Ziel der Operation ist die vollständige Entfernung aller knotigen Veränderungen. Bei intraoperativem Verdacht auf ein Malignom wird die Operation im Sinne einer totalen Thyreoidektomie, ggf. einschließlich zervikaler Lymphknotendissektion, erweitert. Die partielle Lappenresektion oder die Enukleation von Knoten ist heute nicht mehr üblich.

Ergebnisse und Nachsorge

Bei ausgedehnter Resektion wird bereits während des stationären Aufenthaltes eine Substitutionstherapie eingeleitet – zunächst mit einer „Standarddosis" Levothyroxin, die genaue Einstellung erfolgt etwa 4-5 Wochen postoperativ. Eine weitere Nachuntersuchung 3 Monate nach Operation umfasst auch die Bildgebung (Sonographie, Szintigraphie) und dokumentiert den Behandlungserfolg.

Bei größeren Schilddrüsenresten (4-10 ml) wird eine Kombinationstherapie aus Jod und Levothyroxin zur Rezidivprophylaxe eingesetzt. Bei sehr kleinen Resten (< 4 ml) erfolgt eine Substitutionstherapie mit Levothyroxin, deren Dosierung individuell ermittelt werden muss.

Kontrolluntersuchungen sind langfristig in jährlichen Abständen erforderlich.

4.1.2.4 Schilddrüsenkarzinome

Differenzierte Karzinome
Bei differenzierten Karzinomen (papillär, follikulär) muss eine totale beidseitige Thyreoidektomie durchgeführt werden. Obligat ist zusätzlich die selektive Lymphknotendissektion paratracheal und parajugulär. Bei gesichertem Befall eines Lymphknotens wird eine modifizierte neck dissection auf der betroffenen Seite durchgeführt. Danach schließt sich eine Radiojodtherapie an.

Papilläre Mikrokarzinome
Mikrokarzinome oder okkulte papilläre Karzinome sind Tumoren mit einem Durchmesser von < 1 cm.
Bei diesem Befund reicht eine Hemithyreoidektomie mit Isthmusresektion und Revision der regionären Lymphknoten.
Wenn der Herd postoperativ bei der histologischen Untersuchung des Resektates entdeckt wird, kann auf den Zweiteingriff verzichtet werden. Eine Radiojodtherapie wird nicht angeschlossen.

Anders verhält es sich, wenn die Histologie ein follikuläres Karzinom ergibt. Hier ist in jedem Fall, auch bei kleineren Tumoren, eine totale Thyreoidektomie (zweizeitige Operation) angezeigt, da bereits frühzeitig hämatogene Metastasen vorliegen können.

Undifferenzierte Karzinome
Bei undifferenzierten Karzinomen ist zumeist eine radikale Entfernung nicht mehr möglich. Trotzdem sollte eine individuell vertretbare, operationstechnisch machbare, möglichst radikale Tumorentfernung angestrebt werden.

Medulläre Karzinome
Das medulläre Schilddrüsenkarzinom erfordert grundsätzlich eine totale Thyreoidektomie und eine einseitige, bzw. bei den familiären Formen beidseitige, modifizierte neck dissection. Gründe hierfür sind das häufig vorkommende bilaterale Auftreten des Tumors. Beim medullären Karzinom muss immer ein Familienscreening durchgeführt werden. Bei entsprechender Mutation

(RET-Protoonkogen, Chromosom 10) wird Genträgern eine prophylaktische Thyreoidektomie im Kindesalter als kurativer Eingriff empfohlen.

Operationsbedingte Komplikationen

Es handelt sich um zwei Hauptkomplikationen:
- Recurrensparesen (passager oder dauerhaft)
- Hypokalzämie.

Andere Risiken – wie Nachblutung, Parese des N. laryngeus superior, Infektionen – sind vernachlässigbar.

Häufigkeiten der Komplikationen

Die Raten dieser beiden Nebenwirkungen sind verständlicherweise in Zentren mit entsprechender Erfahrung und häufiger Frequenz niedriger als in Kliniken, in denen Schilddrüsenoperationen eher seltener auf dem Operationsplan stehen.

Nach Empfehlungen der chirurgischen Fachgesellschaften sollte die Häufigkeit der permanenten Recurrensparese unter 1% liegen.

Bei der postoperativen Hypokalzämie ist die passagere Form bei Operationen der Basedow-Hyperthyreose ein relativ häufiges Phänomen (bis zu 20%). Die permanente Form tritt hauptsächlich nach Operationen wegen Karzinomen auf.

Therapie der Komplikationen

Die postoperative einseitige Recurrensparese bessert sich zumeist durch eine logopädischen Behandlung. Die Frage nach passagerem oder dauerhaftem Geschehen beantwortet sich durch Zuwarten – bis zu einem Jahr sind Spontanremissionen möglich. Bei der passageren wie der dauerhaften Form der Hypocalcämie besteht die Therapie in der Zufuhr von Kalzium, wobei verschiedene Formen zur Verfügung stehen (Kautabletten, Brausetabletten, Trinkampullen) und einer bedarfsgerechten Substitution von Vitamin D_3. Kombinationspräparate von Kalzium und Vitamin D_3 erhöhen die Compliance der Patienten. Die Einstellung kann anfangs schwierig sein und bedarf engmaschiger Kontrollen, da es leicht zu Hyperkalzämien kommen kann.

Neuere Techniken
Seit kurzem steht die videoassistierte minimal invasive Chirurgie (MIC) zur Verfügung. Einsatzgebiete sind:
Solitäre Knoten, die malignitätsverdächtig sind, jedoch bislang durch Feinnadelpunktionen nicht eindeutig nachweisbar waren und Zysten bis zur einer Größe von 30 ml, die mechanische Beschwerden verursachen.

Intraoperatives Stimmbandneuromonitoring
Auch dieses Verfahren ist relativ neu. Es wurde im Rahmen einer Multicenter Studie getestet und wird mittlerweile in zahlreichen Zentren eingesetzt. Es kann dazu beitragen, die Rate der permanenten Recurrensparese zu reduzieren.

4.1.3 Radiojodtherapie

Die Radiojodtherapie wird mit dem Radionuklid I-131 durchgeführt. Das radioaktive Jodisotop I-131 verhält sich chemisch und physiologisch wie das stabile Jod (I-127) und nimmt genauso am intrathyreoidalen Jodstoffwechsel teil.

Wirkungsweise
Die therapeutische Wirkung des Radiojods beruht auf der Emission von Beta-Strahlen. Diese haben im Gewebe eine Reichweite von 0,5-2 mm. Dadurch ergibt sich ein steiler Dosisabfall zwischen I-131-speicherndem Schilddrüsengewebe und umliegendem Halsweichteilgewebe, so dass nur speicherndes Schilddrüsengewebe durch die Beta-Strahlen zerstört werden kann. Auch innerhalb der Schilddrüse wird das Jodisotop unterschiedlich stark gespeichert, je nach regionaler Aufnahme können daher auch innerhalb der Schilddrüse unterschiedliche Herddosen entstehen. Dies erklärt, dass bei multifokalen Autonomien in der Regel nach einer Therapie zunächst die stark speichernden Herde eliminiert werden, und die weniger stark speichernden bei der ersten Therapie weniger Dosisleistung erhalten. Nicht selten ist eine weitere Radiojodtherapie zur Eliminierung der verbliebenen

Herde notwendig. Die Gamma-Strahlung des I-131 (physikalische HWZ: 8,1 Tage) erlaubt die externe szintigraphische Darstellung der Verteilung des Radiojods.

Die therapeutische Wirkung ist direkt abhängig von der erreichten Herddosis. Diese wird beeinflusst von der eingesetzten absoluten Radiojodaktivität, von der maximalen Jod-Aufnahme in das zu bestrahlende Gewebe sowie von der effektiven Halbwertszeit innerhalb des Schilddrüsenparenchyms.

Radiojodtest

Um die maximale Aufnahme und die effektive Halbwertszeit des I-131 zu ermitteln, wird eine Testkapsel I-131 oral gegeben.

Die maximale I-131-Aufnahme in der Schilddrüse ist nach 24 Stunden abgeschlossen. Dies ist der früheste Zeitpunkt der externen Messung der aufgenommen I-131 Menge; der späteste Zeitpunkt sind 7 Tage. Danach ist die Aktivität zu stark abgefallen. Die Messung kann singulär oder mehrfach innerhalb der Zeitspanne erfolgen.

Die effektive Halbwertszeit kann entweder geschätzt oder durch Extrapolation mehrerer Messpunkte ermittelt werden.

Die zur Therapie erforderliche Radioaktivitätsmenge (MBq) wird gemäß der nachstehenden Formel berechnet.

$$\text{Aktivität (MBq)} = F \times \frac{\text{Schilddrüsenvolumen (ml)} \times \text{angestrebte Herddosis (Gy)}}{\text{max. I-131-Speicherung (\%)} \times \text{effektive Halbwertzeit (d)}}$$

Herddosen

Für die unifokale Autonomie wird eine Herddosis von 400 Gy eingesetzt. Auch bei der bi- oder multifokalen Autonomie (wenn es gelingt, das Volumen der einzelnen Knoten exakt zu bestimmen) wird eine Herddosis von 400 Gy vorgegeben. Wenn es bei multifokalen oder disseminierten Autonomien nicht möglich ist, das Volumen der einzelnen Herde sicher zu ermitteln, wird das gesamte Schilddrüsenvolumen als Zielvolumen eingesetzt und eine Herddosis von 150 Gy zugrunde gelegt.

Bei der Immunhyperthyreose vom Typ Morbus Basedow werden Herddosen von 200 bis 300 Gy vorgegeben. Bei einer Verkleinerungstherapie der Struma mit Euthyreose wird eine Herddosis von 150 Gy eigesetzt.

Altersgrenzen

Eine untere Altersgrenze für die Durchführung der Radiojodtherapie existiert heute nicht mehr. Kinder unter 10 Jahren sollten jedoch nicht mit radioaktiven Jodisotopen behandelt werden.

Es gilt als gesichert, dass das Risiko einer Radiojodtherapie unabhängig vom Alter deutlich unterhalb dem Risiko einer Operation liegt. Die Kommission für Hormontoxikologie und die Sektion Schilddrüse der *Deutschen Gesellschaft für Endokrinologie* haben aus diesem Grund die Altersgrenze für die Radiojodtherapie des Erwachsenen aufgehoben.

Strahlenexposition

Die Strahlenexposition des Restkörpers (außer der Schilddrüse) hängt von der Geschwindigkeit des renal eliminierten, nicht in der Schilddrüse akkumulierten I-131 ab.

Die Größenordnung der Restkörperdosis bei einer mittleren Aktivitätsmenge (370 - 740 MBq) liegt bei 10 - 60 mSv. Dies sind Größenordnungen, wie sie bei röntgendiagnostischen Maßnahmen (z.B. Koronarangiographie, CT des Abdomens) auftreten.

Es gibt keine Bedenken gegen eine Schwangerschaft nach erfolgter Radiojodtherapie. Während der ersten sechs Monate nach Radiojodtherapie sollte eine Konzeption vermieden werden. Diese zeitliche Vorgabe existiert nicht wegen der etwaigen Strahlenschäden durch das Radiojod, sondern, um den Behandlungseffekt sicher bewerten zu können.

Indikationen

Benigne Erkrankungen (s. Tab. 15)

Maligne Erkrankungen
• Nach Operation differenzierter Schilddrüsenkarzinome
  (Ausnahme: papilläres Mikrokarzinom).

- Immunhyperthyreose: Rezidiv nach thyreostatischer Therapie, bevorzugt bei kleineren Volumina (< 40 ml)
- Immunhyperthyreose: Rezidiv nach Operation
- Autonomie: Latente Hyperthyreose mit Beschwerden
- Autonomie: manifeste Hyperthyreose (RJT nur unter entsprechender thyreostatischer Vorbehanldung)
- Autonomie: Rezidiv nach Operation
- Primärtherapie bei Unverträglichkeit/Unwirksamkeit von Thyreostatika
- Kontraindikationen zur Operation

Tab. 15: Indikationen zur Radiojodtherapie bei Immunhyperthyreose/ funktioneller Autonomie

Nachsorge

Bei benignen Erkrankungen wird in einer ersten Nachunter-suchung nach 4 Wochen die Funktion überprüft. Liegt keine Euthyreose vor, muss je nach Funktionszustand entweder mit Levothyroxin substituiert oder die Thyreostase weiter geführt werden.

Eine zweite Nachuntersuchung schließt sich 3 Monate nach RJT an. In ihr wird durch die Bildgebung und Funktionsprüfung (Szintigraphie/Sonographie) der Erfolg dokumentiert oder die Indikation zu einer 2. RJT gestellt.

Absolute Kontraindikationen
- Gravidität
- Laktation
- Malignomverdacht (konkret)
- Niedrige Radiojodaufnahme im Radiojodtest (< 20%)
- Kinderwunsch innerhalb von sechs Monaten nach Radiojodtherapie
- Hyperthyreote Stoffwechsellage

Relative Kontraindikationen
- Kinder
- Große Strumen (> 60 ml)
- Kalter Knoten ohne konkreten Malignitätsverdacht (FNP)
- Mechanische Beeinträchtigungen

Tab 16: Kontraindikationen zur Radiojodtherapie

4.1.4 Alternative Therapien

Seit einigen Jahren wird bei der unifokalen/multifokalen Auto-nomie als Alternative zur Behandlung mit Radiojod/Operation die lokale Instillation von hochprozentigem Alkohol (Perkutane Ethanol-Instillation) praktiziert.
Dabei konnten bei unifokalen Autonomien in etwa 70% der Fälle gute Erfolge erzielt werden. Nachteilig ist jedoch die mehrfach notwendige Instillation (bis zu 15 Einzelbehandlungen).

Nebenwirkungen
Die Nebenwirkungen bestehen bei nicht sachgemäßer Anwen-dung in extremen Schmerzen bei Übertreten des Alkohols in die Halsweichteile (mögliche Nebenfolge: Recurrensparese).
Wegen der möglichen, nicht unerheblichen Komplikationen wird empfohlen, diese Therapie nur von, in der Technik erfahrenen Ärzten durchführen zu lassen, möglicherweise sogar unter sta-tionären Bedingungen.

Pflanzliche Wirkstoffe
Als alternative Verfahren zu Thyreostatika können pflanzliche Wirkstoffe eingesetzt werden. Diesen Präparaten liegt der Wirk-stoff Lycopus virgenicus (= Wolfstrapp) zugrunde. Sie haben keine direkte Wirkung auf die Synthese der Schilddrüsenhor-mone. Sie können jedoch bei grenzwertiger Hyperthyreose mit milden klinischen Beschwerden durchaus als Langzeittherapie eingesetzt werden.

4.2 Jodversorgung und Empfehlungen zur Strumaprophylaxe mit Jod

Ursachen des natürlichen Jodmangels
Die Hauptursache des natürlichen Jodmangels in Deutschland und in Zentraleuropa ist die Jodarmut der Böden und des Grund-wassers und damit auch der tierischen und pflanzlichen Lebens-mittel. Verantwortlich hierfür ist das Ende der letzten Eiszeit vor

etwa 10 000 Jahren. Das abtauende Schmelzwasser hat das Spurenelement Jod aus den Böden ausgewaschen und in die Weltmeere gespült. Lediglich Meerestiere (Meerfische, Schalentiere) und Salzwasserprodukte (Algen) enthalten ausreichende Mengen an Jod. Süßwasserfische enthalten kein Jod.

Stadieneinteilung	Jodausscheidung im Urin (µg Jod pro Gramm Kreatinin)
Kein Jodmangel	> 150
Jodmangel 0-I	100 - 150
Jodmangel I	50 - 100
Jodmangel II	25 - 50
Jodmangel III	< 25

Tab. 17: Jodausscheidung im Urin und Stadieneinteilung des Jodmangels

Maßnahmen zur Beseitigung des Jodmangels
Der *Arbeitskreis Jodmangel* publiziert folgende Empfehlungen für eine verbesserte Jodversorgung:
- Einmal bis zweimal wöchentlich sollte Seefisch verzehrt werden.
- Milch und Milchprodukte sollten zum täglichen Speiseplan gehören
- Für die Zubereitung im Privathaushalt ist die ausschließliche Verwendung von Jodsalz zu empfehlen
- Bei der Auswahl von Fertiggerichten, Tiefkühlwaren und allen industriell hergestellten Produkten (Beachtung des Zutatenverzeichnisses) sollten Produkte mit Jodsalz bevorzugt werden
- Beim Einkauf in Bäckereien und Metzgereien sollte nachgefragt werden, welche Betriebe Jodsalz verwenden. Dem entsprechend sollte die Auswahl der Einkaufzentren erfolgen.

Diese Öffentlichkeitsarbeit hat dazu geführt, dass Brotbackwaren, Wurst- und Fleischerzeugnisse, aber auch Fertig- und Tiefkühlprodukte verschiedener Art immer häufiger mit Jodsalz statt mit normalem Salz hergestellt werden. Die Akzeptanz von Jodsalz im Haushalt ist auf einen Wert von knapp 90% angestiegen.

Dies hat dazu geführt, dass die Jodzufuhr der deutschen Bevölkerung in den letzten 25-30 Jahren deutlich gestiegen ist.
Die tägliche Jodaufnahme bei Erwachsenen lag
im Jahr 1975 bei: 30-70 µg
im Jahr 1996 bei: 58-85 µg
und im Jahr 2000 bei: 112-126 µg.

Ziel ist eine tägliche Jodaufnahme von 150-200 µg, wie von der *WHO* vorgeschlagen. Als neuestes Therapeutikum ist Jodetten® 150 Henning auf dem Markt.

Aktuelle Situation der alimentären Jodzufuhr
In einer kürzlich erschienenen Publikation *(Deutsches Ärzteblatt, Meng/Skriba)* werden die Zahlen bis 2000 vorgelegt.
Danach scheint der noch Mitte der 90er Jahre bestehende ausgeprägte Jodmangel fast überwunden. *Abb. 40* zeigt eindrucksvoll den Anstieg der urinalen Jodausscheidung pro Gramm Kreatinin. In gleichem Maße ist das Schilddrüsenvolumen bei Kindern und Jugendlichen deutlich zurück gegangen.

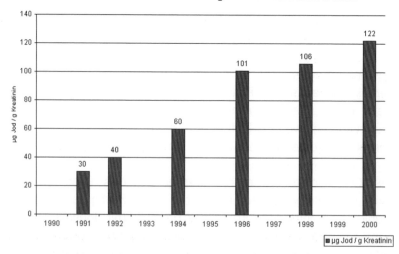

Abb. 40: Aktuelle und vergangene Jodversorgung in Deutschland (nach Scriba/Meng)

Das von Bundesregierung und der *WHO* gesetzte Ziel, bis zum Jahr 2000 die Beseitigung des Jodmangels zu erreichen ist allerdings nicht ganz gelungen.

Die zitierte Arbeit zeigt – übereinstimmend mit den Zahlen des *Arbeitskreises Jodmangel* – dass bei 70% der deutschen Bevölkerung eine normale Jodversorung besteht. 30% weisen jedoch noch einen milden bis moderaten Jodmangel auf.

Zusätzliche Versorgung mit Jodtabletten
Schwangere und Stillende

Bei Frauen in Schwangerschaft und Stillzeit ist der Jodbedarf erhöht und kann daher nicht aus dem Nahrungsangebot gedeckt werden.

Bei dieser Personengruppe wird empfohlen, aktiv Jod zuzuführen und zwar in einer Menge von 200 µg pro Tag. Säuglinge, die von Müttern gestillt werden, die ihren Jodbedarf ausreichend gedeckt haben, benötigen keine weitere Zufuhr von Jod. Nach Abstillen erhalten die Säuglinge über die Säuglingsmilch ausreichend Jod, da alle Babynahrungsmittel mit Jodsalz angereichert sind.

Kinder

Bei Kindern und Jugendlichen sollte dann aktiv Jod in Form von Tabletten zugeführt werden, wenn in der Familienanamnese jodmangelbedingte Erkrankungen (Struma mit oder ohne Knoten, Autonomie) bekannt sind.

Als Faustregel gilt:
Kinder unter 10 Jahre: 100 µg
Kinder über 10 Jahre: 150-200 µg.

Eltern sollten, wenn sie mit einem für Schilddrüsenfragen zuständigen Arzt Kontakt haben, auf das Problem des Jodmangels bei Kindern hingewiesen werden.

Kontraindikationen

Auf die aktive Zufuhr von Jod in Tablettenform wird verzichtet bei:
• Autoimmunthyreoiditis vom Typ Hashimoto. (Ausnahme ist die Schwangerschaft, hier wird das Jod für die kindliche Schilddrüse gebraucht).

- Latenter Überfunktion (auch in der Schwangerschaft).
- Manifester Überfunktion.

Folgen der verbesserten alimentären Jodversorgung

Es ist damit zu rechnen, dass die Zahl der jodmangelbedingten Strumen und deren Folgeerkrankungen (Knotenstrumen, Autonomien) im Laufe der nächsten Jahrzehnte deutlich zurück gehen wird. Wahrscheinlich wird der jetzige Anteil von etwa 33% an der Bevölkerung der nachweisbar morphologische Läsionen und/oder Vergrößerungen hat in den nächsten Jahren auf 20 bis 25% sinken. Die Häufigkeit der Struma bei Kindern im Alter von 6-10 Jahren ist mittlerweile von 20 auf 5% zurück gegangen, bei Jugendlichen im Alter von 11-18 Jahren ging die Kropfhäufigkeit von 50% auf 10% zurück. Diese erfreulichen Ergebnisse sind auf die vielfältigen Bemühungen der letzten Jahre zurückzuführen. Sie dürfen jedoch nicht dazu verleiten, das Thema Jodmangel zu den Akten zu legen. Es muss weiterhin daran gearbeitet werden, die jetzige Situation zu erhalten und zu verbessern.

Länder mit ausreichender Jodversorgung	Länder mit ausreichender Jodversorgung, jedoch einzelne Regionen/ Bevölkerungsgruppen nicht ausreichend versorgt	Nicht ausreichende Jodversorgung (Jodmangel)
Finnland		Bulgarien
Norwegen		Griechenland
Österreich		GUS-Staaten
Schweden		Italien
Schweiz	Deutschland	Polen
Niederlande	Belgien	Rumänien
USA	Dänemark	Spanien
Australien	Frankreich	Türkei
Großbritannien	Irland	
	Portugal	
	Tschechien	
	Slowakei	
	Ungarn	

Tab. 18: Jodversorgung in europäischen und außereuropäischen Ländern

Schilddrüsenkrankheiten

5. Struma diffusa und nodosa mit Euthyreose

5.1 Pathogenese und Epidemiologie

Die Struma ist Symptom verschiedener möglicher Krankheiten. Die Struma ist eine tastbare, sichtbare und/oder mit Ultraschall messbare Vergrößerung der Schilddrüse unabhängig von ihrer funktionellen Leistung oder morphologischen Beschaffenheit. Die häufigste Ursache der Struma im Jodmangelgebiet ist der alimentäre Jodmangel. Davon müssen andere Ursachen abgegrenzt werden s. Tab. 19.:

- Jodmangel
- Autonomie
- Immunthyreopathien (Morbus Basedow, Hashimoto-Thyreoiditis)
- Medikamente (Lithium, Thyreostatika)
- Entzündungen
- Zysten
- Maligne und benigne Schilddrüsentumoren, Metastasen extrathyreoidaler Malignome
- TSH oder TSH-ähnliche Substanzen (Hypophysentumor, hCG-Blasenmole)
- Akromegalie
- Störungen der Schilddrüsenhormonsynthese
- Periphere Hormonresistenz
- Mitbeteiligung der Schilddrüse bei verschiedenen Krankheiten (Sarkoidose, Amyloidose, Parasiten u.a.) und andere, seltene Ursachen
- Strumigene Substanzen (Thiocyanat, Nitrat) (s. Tab. 23)

Tab. 19: Ursachen der Struma

Vorstellungen zur Pathogenese

Bis Mitte der 80er Jahre des 20. Jahrhunderts wurde als Pathomechanismus die vermehrte TSH-Stimulation bei Jodmangel angenommen.

Therapeutisches Ziel war die Suppression der TSH-Sekretion in der Annahme, dass dadurch das Schilddrüsenvolumen kleiner würde.

Ende der 80er Jahre kamen jedoch Zweifel an der alleinigen Verantwortung des TSH für die Strumapathogenese auf (experimentelle Arbeiten an kultivierten Schilddrüsenzellen). Es konnte gezeigt werden, dass TSH nur dann zu einer Zellproliferation führt, wenn ein intrathyreoidaler Jodmangel besteht. Bei ausreichendem

Jodgehalt wirkt TSH eher wachstumshemmend. Auch epidemiologische Untersuchungen (z.B. der Vergleich von Populationen in Jodmangelgebieten mit Populationen aus Gebieten mit guter Jodversorgung) zeigten, dass die Höhe der TSH-Konzentration im Blut keinen Zusammenhang mit der Größe der Schilddrüse aufweist.

In der Folge wurden mehrere Wachstumsfaktoren identifiziert und analysiert, die autokrin oder parakrin im jodarmen Schilddrüsengewebe freigesetzt werden. Sie führen zu Follikelhyperplasie (Zellvermehrung) sowie Proliferation von Fibroblasten und Gefäßen. Diese Wachstums-Faktoren sind IGF 1, EGF, TNF-α und FGF.

Bei ausreichendem thyreoidalen Jodgehalt wird ein Hemmfaktor für das Schilddrüsenwachstum (transforming growth factor b, TGF-b) in wirksamer Menge von den Schilddrüsenzellen gebildet. Bei ausreichendem Jodangebot stellen darüber hinaus die in der Thyreozytenmembran gebildeten Jodlactone einen wachstumshemmenden Faktor dar.

Die kompensatorische Follikelhyperplasie, die durch den Jodmangel ausgelöst wird, bewirkt die hauptsächliche Volumenzunahme der Schilddrüse. Die Zunahme von Bindegewebe, Gefäßen oder Interzellularsubstanz spielt eine untergeordnete Rolle. TSH hat einen eher modulierenden Einfluss auf die Wachstumsfaktoren. Es ist überwiegend verantwortlich für die Schilddrüsenhormonsynthese und -sekretion. Zusätzlich stimuliert TSH das Wachstum der Schilddrüsenzellen. Dadurch ergibt sich die Follikelhypertrophie (Vergrößerung der einzelnen Zellen). Dieses Phänomen kann während einer thyreostatischen Therapie infolge des TSH-Anstiegs als Volumenzunahme beobachtet werden.

Die heutige Vorstellung des Entstehungsmechanismus der Jodmangelstruma ist in *Abb. 41* und *Tab. 20* dargestellt.

Bei fortbestehendem Jodmangel kommt es im Laufe der Jahre auch zu degenerativen Veränderungen und Bindegewebseinlagerungen, so dass während des Wachstums der Schilddrüse zusätzlich noduläre Strukturen auftreten. Ferner entwickeln sich im weiteren Zeitverlauf autonome Areale, die in Zahl und Größe variabel sind und ebenfalls mit der Zeit an Größe zunehmen.

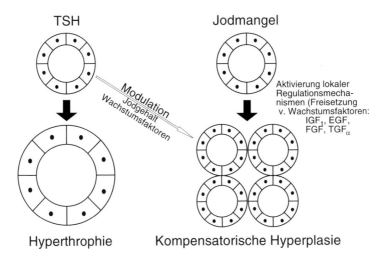

TSH   Jodmangel

Modulation Jodgehalt Wachstumsfaktoren

Aktivierung lokaler Regulationsmecha-nismen (Freisetzung v. Wachstumsfaktoren: IGF_1, EGF, FGF, TGF_α

Hyperthrophie   Kompensatorische Hyperplasie

Abb. 41: Pathogenetische Vorstellungen zur Entstehung der Jodmangelstruma (nach Hampel)

Epidemiologie

Die Jodmangelstruma ist die häufigste bekannte Endokrinopathie. Etwa 1 Mrd.! Menschen lebt derzeit weltweit in Jodmangelgebieten. Man schätzt, dass 200 Mio. Menschen einen Kropf als Folge des Jodmangels aufweisen. Bei etwa 20 Mio. Menschen in Gebieten mit extremem Jodmangel bestehen neonatale Unterfunktionen mit entsprechenden Folgen (Kretinismus).

Frühere Untersuchungen gingen für Deutschland von einer Kropfhäufigkeit von 20 bis 30% aus, wobei auch ein Nord-Süd-Gefälle angenommen wurde.
Diese Daten können aufgrund neuerer Untersuchungen, die flächendeckend in Deutschland durchgeführt wurden und die die sonographische Volumetrie einschlossen, nicht aufrecht erhalten werden.

Aktuelle Situation in Deutschland

Eine aktuelle, bundesweit durchgeführte Screening-Aktion mit Schilddrüsen-Ultraschalluntersuchungen, organisiert durch die Schilddrüseninitiative *PAPILLON* zeigt bei nahezu 100.000 18- bis 65-jährigen Männern und Frauen dass mehr als 30% der

Jodvermittelte Effekte

- Intrathyreoidaler Jodmangel bewirkt die Abgabe eines parakrinen Faktors durch die Thyreozyten.
- Fibroblasten werden zum Wachstum und zur Bildung von lokalen Wachstumsfaktoren angeregt.
- EGF, FGF, IGF 1 sind direkte Wachstumsfaktoren.
- Intrathyreoidaler Jodmangel führt zur Zellvermehrung = Hyperplasie
- Bei ausreichend hohem Jodangebot werden Jodlipide gebildet, die den stimulierenden Effekt der Wachstumsfaktoren antagonisieren.
- Jodlipide können das Schilddrüsenwachstum hemmen.

TSH vermittelte Effekte

- TSH ist kein direkter Wachstumsfaktor.
- TSH stimuliert die Schilddrüsenfunktion.
- TSH bewirkt eine Zellvergrößerung = Hypertrophie.
- Damit kommt es zu einer funktionellen Adaptation an den Jodmangel durch Proliferation infolge vermehrter TSH-Stimulation.

Tab. 20: Pathophysiologie der Entstehung der Jodmangelstruma

untersuchten Personen einen pathologischen Schilddrüsenbefund wie eine Struma bzw. knotige Schilddrüsenveränderungen haben. Keine der gescreenten Personen wusste von ihrer Schilddrüsenerkrankung. Die pathologischen Schilddrüsenbefunde nehmen deutlich altersabhängig zu und sind auch bei der männlichen Bevölkerung wesentlich häufiger nachweisbar als angenommen. So werden eine Struma und/oder Knoten bei Frauen mit 18-30 Jahren in 14,7% gefunden. Im Alter von 31-45 Jahren zeigen sich bereits 33,4% pathologische Befunde und in der Altersstufe von 46-65 Jahren kommt es zu einem weiteren signifikanten Anstieg pathologischer Schilddrüsenbefunde auf insgesamt 42,4%.

Auch bei Männern wurden viel häufiger als angenommen pathologische Schilddrüsenbefunde ermittelt.

Diese liegen bei 18- bis 30-Jährigen bei 14,2%, bei 31- bis 35-jährigen Männern bei 34,7% und im Alter von 46 bis 65 Jahren erfolgt ein Anstieg pathologischer Schilddrüsenbefunde auf 55,2%. Es muss allerdings berücksichtigt werden, dass sich die hier nachgewiesenen pathologischen Schilddrüsenbefunde in den Jahren der wesentlich schlechteren Jodversorgung entwickelt haben und nicht mit der heute deutlich verbesserten Jodversorgung für die jüngere Bevölkerung (gescreent wurde ab einem Alter von 18 Jahren) korreliert werden dürfen. Die weitere Evaluation der in der Screeningaktion *PAPILLON* erhobenen Daten wird einen enormen Wissenszuwachs zur Quantität von Schilddrüsenknoten, der Häufigkeit von Schilddrüsenautonomien und der dadurch bedingten subklinischen und manifesten Hyperthyreosen einerseits, sowie der minderspeichernden Schilddrüsenknoten andererseits ermöglichen.

Andere Ursachen *(s. Tab. 21).*
Lithium als Langzeittherapeutikum bei manisch-depressiven Krankheiten ist eines der häufigeren und bekannteren Medikamente, welches zu einer Struma führen kann.

Art der Störung	Beispiele/Bemerkungen
Exogener Jodmangel	Alimentär
Strumigene Substanzen in der Nahrung	Thiocyanate (Kohl, Bohnen, Soja, Weißklee)
	Nitrate (Gemüse, Salate)
	Zyanoglykoside (Mais, Süßkartoffel)
	Phenolderivate (Wasser)
	Flavonoide (Wasser)
	Resorcinol (Wasser)
Arzneimittel	Thyreostatika
	Strumigener Nebeneffekt:
	Phenylbutazon, Salicylate, Sulfonamide, Lithium, hohe Jodmengen, u.a.
Perioden mit gesteigertem Jodbedarf und/oder hormonelle Umstellung	Pubertät, Gravidität, Laktation
Verluste von Jod/ Hormon	Nephrotisches Syndrom, Hämodialyse
Angeborene Störungen der Hormonsynthese	s. Kap. 16.2.

Tab. 21: Co-Faktoren für die Struma-Entwicklung

Ferner kann eine exzessiv hohe Jodzufuhr über einen blockierenden Effekt zur Schilddrüsenvergrößerung führen (z.B.: erhöhte
Aufnahme von Seetang und Algen in Küstengebieten Japans).

Seltenere Ursachen
Strumen entstehen auch bei zentraler Hormonresistenz durch
ständige TSH-Stimulation.
Dem Rauchen wird ebenfalls eine strumigene Wirkung zuge-
schrieben (Erhöhung des Thiocyanat-Wertes im Serum bzw.
Störung der Thyreoglobulinsynthese).

0 a	Keine Struma
0 b	Tastbare, aber nicht sichtbare Struma
I	Tastbare und bei zurückgebeugtem Kopf eben sichtbare Struma
II	Sichtbare Struma
III	Große sichtbare Struma

Tab. 22: WHO-Klassifikation der Struma

5.2 Medikamentöse Therapie

Indikationen
• Diffuse und nodöse Strumen ohne autonome Anteile
• Strumarezidivprophylaxe nach Operation
• Subklinische oder manifeste Hypothyreose nach Operation
  oder RJT
• Ineffektivität einer vorangegangenen Monotherapie mit Levo-
  thyroxin oder Jod.

Struma diffusa
Die Behandlung mit Kombinationspräparaten aus Jod und Levo-
thyroxin ist heute Standard in der Strumatherapie.
Kombinationspräparate aus Levothyroxin und Jod wirken syner-
gistisch:
Levothyroxin führt zu einer Rückbildung der Hypertrophie der
Follikelzellen, Jod hemmt die Zellproliferation und führt zum
Rückgang der Hyperplasie.

Es stehen drei Kombinationspräparate zur Verfügung (Rote Liste: 74012, 74015, 74017).
Fixe Kombination aus Thyroxin und Jod:
- 100 µg Jod + 100 µg Levothyroxin
- 115 µg Jod und 70 µg Levothyroxin

Abgestufte Levothyroxin-Dosierung und fester Jod-Anteil:
- 50, 75, 100, 125 µg Levothyroxin mit jeweils 150 µg Jod/d (Therapie der Wahl, da individuelle Einstellung möglich).

Struma nodosa

Grundsätzlich sollte auch die Knotenstruma konservativ behandelt werden. Bevorzugt wird das Kombinationspräparat mit variablem Levothyroxin und 150 µg Jod eingesetzt.

Vor der Entscheidung, ob und welche Therapieform gewählt wird müssen folgende Fragen geklärt werden:
- Ist eine Autonomie ausgeschlossen?
- Ist ein Malignom ausgeschlossen?

Nur wenn beide Fragen mit ja beantwortet sind, ist eine Therapie sinnvoll.

Zielsetzung

Zielsetzung der Therapie ist es, das Entstehen weiterer Knoten zu verhindern und das nicht-knotige Parenchym zu verkleinern bzw. ein weiteres Wachstum zu verhindern.

Auch funktionslose benigne Knoten können sich unter konservativer Therapie verkleinern. Als Therapieerfolg wird gewertet, wenn die vorhandenen Knoten nicht wachsen und keine neuen dazukommen.

Vor einer konservativen Therapie muss klar sein, dass die vorhandenen Knoten in der Verlaufsbeobachtung hinsichtlich ihrer Wachstumstendenz und ihres Echoverhaltens kontrolliert werden müssen. Dies setzt regelmäßige Untersuchungen in mindestens einjährigem Abstand voraus.

Bestehen mehrere Knoten, ist es ratsam, die sonographische Befunderhebung nach einem festgelegten Schema durchzuführen und in einem entsprechend vorbereiteten Befundbogen einzutragen. So werden die technischen und untersucherabhängigen Fehler möglichst klein gehalten.

Dosierung

Die Dosierung sollte so gewählt werden, dass die basale TSH-Konzentration im Serum im normalen Bereich liegt (um 1,0 mU/l). Auf keinen Fall sollte eine Suppression des TSH zugelassen werden.

Bei jüngeren Menschen führt die Kombinationstherapie innerhalb der ersten sechs Monate zu einer deutlichen Volumenabnahme (20-40%). Nach diesem Zeitpunkt ist eine weitere Abnahme der Schilddrüsengröße nur noch selten.

Dauer

Die übliche Behandlungsdauer liegt bei 12 - 18 Monaten.

Danach kann die Behandlung auf eine langfristige Prophylaxe mit 200 µg Jod umgestellt werden. Kommt es hierunter zu einer erneuten Zunahme des Schilddrüsenvolumens, muss wieder auf die Kombinationstherapie zurück gestellt werden.

Bei hypothyreoter Funktionsstörung ist die Therapie dauerhaft.

Kontraindikationen

Absolut:
• Latente/manifeste Hyperthyreose
• Konkreter Malignomverdacht

Struma-Prophylaxe mit Jod

Indikation

Erhöhtes Risiko zur Entwicklung einer Jodmangelstruma bei:
- Kindern und Jugendlichen mit positiver Familienanamnese
- Erwachsenen mit positiver Familienanamnese
- Schwangeren und Stillenden
- Wachstumsprophylaxe nach medikamentöser Strumatherapie *(s. Tab. 25)*

Durchführung

- Kleinkinder und Kinder bis 10 Jahre :	100 µg Jod/Tag
- Kinder über 10 Jahre und Erwachsene:	150-200 µg Jod/Tag

Tab 23: Struma-Prophylaxe mit Jod

Relativ:
- Autonomie mit Euthyreose
- Autoimmunthyreoiditis
- Entwicklung einer latenten Hyperthyreose im Verlauf der Behandlung

Nebenwirkungen
- Thyreotoxikosis factitia, wenn die Levothyroxin-Dosis zu hoch gewählt wurde.
- Zunahme einer bestehenden Akne oder Neuauftreten einer Akne.

Kontrolluntersuchungen
Nach 3 und 12 Monaten sollte das Schilddrüsenvolumen sono-graphisch kontrolliert werden. Außerdem sind die Knoten hinsichtlich Volumenveränderung/Echoverhalten zu kontrollieren. Langfristig sind jährliche Kontrolle empfehlenswert.

Kinder/Jugendliche	Alleinige Jodtherapie, wenn keine Knoten
Dosierungen:	
Kinder < 10 Jahren	100 µg Jod/Tag
Kinder > 10 Jahren	150-200 µg Jod/Tag
Erwachsene	Kombinationstherapie
	- Dosierung individuell: nicht TSH-suppressiv
	- Zeitliche Befristung auf 1-1,5 Jahre bevorzugt
	- Im Anschluss: Prophylaxe mit 150-200 µg Jod/Tag

Tab. 24: Struma diffusa und nodosa– Medikamentöse Therapie

- Struma und subklinische Hypothyreose
- TPO-Antikörper und/oder TG-Antikörper
- Unzureichende Wirkung einer Jod-Therapie

Tab. 25: Indikationen zur Mono-Therapie der diffusen und nodösen Struma mit Levothyroxin

5.3 Operative Therapie

Es hat sich als sinnvoll erwiesen bei der Entscheidung, ob konservativ oder operativ vorgegangen werden soll, zwischen relativer und absoluter Indikation zu unterscheiden.

Für den Patienten werden dadurch die Gründe für die eine oder andere Entscheidung ersichtlich, damit steigt die Compliance. Auch für den Arzt hat diese Vorgehensweise Vorteile, da die Entscheidungen „systematischer" entstehen.

Präoperative Diagnostik
Die präoperative Diagnostik entspricht dem allgemeinen Vorgehen vor Schilddrüsenoperationen (aktuelle Laborbefunde, aktuelles Szintigramm/Sonogramm).
Bei großen Strumen sollte zusätzlich eine präoperative Röntgenuntersuchung der Trachea und des Ösophagus erfolgen.
Die Stimmbandfunktion muss grundsätzlich geprüft werden. Hilfreich ist – vor allem bei konkretem Malignomverdacht – die Durchführung einer präoperativen Feinnadelpunktion.

Vorgehensweise
Die Vorgehensweise der chirurgischen Sanierung richtet sich nach dem Konzept der funktionskritischen Resektion:
• Beseitigung aller nachweisbaren knotigen Veränderungen
• Belassung eines vollständig knotenfreien Restes
• Weitestmöglicher Erhalt gesunden Gewebes.

Als Standardvorgehen gilt die intraoperative Darstellung des

Absolute Indikationen
Konkreter Malignomverdacht
Mechanische Beeinträchtigung
- Trachea-Einengung > 50%, Tracheomalazie
- Ösophagus-Einengung/-Verlagerung
- Einflußstauung

Relative Indikationen
- Kein Ansprechen auf medikamentöse Therapie (Wachstumstendenz)
- Subjektive Beschwerden
- Größenzunahme
- Szintigraphisch kalter Knoten und subjektive Beschwerden ohne konkreten Malignomverdacht
- Dystopes Schilddrüsengewebe ohne Größenzunahme und ohne Beschwerden
- Mediastinale Struma ohne Größenzunahme und ohne Beschwerden.

Tab. 26: Indikation zur Operation der Struma mit Euthyreose

Stimmbandnervs. Viele Zentren wenden ein Neuromonitoring-Verfahren an.

Risiken

Spezifische Risiken des chirurgischen Vorgehens sind die Recurrensparese (permanent, passager) und der postoperative Hypoparathyreoidismus (permanent, passager).

Andere Risiken, wie Nachblutung, Parese des N. laryngeus superior und Infektionen sind vernachlässigbar.

Die Wahrscheinlichkeit, mit der diese Komplikationen eintreten, hängt vom gegebenen spezifischen Befund und von der Erfahrung des Operateurs ab. Die Größenordnung für eine permanente Recurrensschädigung liegt in erfahreneren Zentren bei Erstoperationen unter 1%.

Ein permanenter Hypoparathyreoidismus tritt in der Regel nur bei totaler Entfernung bei Schilddrüsenkarzinom auf.

Seit etwa zwei Jahren wird in gewissem Umfang das minimal-invasive chirurgische Vorgehen eingesetzt. Nach ersten publizierten Veröffentlichungen scheint die Rate an Komplikationen bei diesem Verfahren deutlich niedriger zu sein.

5.4 Rezidivprophylaxe und Verlaufskontrollen nach Operation

Die Rezidivprophylaxe ist obligat. Die Wahl der Maßnahme ist abhängig vom individuellen morphologischen Befund, dem Lebensalter und der Funktion.

Neueste Daten zeigen, dass bei sonographisch unauffälliger Restschilddrüse mit normalem Volumen und normaler Funktion eine effektive postoperative Strumarezidivprophylaxe nur mit der Kombination von Schilddrüsenhormon und Jod erreicht werden kann.

	Jod		Levothyroxin
Normal große Rest-schilddrüse, morphologisch unauffällig, euthyreote Funktion, keine Autoimmun-thyreoiditis	150 µg	plus	individuelle Dosis ermittlung, THS im Referenzbereich
Latente oder manifeste Hypothyreose			individuelle Dosis-ermittlung, TSH im Referenzbereich
Autoimmunthyreoiditis	–		individuelle Dosis-ermittlung, TSH im Referenzbereich Zuätzlich: Selen

Hypocalcämie bei Hypoparathyreoidismus

Calcium-Substitution: Individuelle Einstellung, meist jedoch Mindestmenge 1000 mg täglich	Calcitriol oder Dihydrotachysterol Substitution: individuell, CAVE: Bei Präparaten mit längerer biologischer Halb-wertzeit Gefahr der Überdosierung und der artifiziellen Hyperkalzäme

Tab. 27: Rezidivprophylaxe/Substitutionstherapie nach Operation

In der Regel ist bei einem Restvolumen von <10 ml eine Levo-thyroxin-Substitution notwendig, da bei diesen Volumina meist eine latente oder manifeste Hypothyreose auftritt.

Bei latent oder manifest hypothyreoter Stoffwechsellage wird die Dosierung individuell ermittelt. Aktuelle Untersuchungen zeigen, dass offensichtlich alle Patienten postoperativ von einer Kombi-nationstherapie aus Jod und Schilddrüsenhormonen profitieren:

1. im Sinne einer Prävention der Rezidivstruma,
2. im Hinblick auf eine besser verträgliche Schilddrüsen-hormondosierung in der Kombination mit Jod und
3. profitieren von der Kombinationstherapie auch Patienten mit kleinerem Schilddrüsenrest und Hypothyreose.

5.5 Radiojodtherapie

Die Radiojodtherapie ist ein äußerst wirksames Verfahren zur Volumenreduktion. Sie spielt allerdings bei benignen Strumen mit Euthyreose nur eine geringe Rolle. Die Radiojodtherapie zur Verkleinerung wird grundsätzlich dann eingesetzt, wenn ein operatives Vorgehen nicht wünschenswert oder nicht möglich erscheint.

Durchführung
Für die Behandlung wird eine Energiedosis von 100-150 Gy angestrebt. Die Berechnung der erforderlichen Radiojodmenge ist in *4.1.3* beschrieben.

Ergebnisse
Nach eigenen Beobachtungen kommt es regelmäßig zu einer Verkleinerung um mindestens 30%. In Einzelfällen werden sogar Volumenverkleinerungen um bis zu 90% erreicht.

Komplikationen/Risiken
Die strahlenbedingte Thyreoiditis ist extrem selten. Sie tritt nur bei sehr großen Schilddrüsen auf, die mit hohen Aktivitätsmengen behandelt werden.
Sie sind durch lokale Maßnahmen (Kühlung) und systemische Gabe von Antiphlogistika auf nicht stereoidaler Basis gut beherrschbar. Kortikosteroide sind nur in Ausnahmefällen erforderlich.

Indikationen	Kontraindikationen
- Kein Ansprechen auf konservative Therapie (weiteres Wachstum)	- Konkreter Malignomverdacht
- Rezidivstruma mit Wachstumstendenz trotz konservativer Therapie	- Keine ausreichende RJ Aufnahme
- Bestehende Recurrensparese	- Schwangerschaft
- Wunsch des Patienten	- Stillperiode
- Multimorbidität, die ein operatives Vorgehen nicht ermöglicht	
- Kontraindikation zum operativen Vorgehen	

Tab. 28: Indikationen/Kontraindikatioen zur Radiojodtherapie bei Struma

Bei Patienten mit bereits vorbestehender hochgradiger Trachea-einengung sollte immer eine begleitende Kortikosteroid-Therapie durchgeführt werden, um die Gefahr einer vorübergehenden Zunahme des Strumavolumens gering zu halten. Im Zweifel sollte hier die Operation als Therapie der ersten Wahl angesehen werden.

Die individuelle zur Therapie ermittelte Radiojodmenge kann auch fraktioniert in kleineren Einzeldosen verabreicht werden, um damit die Gefahr einer Strahlenthyreoiditis oder einer vorübergehenden Atemwegsbehinderung zu verhindern.

Nachsorge

4-6 Wochen nach RJT findet eine erste Funktionsprüfung statt. Eine weitere Nachuntersuchung 3 Monate nach RJT umfasst neben den Laborwerten die Bildgebung (Sonographie/Szintigraphie) und dokumentiert den Behandlungserfolg.

Die Rezidivprophylaxe richtet sich nach der Größe des verbliebenen Gewebes.

Bei Euthyreose wird eine Monotherapie mit Jod oder eine Kombinationstherapie aus Jod und Levothyroxin zur Rezidivprophylaxe eingesetzt, bei kleinen Resten eine reine Substitutionstherapie mit Levothyroxin, deren Dosierung individuell ermittelt werden muss. Aktuelle Untersuchungen zeigen das offensichtlich alle Patienten postoperativ von einer Kombinationstherapie aus Jod und Schilddrüsenhormonen profitieren. Sowohl im Sinne einer Prävention der Rezidivstruma als Kombination mit Jod, als auch bei Patienten mit kleinerem Schilddrüsenrest und Hypothyreose.

Erfahrungsgemäß kann sich auch noch nach vielen Monaten, sogar Jahren, eine Hypothyreose entwickeln, daher sind langfristig Kontrolluntersuchungen in jährlichen Abständen erforderlich.

5.6 Der „kalte" (hypofunktionelle) Schilddrüsenknoten

Die Problematik des szintigraphisch „kalten", d.h. funktionslosen Schilddrüsenknotens besteht in der richtigen Indikationsstellung entweder zur Operation oder zur beobachtenden Verlaufskontrolle unter konservativer Strumatherapie.

Die Vorgehensweise und die zugrunde liegenden Entscheidungsabläufe sind in der nachstehenden flussschematischen Übersicht (nach *Saller*) dargestellt.
Die Vorgehensweise richtet sich zunächst nach dem Erscheinungsbild einer knotigen Veränderung in der Sonographie. Hier ist die Unterscheidung zwischen echoarm, echonormal und echoreich wichtig. Nur echoarme Knoten fallen in die Kategorie „verdächtig". Das zweite Entscheidungskriterium betrifft die Größe. Knoten < 0,5 cm werden zunächst im Intervall von 12 Monaten beobachtet.

Bei Knoten zwischen 5 und 10 mm besteht ein Kontrollintervall von 6 Monaten.

Bei Knoten ab 1 cm wird die Feinnadelpunktion empfohlen, wenn die Kriterien – echoarm und szintigraphisch kalt – vorliegen.

Die Verfahrensweise der Feinnadelpunktion ist in Abschnitt *3.3.4* beschrieben. Sie wird immer sonographiegesteuert durchgeführt.
Wichtig ist die Zusammenarbeit mit einem erfahrenen Zytologen.
Je nach Ergebnis der Feinnadelpunktion wird dann entweder konservativ therapiert bzw. weiter beobachtet oder operiert.
Eine Operation kann auch aus diagnostischer Sicht notwendig werden, wenn der zytologische Befund eine Unterscheidung zwischen Malignom und Adenom nicht zulässt. Dies ist bei der Diagnose follikuläre Neoplasie zu beachten. In der Regel wird der Zytopathologe den Befundbericht so abfassen, dass er von sich aus eine operative Klärung empfiehlt.

Bei solitären Knoten, bei denen die hier beschriebene Vorgehensweise nicht zufrieden stellend ist oder bei denen trotz mehrfacher Punktion kein eindeutiges Ergebnis erreicht wird, sollten operiert werden.

Hierbei erscheint die Möglichkeit der minimalinvasiven Chirurgie (MIC) sehr attraktiv, das Problem einer möglichen Malignität zu lösen ohne den Aufwand einer „klassischen" Operation.
Der „kalte" Knoten ist in der täglichen Routine eine häufige Entität. Er stellt einen zum Teil recht hohen Anspruch an die Beratungstätigkeit, insbesondere bei ängstlichen Patienten oder solchen, die eine Zweit- oder Drittmeinung einholen.
Das differentialdiagnostische Vorgehen bei knotigen Veränderungen ist in untenstehender Übersicht dargestellt (nach *Saller)*.

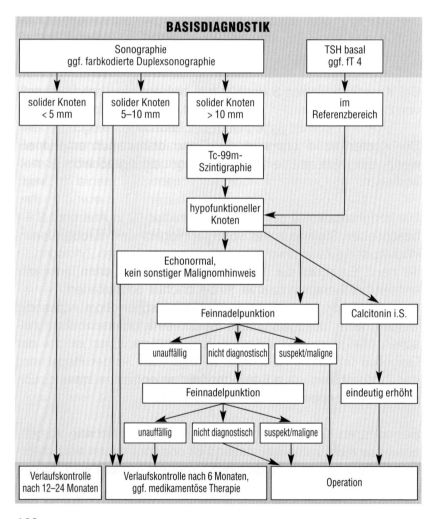

5.7 Schilddrüsenzyste

Bei Zysten empfiehlt sich der Versuch einer sonographisch kontrollierten Punktion, vor allem, wenn lokale Beschwerden angegeben werden.

Durch Aspiration in die Spritze wird versucht, die Gewebsflüssigkeit vollständig zu entfernen. Nach der Punktion empfiehlt sich eine Kontrollsonographie, um den Punktionserfolg zu dokumentieren. Nativausstriche oder Ausstriche des Sedimentes der Zystenflüssigkeit werden zytologisch untersucht. Bei solidem Gewebe innerhalb der Zyste sollte auch versucht werden, aus dem soliden Anteil gesondert Punktionsmaterial zu gewinnen, da z.B. auch ein zystisch degeneriertes Schilddrüsenkarzinom vorliegen kann.

Größere Zysten neigen in etwa 80% zu Rezidiven. Daher sollte bei erneuter Füllung der Zystenhöhle und mehrfacher erfolgloser Punktion eine chirurgische Sanierung (eventuell minimal-invasive Chirurgie) angestrebt werden. Kleinere Zysten werden meist nur einmal punktiert und im weiteren Verlauf sonographisch beobachtet.

Von einigen Autoren wurde vorgeschlagen, Zysten durch Einbringen eines Fibrinklebers oder auch durch Instillation von Ethanol dauerhaft zu sanieren. Die Erfolgsraten sind jedoch nicht höher als bei einer einfachen Punktion. Wichtig ist, den Patienten aufzufordern, nach der Punktion längere Zeit die Punktionsstelle zu komprimieren, um dadurch die Adhäsion der Zystenwände zu fördern.

6 Funktionelle Autonomie der Schilddrüse

6.1 Pathogenese und Epidemiologie

Autonome Zellen sind von der übergeordneten hypophysären Regulation unabhängig d.h. ihre metabolische Aktivität unterliegt nicht mehr der TSH-Stimulation. Die Zahl und Aktivität der funktionell autonomen Follikel bestimmt die Funktion der Gesamtschilddrüse. Ist die Zahl und Aktivität gering, besteht ein normaler Regelkreis. Bei zunehmender Zahl und Aktivität verschiebt sich die Stoffwechsellage immer mehr in Richtung Hyperthyreose. Spiegelbildlich wird der hypophysäre Regelkreis zurück gefahren, bis das TSH im Serum nicht mehr messbar ist. Dementsprechend kann auch die klinische Symptomatik eine sehr große Bandbreite einnehmen: von nicht vorhandenen Symptomen bis stärksten Hyperthyreosesymptomen.

In Abhängigkeit von der Menge funktionell autonomer Zellen ergibt sich peripher eine Euthyreose, eine latente oder eine manifeste Hyperthyreose. Die Autonomie kann zusammen mit anderen Schilddrüsenkrankheiten vorkommen: Struma, Knoten, Autoimmunopathien (Hashimoto-Thyreoiditis, M. Basedow).

Molekulare Ebene

Autonome Zellen zeichnen sich dadurch aus, dass sie TSH-unabhängig wachsen und Hormon produzieren. Verantwortlich dafür sind Mutationen in Gensequenzen des TSH-Rezeptors.

Die Mutationen verursachen eine Stimulation des Rezeptors und der nachgeschalteten Signalkette. Dadurch kommt es unabhängig vom TSH zu einer so genannten konstitutiven Aktivierung des Rezeptors und der nachgeschalteten Signalkette. Sowohl Wachstum als auch Funktion der Schilddrüsenepithelzellen werden durch die Signaltransduktionskaskade des cAMP übermittelt (stimuliert).

Der TSH-Rezeptor ist über das G-Protein 5-α-s an diese cAMP-Kaskade gekoppelt. TSH übt seine Funktionen überwiegend über diesen Weg aus.

Untersuchungen des TSH-Rezeptorgens in autonomen Adenomen führten zur Identifizierung von unterschiedlichen Punktmutationen. Diese lassen sich im Knotengewebe, jedoch nicht im umgebenden gesunden Gewebe nachweisen, somit handelt es sich um somatische Mutationen.

Daneben sind selten auch Keimbahnmutationen vorhanden. Es wurden eine Reihe von Familien mit solchen TSH-Rezeptormutationen identifiziert. Diese Form der hereditären familiären Hyperthyreose wird als familiäre, nicht-autoimmune Hyperthyreose beschrieben. Sie muss in der Differentialdiagnostik der neonatalen oder kindlichen Immunhyperthyreose berücksichtigt werden.

Autonome Zellen haben offensichtlich einen Wachstumsvorteil gegenüber nicht veränderten Zellen. Sie werden bei chronischem Jodmangel – wahrscheinlich über die Stimulation lokaler Regulationsmechanismen, ähnlich denen bei der Entstehung der Struma – zu Wachstum und Vermehrung angeregt. Dadurch kommt es irgendwann im Zeitverlauf zu einer klinisch relevanten Autonomie.

Autonomie-Formen
Die Verteilung der autonomen Zellen innerhalb der Schilddrüse bestimmt das szintigraphische Erscheinungsbild.

Ätiologie	
- Somatische TSH-R-Mutation	
- Chronischer Jodmangel	
- Angeborene TSH-R-Mutation (selten)	
Erscheinungsform im Szintigramm	
Unifokal:	ca. 30%
Multifokal:	ca. 50%
Disseminiert:	ca. 20%

Tab. 29: Ätiologie und Erscheinungsform der funktionellen Autonomie

Abhängigkeit von der Jodversorgung
Die Aktivität der autonomen Zellen hängt auch von der Jodversorgung ab. In Jodmangelgebieten kann längere Zeit eine Euthyreose bestehen, da Jod nur in geringeren Mengen zur Verfügung steht. Erst bei abrupter Erhöhung der Jodzufuhr (z.B. in Form von Röntgenkontrastmittel) kann dann eine Hyperthyreose in kurzem zeitlichen Abstand auftreten.

Die Wahrscheinlichkeit, dass eine Schilddrüsenautonomie klinisch relevant wird, steigt mit dem Lebensalter und der Größe der Struma.

Bei älteren Patienten (> 60 Jahre) mit einer vergrößerten und knotig umgewandelten Struma ist in über 50% der Fälle mit dem Vorliegen einer Autonomie zu rechnen. Es hängt von der individuellen Jodzufuhr ab, wann und in welchem Ausmaß eine Hyperthyreose auftritt.

Daher muss bei älteren Menschen eine relevante Autonomie der Schilddrüse ausgeschlossen werden, wenn diagnostische oder therapeutische Maßnahmen geplant sind, bei denen eine hohe Jodzufuhr eintritt, z.B. vor Gabe jodhaltiger Kontrastmittel, Einsatz externer jodhaltiger Mittel oder einer Therapie mit Amiodaron.

Sondersituationen

Autonome Schilddrüsenzellen können in Struma diffusa wie in knotig veränderten Schilddrüsen auftreten. Auch die Kombination „kalter", funktionsloser knotiger Veränderungen mit einer uni- oder multifokalen Autonomie ist kein seltenes Bild. Daneben kann auch gleichzeitig eine Autoimmunthyreoiditis bestehen, die bereits zuvor vorhanden war oder später auftritt. Wenn die Autoimmunthyreoiditis gleichzeitig zur Atrophie führt, kann eine Hyperthyreose über längere Zeit kompensiert werden oder ganz ausbleiben. Es können sogar Situationen auftreten, in denen durch die Atrophie eine Unterfunktion entsteht, obwohl szintigraphisch nachweisbare Autonomien vorhanden sind.

6.2 Symptome und Klinik

Die klinischen Symptome bei der funktionellen Autonomie sind aufgrund der meist recht langsamen Entwicklung äußerst variabel. Die Stoffwechsellage ist zu Beginn euthyreot und kann sich später in eine vorlatente Phase, bis zur latenten und manifesten Hyperthyreose entwickeln. Viele Patienten gewöhnen sich zudem aufgrund des langsamen Verlaufs an die Symptome.

Auch die Manifestation in Bezug auf das Lebensalter spielt hinsichtlich der Klinik eine Rolle. In diesem Punkt unterscheidet sich die Hyperthyreose auf dem Boden einer funktionellen Autonomie deutlich von der auf dem Boden einer Immun-hyperthyreose. Bei der Immunhyperthyreose sind die klinischen Symptome zeitlich meist relativ eng fassbar, während bei der funktionellen Autonomie aufgrund der langsamen Entwicklung der Beginn der Symptomatik oft nicht mehr erinnerlich ist.

Manifeste Hyperthyreose
Im Folgenden sind die Auswirkungen des Überschusses an Schilddrüsenhormon auf die einzelnen Organsysteme beschrieben. Sie sind keineswegs immer alle gleichzeitig vorhanden, oft steht nur ein Symptom im Vordergrund, wie z.B. kardiale Beschwerden.

Herz-Kreislauf-System
Typisch ist die Sinustachykardie. Bei älteren Patienten steht oft die Rhythmusstörung im Vordergrund. Aufgrund einer relativen Insuffizienz kommt es zu Kurzatmigkeit und Ödembildung in den unteren Extremitäten. Typisch ist auch der Anstieg des systolischen Blutdrucks bei eher niedrigem diastolischen Wert.
Der Befund einer großen Blutdruckamplitude und die höhere Schlagfrequenz des Herzens verursachen ein subjektives „Pochen", welches sich im Hals- und Kopfbereich fortsetzt und als Palpitation bezeichnet wird.

Magen-Darm-Trakt
Die Beschleunigung der Magen-Darm-Passage kann sich klinisch in Form von kolikartigen Beschwerden äußern. Die raschere Darmpassage bewirkt eine geringere Ausnutzung der Nahrung. Durch den Verlust von Kalorien ist eine Abnahme des Körpergewichts möglich.
Zu Beginn der Hyperthyreose kann jedoch die Appetitsteigerung mit vermehrter Nahrungszufuhr sogar zu einer Gewichtszunahme führen. Nicht untypisch ist zu Beginn allerdings der Appetitverlust und das Gefühl der „Magenverstimmung".

Bei älteren Patienten darf nicht unterschätzt werden, dass die Insulinresistenz erhöht wird, und dadurch der Insulinbedarf steigt. Bei Diabetikern kommt es häufig zu einem Anstieg der benötigten Insulindosis.

Haut
Die Haut ist warm, gut durchblutet und eher rötlich und feucht. Sie fühlt sich samtartig an. Der erhöhte Metabolismus führt zu einer Steigerung des Energieverbrauchs, die in Form von Wärme abgeleitet wird. Daher schwitzen hyperthyreote Patienten häufig. Die Beschleunigung des Haarwachszyklus führt zu Haarausfall.

Psyche
Die erhöhte Stoffwechselaktivität in den Nervenzellen und den Nervenbahnen führt zu Unruhe, Reizbarkeit, Rastlosigkeit, Ungeduld, Schlaflosigkeit, Tremor und emotionaler Labilität. Dies sind Symptome, die für den Betroffenen häufig im Vordergrund stehen und auch von Familienangehörigen und engen Bekannten als störend empfunden werden.

Muskulatur
Die erhöhte Nervenleitgeschwindigkeit führt zu rascheren Kontraktionen der Muskulatur. Typisch ist daher ein feinschlägiges Zittern der Hände. Durch den erhöhten Stoffwechsel ergibt sich eine katabole Situation, wodurch es infolge des vermehrten Abbau von Eiweiß zu Muskelatrophien und Muskelschwäche kommt. Die Patienten fühlen sich schwach und kommen bei kleinsten Anstrengungen außer Atem.

Skelettsystem
Im Skelettsystem entsteht eine Beschleunigung der Knochenabbaurate, so dass mittel- bis langfristig ein Kalziumverlust eintritt. Besonders bei menopausalen Frauen ohne Hormonersatztherapie besteht damit die Gefahr der beschleunigten Entwicklung einer Osteoporose.

Laborparameter
Es kommt zum Anstieg der Leberenzyme GOT, GPT und Gamma-GT. Gelegentlich sind erniedrigtes Cholesterin und erhöhtes Kalzium nachweisbar.

Sexualorgane, weiblicher Zyklus
Bei Frauen kommt es zu Zyklusstörungen bis hin zu Amenorrhoe und Infertilität. Bei Männern kann es zu Impotenz und Gynäkomastie kommen. Regelmäßig findet man einen Anstieg des Sexualhormonbindenden Globulins.
Die Besonderheiten in Schwangerschaft und Stillzeit sind im Kapitel *15* beschrieben.

Latente Hyperthyreose (= subklinische Hyperthyreose)
Eine subklinische Hyperthyreose ist definiert als Erniedrigung des basalen TSH oder eine eingeschränkte TSH-Antwort nach TRH-Stimulation, wenn gleichzeitig die Schilddrüsenhormonkonzentration noch im Referenzbereich liegt.
Diese laborchemisch definierte Situation kann bestehen, ohne dass klinische Symptome vorliegen (Zufallsbefund). In diesem Fall ist keine Behandlung notwendig.

Probatorische Thyreostase
Bereits im Stadium der latenten Hyperthyreose können Beschwerden bestehen.
Die Entscheidung, ob ein klinisches Symptom eindeutig einer latenten Hyperthyreose zugeordnet werden kann, ist manchmal schwierig. So können z.B. bei postmenopausalen Frauen Symptome des Östrogenmangels denen der Hyperthyreose ähnlich sein.

In differentialdiagnostische Überlegungen kann ein befristeter Behandlungsversuch eingebunden werden. Es wird beobachtet, ob sich bestimmte klinische Symptome unter der Thyreostase verbessern. In diesem Fall wäre dann eine Indikation für eine definitive Therapiemaßnahme gegeben.

6.3 Diagnostik

Allgemeine Diagnostik
• Inspektion und Palpation
• Körperliche Untersuchung
• Blutdruck
• Auskultation
• Puls
• Reflexverhalten
• Augenbeteiligung (Differentialdiagnostik: Immunhyperthyreose).

Laborparameter
• Basales TSH, freies T_4, T_3 oder freies T_3
• Differentialdiagnostische Überlegungen: TSH-R-AK und TPO-AK
• Allgemeine Laborwerte:
  Blutsenkung (Differentialdiagnose: Thyreoiditis de Quervain),
  Leberenzymwerte, Cholesterin, alkalische Phosphatase,
  Differentialblutbild, Blutzucker.

Bildgebende Verfahren
Sonographie
Etwa 75% aller unifokalen Autonomien zeigen sonographisch eine echoarme Binnenstruktur, meist mit zentral zystischen Anteilen. 25% der autonomen Bezirke sind echonormal oder echoreich. Die farbkodierten Dopplersonographie zeigt häufig eine vermehrte Durchblutung des Randbereichs (s. Abb. 20).
Die Sonographie hat eine hohe Sensitivität zum Nachweis von Herdbefunden, jedoch lässt sich auch durch Hinzuziehung der farbkodierten Dopplersonographie die Diagnose einer thyreoidalen Autonomie nicht stellen. Daher ist bei fokalen Parenchymveränderungen im Sonogramm in jedem Fall eine quantitative Szintigraphie der Schilddrüse notwendig.

Differentialdiagnostische Aussagen der Sonographie
Echoarmut und vermehrte Durchblutung (farbkodierte Dopplersonographie) sprechen eher für ein Autoimmungeschehen. Allerdings können Immunhyperthyreose und Autonomie gemeinsam auftreten.

Quantitative Szintigraphie

Den im Sonogramm gefundenen Herdbefunden werden mögliche Mehrspeicherungen zugeordnet.

Die funktionelle Aktivität kann anhand des globalen Uptakes ermittelt werden.

Der Gesamt-Uptake muss nicht unbedingt erhöht sein, eine stark erhöhte globale Aktivitätsaufnahme spricht eher für einen Morbus Basedow.

Auch regionale Uptake Messungen (z.B. heiße Knoten) sind möglich. In der Regel wird die Aktivitätsverteilung deskriptiv beurteilt, d.h., die Größe und Lage fokaler Mehrspeicherungen wird dokumentiert.

Disseminierte oder kleinknotige multifokale Autonomien stellen sich im Szintigramm häufig als sehr inhomogene szintigraphische Mehrspeicherungen dar. Neben fokalen Mehrspeicherungen können auch kalte Areale vorkommen, so dass sich das szintigraphische Bild in Zusammenschau mit dem sonograpischen Befund sehr komplex darstellen kann.

Die Szintigraphie ist das einzige Verfahren, mit dem funktionelle Autonomien bewiesen werden können. Je nach Menge des autonomen Parenchyms stellt sich das gesunde, regelbare Schilddrüsengewebe normal- oder minderspeichernd neben den autonomen Bezirken dar *(s. Abb. 34-37)*.

Sondersituation

Die Begriffe „kompensiert" oder „dekompensiert", die sich auf das szintigraphische Bild beziehen, sind heute nicht mehr gebräuchlich. Der Begriff „kompensiert" wurde früher verwendet, wenn nur durch eine Suppressionsszintigraphie eine Autonomie zu „demaskieren" war. Bei Vorliegen „dekompensierter" autonomer Bezirke ist die Speicherung im perinodulären, nicht der Autonomie unterliegenden, Schilddrüsengewebe aufgrund der supprimierten endogenen TSH-Stimulation vermindert *(s. Abb. 34)*. Ist das Volumen des autonomen Gewebes gering und der zentrale Regelkreis nicht völlig supprimiert, kann sich der Nachweis einer fokalen funktionellen Autonomie schwierig gestalten.

Feinnadelpunktion und zytologische Untersuchung

Diese Maßnahme ist bei isolierten „heißen" Knoten in der Regel nicht erforderlich.

Differentialdiagnostische Überlegungen

Die wichtigste Maßnahme ist die Abgrenzung der disseminierten Autonomie gegenüber einer Immunhyperthyreose vom Typ Morbus Basedow.

Die Bestimmung der TSH-Rezeptor-Antikörper (ggf. TPO-Antikörper) erlaubt in über 90% die Diagnose. Sind TSH-R-AK positiv, liegt in jedem Fall eine IHT vor, allein oder in Koinzidenz mit der Autonomie (Marine-Lehnhart-Syndrom). Bei Vorliegen von endokrinen Augenzeichen muss auch bei negativen TSH-R-AK an die Möglichkeit einer gleichzeitigen Immunhyperthyreose gedacht werden.

Seltenere Formen der Hyperthyreose

- Frühstadium einer Hashimoto-Thyreoiditis (Leitsymptom: geringere Klinik)
- Thyreoiditis de Quervain (Leitsymptom: schmerzhafter Lokalbefund)
- Schwangerschaftshyperthyreose (Leitsymptom: erhöhtes hCG in der Frühschwangerschaft)
- Frühstadium einer Postpartum-Thyreoiditis (richtungsweisend: Postpartalzeit)
- Medikamenteninduzierte Thyreoiditis (Amiodaron, Interferon: Anamnese, Jodausscheidung)
- Blasenmolenchorionkarzinom oder Hodentumor (Leitsymptom: erhöhtes hCG)
- Sekundäre Hyperthyreose (Leitsymptom: TSH erhöht)

Von diesen Hyperthyreoseformen muss die so genannte Hyperthyroxinämie abgegrenzt werden.

Dieser Zustand findet sich, wenn T_4 und/oder T_3 erhöht sind, TSH jedoch normal.

Diese laborchemisch definierte Konstellation findet sich bei Situationen, in denen die Bindungsproteine (TBG und auch SHBG)

erhöht sind, z.B. bei Schwangerschaft, Einnahme von Ovulations-
hemmern/postmenopausale Hormonersatztherapie, genetisch bedingter TBG-Erhöhung, familiäre Dysalbuminämie, Leberzirrhose,
Konversionsstörung und Schilddrüsenhormonresistenz.

6.4 Therapie

Folgende Verfahren stehen zur Verfügung:
• Thyreostatika
• Operation
• Radiojodtherapie
• Alternatives Verfahren: perkutane Äthanolinjektion.

Indikationen
Manifeste/latente Hyperthyreose mit eindeutiger Symptomatik
Behandlungspflicht ist gegeben, wenn Symptome einer Überfunktion bestehen, eine selbstlimitierende Form (s. „seltenere Formen
der Hyperthyreose") ausgeschlossen sind **und** die Stoffwechselsituation des Patienten latent bzw. manifest hyperthyreot ist.

Euthyreose
Bei Autonomie und noch euthyreoter Stoffwechsellage mit *fehlender* klinischer Symptomatik wird ein Zuwarten mit regelmäßigen
TSH-Kontrollen (6-monatige Abstände) empfohlen. Da die funktionelle Autonomie keine Spontanheilung aufweist (abgesehen von
sehr seltenen Fällen, bei denen eine zystische Degeneration eines
autonomen Knotens eingetreten ist), muss dem Patienten vermittelt
werden, dass eine definitive Therapiemaßnahme notwendig wird.
Lediglich die Frage des Zeitpunktes der Maßnahme kann variieren.

Latente Hyperthyreose
mit fraglichen thyreogenen Symptomen
Bei fraglichem Zusammenhang der klinischen Symptomatik mit
latenter Hyperthyreose kann ein probatorischer Behandlungsversuch mit Thyreostatika unternommen werden:
• 10 mg Thiamazol täglich über 4-5 Wochen

• Beobachtung der klinischen Symptome des Patienten
• Dokumentation des TSH-Anstiegs.
Bei Verbesserung der klinischen Symptome: Definitive Behandlungsindikation. Keine Änderung der Symptomatik: Abwarten.

Jodzufuhr
Allen Patienten, bei denen die Behandlung hinausgeschoben wird, muss die Notwendigkeit vermittelt werden, die Zufuhr größerer Jodmengen zu vermeiden. Stehen diagnostische (z.B. Koronarangiographie) oder therapeutische Maßnahmen (z.B. Amiodaron) unmittelbar bevor und sind nicht verschiebbar, muss im Einzelfall entschieden werden, ob eine definitive Therapie vorgezogen wird.
Die Vorgehensweise bei notwendig werdender Jodzufuhr ohne vorherige definitive Sanierung der Schilddrüse: *s.9.*
Die aktive Zufuhr von Jod in Form von Tableten sollte vermieden bzw. eine Therapie mit Jod (relative Kontraindikation) abgesetzt werden.

- Thyreostatika	überbrückende, nicht definitive Therapiemaßnahme
- Radiojodtherapie	definitiv (ablativ)
- Operation	definitiv (ablativ)
- Alkoholinstillation	definitiv

Tab. 30: Therapeutische Möglichkeiten bei funktioneller Autonomie

6.4.1 Thyreostatische Therapie

Indikationen
Die thyreostatische Therapie ist nur eine überbrückende Maßnahme (vor Operation, vor Radiojodtherapie) zum Erreichen der Euthyreose. Dies muss im ersten Gespräch mit dem Patienten vermittelt werden. Ausnahme: Langzeitthyreostase bei Patienten, die aufgrund ihres Alters und/oder Multimorbidität keiner definitiven

Therapiemaßnahme mehr zugeführt werden können.

Die Einleitung einer thyreostatischen Therapie ist grundsätzlich indiziert, wenn eine manifeste Hyperthyreose vorliegt.

Sie dient überbrückend der Wiederherstellung einer euthyreoten Stoffwechsellage.

Eine latente Hyperthyreose wird dann thyreostatisch behandelt, wenn der Zusammenhang zwischen Symptomen (wenn vorhanden) und latenter Hyperthyreose eindeutig ist.

Der Wirkungseintritt ist verzögert (etwa 1-2 Wochen), da nur die Neubildung von Hormon gehemmt wird und das bereits gebildete Hormon aufgrund seiner HWZ noch einige Zeit vorhanden ist.

Kontraindikationen
Vorbekannte Nebenwirkungen

Anamnese
Körperliche Untersuchung

Laborparameter
- Basisdiagnostik
  fT_4, fT_3 (T_3), TSH
- Erweiterte Diagnostik bei: DD andere Hyperthyreoseformen
  TSH-R-AK, TPO-AK, (Tg-AK)
- Allgemeine Laborparameter (fakultativ)
  BKS (DD: Thyreoiditis de Quervain)
  Leberenzyme
  Alk. Phosphatase
  Blutbild.

Bildgebung
- Sonographie
- Farbkodierte Dopplersonographie
- Quantitative Szintigraphie .

Feinnadelpunktion
- bei kalten Knoten.

Weitere Untersuchungen (fakultativ)
- Ophtalmologische Untersuchung (DD: Immunhyperthyreose)
- EKG

Tab. 31: Diagnostik bei funktioneller Autonomie

Relative Indikationen
Selbstlimitierende Hyperthyreosen

Nebenwirkungen/Maßnahmen bei Nebenwirkungen *s. 4.1.1.5*

Dosierung

Die Dosierung richtet sich nach der Höhe der fT_4- und/oder T_3/fT_3-Konzentration und der klinischen Symptomatik.

Es wird üblicherweise mit einer niedrigen Dosierung begonnen, 20 mg Thiamazol pro Tag sollten nur in Ausnahmen überschritten werden.

Höhere Dosierungen können bei sehr stark erhöhten Blutwerten und bei Kontamination mit Jod (hohe Jodausscheidung im Harn) notwendig werden. Bei Jodkontamination ist die Thyreostatika-Wirkung herabgesetzt.

Nach Erreichen einer euthyreoten Stoffwechsellage wird eine Dosisreduktion notwendig.

Dauer

In der Regel ist nach 3-6-wöchiger Behandlung die Euthyreose erreicht. Der zeitliche Abstand zur definitiven Maßnahme wird dann mit einer niedrigeren Dosis überbrückt.

Kontrollen

Anfangs nach 2 Wochen, danach in 4-wöchigen Abständen: TSH, fT_4, T_3/fT_3, Leberenzyme, Differentialblutbild.

6.4.2 Chirurgische Therapie

Die Operation als Primärmaßnahme wird grundsätzlich in Euthyreose unter thyreostatischer Therapie durchgeführt.

Ausnahmen existieren nur in Notfallsituationen bei einer thyreotoxischen Krise, jodindizierte Hyperthyreose oder Abbruch der Thyreostase bei schweren Nebenwirkungen.

Indikationen

• Die Operation als Primärtherapie der Autonomie wird
  empfohlen, wenn folgende zusätzlichen Befunde vorliegen:
• Großes Schilddrüsenvolumen (> 80 ml)

- Lokale Komplikationen, wie Tracheaeinengung > 50%, Tracheomalazie, Einengung des Ösophagus – meist kombiniert mit klinischen Beschwerden (Dyspnoe, Schluckbeschwerden, Stridor)
- Multinodöse Struma mit zusätzlichen kalten Knoten
- Konkreter Malignitätsverdacht
- Ausdrücklicher Wunsch des Patienten nach Operation (bei Angebot einer Radiojodtherapie)
- Thyreotoxische Krise
- Abbruch der Thyreostase wegen schwerer Nebenwirkungen
- Kontraindikationen zur RJT.

Kontraindikation
- Unbehandelte Hyperthyreose (Ausnahme: Notfallsituation)
- Operationsunfähigkeit bei schwerstkranken Patienten.

Relative Kontraindikation
Ein fortgeschrittenes Lebensalter gilt heute nicht als Kontraindikation. Allerdings wird man bei älteren sowie multimorbiden Patienten mit eindeutiger Operationsindikation in Abwägung aller Gegebenheiten gegebenfalls der nichtinvasiven Radiojodtherapie den Vorzug geben.

Präoperative Diagnostik
Die präoperative Diagnostik entspricht dem allgemeinen Vorgehen vor Schilddrüsenoperationen: aktuelle Laborbefunde, aktuelles Szintigramm/Sonogramm.
Bei großen multinodösen Strumen mit gleichzeitigen kalten Knoten sollte zusätzlich eine präoperative Röntgenuntersuchung der Trachea und des Ösophagus erfolgen. Die Stimmbandfunktion muss grundsätzlich geprüft werden.

Vorgehensweise
Die Vorgehensweise der chirurgischen Sanierung richtet sich nach dem Konzept der funktionskritischen Resektion:
- Beseitigung aller nachweisbaren knotigen Veränderungen
- Belassung eines vollständig knotenfreien Restes
- Weitestmöglicher Erhalt gesunden Gewebes.

Ergebnisse

Bei der unifokalen Autonomie: > 95% Beseitigung mit nachfolgender Euthyreose.

Bei der multifokalen Autonomie liegt die Rate einer postoperativen Hypothyreose – je nach Menge des Restgewebes – zwischen 20 und 60%.

Das Rezidivrisiko liegt bei 2 bis 10%.

Besonders hoch ist das Rezidivrisiko bei disseminierter Autonomie.

Risiken

Die spezifischen Risiken des chirurgischen Vorgehens sind identisch mit denen bei der Resektion der Struma mit Euthyreose: Recurrensparese (permanent, passager) und Hypoparathyreoidismus (permanent, passager).

Andere Risiken, wie Nachblutung, Parese des N. laryngeus superior und Infektionen sind vernachlässigbar.

Die Wahrscheinlichkeit, mit der diese Komplikationen eintreten, hängt vom gegebenen spezifischen Befund und von der Erfahrung des Operateurs ab.

Die Größenordnung für eine permanente Recurrensschädigung liegt in erfahreneren Zentren bei Erstoperationen unter 1%.

Nachsorge

Nachsorge nach Operation

1. Kontrolle: 4-6 Wochen postoperativ
- Diagnostik: fT_4, T_3, TSH,
- Therapie: Bei größeren SD Resten: Jod 200 µg/Tag
  Je nach Erfordernis: individuelle Levothyroxin-
  Substitution
2. Kontrolle: 3 Monate
- Diagnostik: fT_4, T_3, TSH, Sonographie und Szintigraphie
- Therapie: Dosisanpassung falls erforderlich

Nachsorge nach Radiojodtherapie

1. Kontrolle: 4 Wochen nach Radiojodtherapie
- Diagnostik: fT_4, T_3, TSH

• Therapie:	Bei größeren SD-Resten: Jod 200 µg/Tag
	Je nach Erfordernis individuelle Levothyroxin-
	Substitution,
2. Kontrolle:	3 Monate
• Diagnostik:	fT_4, T_3, TSH, Sonographie, quantitative Szintigraphie
• Therapie:	Dosisanpassung falls erforderlich
3. Kontrolle und weiter Kontrollen: jährlich	
• Diagnostik:	fT_4, T_3, TSH, Sonographie
	Bei Verdacht auf Rezidiv: Szintigraphie
• Therapie:	Dosisanpassung falls erforderlich

Tab. 32: Nachsorgemaßnahmen nach Operation und Radiojodtherapie

Thyreostatika
Indikation
Vorbereitung vor definitiven Therapiemaßnahmen bei
- Manifest hyperthyreoter Stoffwechsellage
- Latente Hyperthyreose und Beschwerden:
  Als probatorisch transiente Therapie Beschwerden zur „Vorhersage" des Erfolgs
  späterer definitiver Maßnahmen.

Operation
Indikation
- gleichzeitig „kalte" Knoten
- Malignomverdacht
- Mechanische Komplikationen
- Wunsch des Patienten.
- Gravidität
- Laktation

Radiojodtherapie
Indikation
- Latente Hyperthyreose mit Beschwerden – kein gleichzeitiger Malignom-
  verdacht/keine mech. Beeinträchtigung
- manifeste Hyperthyreose (RJT nur unter entsprechender thyreostatischer
  Vorbehandlung) - kein gleichzeitiger Malignomverdacht/keine mech.
  Beeinträchtigung
- Rezidiv nach Operation- kein gleichzeitiger Malignomverdacht/keine mech.
  Beeinträchtigung
- Primärtherapie bei Unverträglichkeit/Unwirksamkeit von Thyreostatika - kein
  gleichzeitiger Malignomverdacht/keine mech. Beeinträchtigung
- Kontraindikationen zur Operation.

Tab. 33: Therapie der funktionellen Autonomie

179

6.4.3 Radiojodtherapie (s. 4.1.3)

Durch eine entsprechende thyreostatische Vorbehandlung muss sichergestellt sein, dass die Stoffwechsellage latent hyperthyreot ist. D.h., das basale TSH sollte supprimiert sein.

Dies garantiert, dass kein oder nur sehr wenig radioaktives Jod in regelbarem gesunden Gewebe gespeichert wird.

Bei so genannten „kompensierten" Adenomen, bei denen das regelbare Gewebe noch Jod aufnimmt, ist es notwendig, vor der Radiojodtherapie eine Suppressionstherapie mit Schilddrüsenhormonen (Levothyroxin oder Trijodthyronin) durchzuführen, um die Radiojodaufnahme in regelbares Gewebe durch exogene TSH-Suppression zu reduzieren. Bevorzugt wird die Gabe von reinem Levothyroxin über einen längeren Zeitraum (4-6 Wochen). Die Höhe der Levothyroxin-Dosis sollte sich an der TSH-Konzentration orientieren (Ziel: < 0,1mU/l).

• Euthyreose:	fT_4, T_3: oberer Referenzbereich
• TSH basal:	supprimiert

Tab. 34: Vorbereitung zur Radiojodtherapie der Autonomie - erwünschte Laborkonstellation

Indikationen
Primärtherapie bei
• Unifokaler Autonomie ohne gleichzeitige kalte Knoten
• Multifokaler Autonomie ohne gleichzeitige kalte Knoten.

Kontraindikationen
• Schwangerschaft
• Stillzeit
• Kinderwunsch innerhalb des nächsten halben Jahres
• Keine ausreichende thyreostatische Vorbehandlung.

Relative Kontraindikationen
• Große Strumen mit mechanischen Komplikationen (Tracheaeinengung oder Verlagerung)

- Strumen mit gleichzeitigen kalten Knoten, wegen der Möglichkeit eines Malignoms.

Dosis-Konzepte

Bei der unifokalen Autonomie wird eine Herddosis von 400 Gy angestrebt.

Multifokale Autonomie: Wenn es gelingt, das Volumen der multiplen autonomen Herde einzeln zu ermitteln und zu einem Gesamtvolumen zu addieren, wird auch hier eine Herddosis von 400 Gy angestrebt.

Sind die einzelnen Knoten sonographisch nur schwer nachzuweisen, wird das gesamte Schilddrüsenvolumen zugrunde gelegt und eine Herddosis von 150 Gy eingesetzt.

Bei der disseminierten Autonomie ohne knotige Veränderungen wird ebenfalls das Gesamtvolumen zugrunde gelegt und eine Herddosis von 150 Gy eingesetzt.

Autonomie-Form	Angestrebte Herddosis	
- Unifokale Autonomie	400 Gy	
- Multifokale Autonomie	400 Gy:	autonomes Volumen
	150 Gy:	Volumen der Gesamtschilddrüse
- Disseminierte Autonomie	150 Gy :	Volumen der Gesamtschilddrüse

Tab. 35: Angestrebte Herddosen zur Radiojodtherapie der funktionellen Autonomie

Ergebnisse

Die Ergebnisse hängen von der Menge und Verteilung des funktionell aktiven Gewebes ab.

Bei unifokaler Autonomie ist regelhaft mit einer Erfolgsrate von 95% nach einmaliger Radiojodtherapie zu rechnen. Die Hypothyreoserate ist sehr gering (ca. 5%).

Bei multifokaler Autonomie ist die Erfolgsrate bei Ersttherapie niedriger (ca. 80%).

Dies liegt daran, dass bei funktionell unterschiedlich aktiven Knoten die aktiveren auch mehr Jod aufnehmen. Das hat zur Folge, dass die weniger Aktiven zum Teil nicht die erforderliche Herddosis aufbauen können. In diesem Fall ist eine zweite Therapie unumgänglich.

Bei etwa 10-15% der Patienten persistiert oder rezidiviert die Hyperthyreose, und eine erneute Radiojodtherapie wird notwendig. Bei 10-15% aller Autonomie-Patienten kommt es nach der Radiojodtherapie zu einer latenten, bei etwa 15% zu einer manifesten Hypothyreose (Frühhypothyreose). Die Rate der späteren Hypothyreosen liegt etwa in der Größenordnung von 2-3% pro Jahr. Daher ist es notwendig, bei therapierten Patienten eine jährliche Verlaufsuntersuchung durchzuführen.

Es wird häufig beobachtet, dass es ein bis zwei Jahre nach Radiojodtherapie zu einer weiteren Volumenabnahme der Schilddrüse kommt. Die Reduktion des Volumens liegt bei einzelnen knotigen Veränderungen bei bis zu 90%. Bezogen auf die Gesamtschilddrüse sind in Einzelfällen Volumenminderungen von bis zu 70% erreichbar.

Komplikationen

In geringer Zahl (ca. 2-5%) kommt es 1-2 Tage nach Kapseleinnahme zu einer blanden Strahlenthyreoiditis. Therapie: lokale Kühlung, Antiphlogistika; nur in schweren Fällen Kortison.

- Transiente Strahlenthyreoiditis	
Therapie:	lokale Kühlung oder systemische antiphlogistische Therapie (z.B. Diclofenac)
- Strahlenexposition des Restkörpers:	bis ca. 40 mSv
(vergleichbar mit Koronarangiographie)	

Tab. 36: Nebenwirkungen der Radiojodtherapie

Nachsorge

Die thyreostatische Therapie wird nach der stationären Entlassung zunächst fortgesetzt, da der Wirkungseintritt der RJT zeitlich verzögert ist.

In einer ersten Nachuntersuchung wird nach 4 Wochen die Funktion überprüft. Liegt keine Euthyreose vor, muss je nach Funktionszustand die Thyreostase weiter geführt werden.

Eine zweite Nachuntersuchung schließt sich 3 Monate nach RJT an. In ihr wird durch die Bildgebung und Funktionsprüfung

(Szintigraphie/Sonographie) der Erfolg dokumentiert oder die Indikation zu einer zweiten. RJT gestellt.

Langfristig sind jährliche Kontrollen zu empfehlen, da es auch noch nach einigen Jahren zu Späthypothyreosen kommen kann. Eine latente/manifeste Hypothyreose ist individuell mit Levothyroxin auszugleichen.

6.4.4 Perkutane Ethanol-Injektion (Sklerotherapie)

Die Sklerotherapie hat sich in einigen Zentren als Alternative zu den klassischen ablativen Verfahren der Chirurgie und Radiojodtherapie etabliert. Langzeitergebnisse zeigten, dass bei denjenigen Patienten eine Verkleinerung der Adenome eintrat und keine Rezidive folgten, die kleine Volumina der autonomen Adenome aufwiesen (<15 ml) und eine geringgradige Überfunktionsneigung, bestenffals nureine subklinische Hyperthyreose aufwiesen.

Das Wirkprinzip besteht in einer zellulären Dehydratation und Proteindenaturierung, so dass es zu einer Koagulationsnekrose kommt. Diese führt zu einem späteren bindegewebigen Umbau.

Die Applikation erfolgt sonographiegesteuert. Es sind mindestens 4-6 Injektionen innerhalb von 1-2 Wochen notwendig.

Voraussetzung für die Behandlung ist die eindeutige Darstellbarkeit des Knotens im Sonogramm und ein ausreichender Abstand zur A. carotis zur V. jugularis und zum N. recurrens.

Das Volumen der Adenome sollte kleiner als 30 ml sein.

Multifokale Autonomien und multinodöse Strumen sprechen in der Regel schlechter an.

Indikationen
• Patienten mit erhöhtem Operationsrisiko
• Multimorbidität
• Hohes Alter
• Dialysebehandlung
• Kontraindikationen zur Operation/Radiojodtherapie

• Nebenwirkungen der Thyreostase, falls keine Operation oder RJT möglich.

Nebenwirkungen
In erfahrener Hand treten im Allgemeinen keine Nebenwirkungen auf. Es können lokale, zeitlich begrenzte Beschwerden wie Druckgefühl und ausstrahlende Schmerzen auftreten. Auch transiente Irritationen des N. laryngeus sind beschrieben.

Vorteil des Verfahrens ist die Möglichkeit zur ambulanten Durchführung durch die Hand eines Erfahrenen. Daher ergeben sich bei einer bestimmten Patientengruppe (ältere multimorbide Patienten) gewisse Behandlungsindikationen. Insofern ist die Indikation bei unifokalen, kleineren Autonomien und einer speziellen nicht hospitalisierbaren Patientengruppe zu sehen.

7 Immunhyperthyreose (IHT)
7.1 Pathogenese und Epidemiologie

Die klassischen Symptome der IHT – Tachykardie, Exophthalmus und Struma – wurden von *Karl von Basedow* als Merseburger Trias im Jahr 1840 beschrieben.

Die IHT vom Typ Morbus Basedow ist eine Autoimmunkrankheit mit thyreoidalen und extrathyreoidalen Manifestationen.
Extrathyreoidale Manifestationen sind die endokrine Orbitopathie, das prätibiale Myxödem und die Akropachie. Histologisch-morphologisches Korrelat der Erkrankung ist die lymphozytäre Infiltration der betroffenen Gewebe (Schilddrüse, Augenmuskel, Subkutis).

Die Erkrankung ist ein komplexes, multifaktorielles Geschehen. Beteiligt sind genetische und immunologische Faktoren, aber auch exogene und psychosoziale Stressfaktoren.

Es liegt ein genetisch determinierter, HLA-assoziierter Immundefekt vor, der durch exogene Faktoren (Stress, Umweltfaktoren, Infektionen) verstärkt wird und zum Zusammenbruch der Selbsttoleranz gegen thyreoidale Antigene führt.

Eine zentrale Rolle bei den immunologischen Veränderungen, spielen die T-Lymphozyten (CD4+ und CD8+).

Intrazellulär prozessiertes Antigen interagiert an der Oberfläche antigenpräsentierender Zellen (z.B. Makrophagen, zytokinaktivierte Thyreozyten) mit CD4+ und CD8+ Lymphozyten (zusammen mit MHC-Klasse I und II Molekülen).

Hierdurch werden die Produktion von B-Zellen und die Bildung von Zytokinen wie IL-1, IL-6, IL-8 oder TNF-α initiiert.
Diese Zytokine wiederum stimulieren u.a. ihrerseits die Proliferation aktivierter B-Lymphozyten und natürlicher Killerzellen. Zusätzlich können Zytokine so genannte Adhäsionsmoleküle im

Gefäßendothel der Schilddrüse aktivieren, welche wichtig für die Rekrutierung bestimmter Makrophagen und T-Zellpopulationen zu sein scheint.

Im Rahmen der T-Zellaktivierung kommt dem Vorliegen spezieller HLA-Haplotypen eine wichtige Rolle zu, da bestimmte HLA - Antigen-Komplexe besonders gut an den T-Zell-Rezeptor binden. Das Genrepertoire der variablen Region des T-Zell-Rezeptors von intrathyreoidalen Lymphozyten weist im Vergleich zu Lymphozyten des peripheren Blutes eine deutliche Restriktion auf. Dies spricht dafür, dass die, bei der Immunhyperthyreose in der Schilddrüse nachweisbaren, T-Lymphozyten von wenigen T-Zell-Klonen abstammen, welche antigenabhängig in die Schilddrüse eingewandert sind. Es scheint unwahrscheinlich, dass die für die Immunreaktion verantwortlichen T-Zellen in der Schilddrüse heranreifen.
Durch intrathyreoidale B-Zellen werden Autoantikörper gegen schilddrüsenspezifische Antigene gebildet.

Seit langem ist bekannt, dass für die Entstehung der Immunhyperthyreose Autoantikörper gegen den TSH-Rezeptor besondere Bedeutung besitzen. Sie führen über eine TSH-ähnliche Wirkung zur unkontrollierten Stimulation der Schilddrüsenzellen und damit zur Hyperthyreose. Neben diesen funktionell stimulierenden Antikörpern gegen den TSH-Rezeptor (TSH-R-AK) lassen sich jedoch auch TSH-R-AK ohne stimulierende oder sogar blockierender Aktivität am TSH-Rezeptor nachweisen.
Veränderungen des Antikörperspektrums können auf diese Weise das klinische Erscheinungsbild der Krankheit beeinflussen.

Bestimmte Verlaufsformen der Immunhyperthyreose, die eine relativ rasche Remission zeigen, oder sogar in eine Hypothyreose übergehen, sprechen dafür, dass gleichzeitig eine aktivierende Komponente (TSH-R-AK) als auch eine destruierenden Komponente (TPO-AK) vorzuliegen scheint.
In wenigen Fällen können Phasen der Autoimmunthyreoiditis vom Typ Hashimoto und Immunhyperthyreose vom Typ Basedow im zeitlichen Wechsel auftreten.

Durch die Klonierung und Sequenzierung des humanen TSH-Rezeptors ist es möglich geworden, die Interaktion von Autoantikörpern mit dem Rezeptor näher zu charakterisieren. Es konnten einige TSH-Rezeptorregionen identifiziert werden, die bei der Bindung von TSH und TSH-R-AK eine Rolle spielen. Auch fanden sich Hinweise dafür, dass funktionell stimulierende und blockierende TSH-R-AK an unterschiedliche Regionen des Rezeptors binden.

Zusammenfassend kann man sich die Pathogenese der Immunhyperthyreose heute folgendermaßen vorstellen:

Initial liegt eine genetische Prädisposition ohne fassbare Zeichen einer Autoimmunerkrankung vor. CD4+ T-Helfer-Zellen und B-Zellen stehen unter einer intakten Kontrolle von CD8+ Suppressorzellen. Treten äußere Einflüsse wie Virusinfekte oder Stresssituationen hinzu, kommt es zum Zusammenbruch dieser Kontrolle. Über eine Präsentation des thyreoidalen Antigens entwickelt sich eine T-Zell-Aktivierung und im weiteren, vermittelt durch Zytokineffekte, eine Proliferation aktivierter B-Lymphozyten. Schließlich führt die Produktion von Autoantikörpern gegen den TSH-Rezeptor zur unkontrollierten Stimulation des TSH-Rezeptors mit entsprechender Stimulation der Hormonsynthese und letztendlich damit klinisch zur Hyperthyreose.

Innere Faktoren
- Genetische Disposition (HLA-Assoziation B8, DR3)
- Präsentation von thyreoidalen Antigenen auf Makrophagen und zytokinaktivierten Thyreozyten
- T-Zellaktivierung
- Bildung von Zytokinen
- Proliferation aktivierter B-Lymphozyten
- Produktion von TSH-R - AK

Äußere Einflüsse
- Virusinfekte
- psychischer Stress
- sozialer Stress
- Rauchen

Tab. 37: Ätiologie der Immunhyperthyreose

7.2 Symptome und klinische Befunde

Die klinischen Symptome der Immunhyperthyreose sind identisch mit denen der manifesten Hyperthyreose bei funktioneller Autonomie.

Allerdings ist der Beginn der klinischen Symptome zeitlich meist relativ eng fassbar, während bei der funktionellen Autonomie aufgrund der langsamen Entwicklung der Beginn der Symptomatik oft nicht mehr erinnerlich ist.

Typisch für die IHT ist auch der zeitliche Zusammenhang des Beginns der Symptome und exogenen Stressfaktoren (z.B. Examina, Todesfälle, Probleme im familiären/beruflichen Umfeld).

7.3 Diagnose
7.3.1 Allgemeine Diagnostik

- Inspektion: Augen, Unterschenkel, Hände
- Palpation
  Körperliche Untersuchung
- Blutdruck
- Auskultation
- Puls
- Reflexverhalten
- Augenbeteiligung: Exophtalmometrie, Prüfung der Diplopie.

Laborparameter
- Basales TSH, fT_4, T_3 oder fT_3, TSH-R-AK und TPO-AK, ggf. Tg-AK.
- Allgemeine Laborwerte: Blutsenkung (Differentialdiagnose: Thyreoiditis de Quervain), Leberenzymwerte, Cholesterin, alkalische Phosphatase, Differentialblutbild, Blutzucker, ggf. Kalzium.

Die Laborbefunde dienen neben der Diagnosesicherung als Basiswerte für eine spätere thyreostatische Therapie.

Der Nachweis von TSH-R-Antikörpern beweist die Krankheit. TPO-Antikörper sind in etwa 60 bis 80%, Thyreoglobulin-Antikörper in

20 bis 40% neben den TSH-Rezeptor-Antikörpern nachweisbar. Die diagnostische Treffsicherheit hat sich erhöht, seitdem ein humaner TSH-Rezeptor-AK Assay verfügbar ist. Die diagnostische Spezifität und Sensitivität liegen damit bei > 95%.

7.3.2 Bildgebende Verfahren

Sonographie
Die Schilddrüsensonographie zeigt typische Befunde:
Diffus verminderte Echogenität und deutliche Hypervaskularisation.
Typisch: Tiefendurchmesser erhöht, Echoarmut des gesamten Organs. Dokumentation: Volumen der Gesamtschilddrüse für Verlaufskontrollen unter Therapie.

Farbkodierte Dopplersonographie
Typisch: vermehrte Durchblutung des gesamten Organs.

Quantitative Szintigraphie
Stark erhöhte globale Aktivitätsaufnahme, Uptake meist > 5%.
Falls sonographisch Herdbefunde nachgewiesen, Zuordnung im Szintigramm.

Feinnadelpunktion und zytologische Untersuchung
Nur bei gleichzeitig vorhandenen kalten Knoten erforderlich.

Klinische Zeichen
Die extrathyreoidalen Zeichen, auch wenn sie nur sehr diskret ausgeprägt sind (endokrine Orbitopathie, prätibiales Myxödem), sind zuverlässige klinische Kriterien der Immunhyperthyreose.
Auch das Vorhandensein anderer Autoimmunerkrankungen – Typ I Diabetis mellitus, atrophische Gastritis, Myasthenia gravis, Lupus erythematodes, Morbus Werlhoff, rheumatoide Arthritis – sprechen differentialdiagnostisch für die IHT.
Antikörpernegative Immunhyperthyreosen und gleichzeitig fehlende Augensymptome sind extrem selten.

Anamnese	
Körperliche Untersuchung	
	Inspektion und Palpation der Schilddrüse
	Allgemeine Untersuchungen
	• Blutdruck
	• Puls
	• kardiopulmonaler Befund
	• Gewicht
	• Reflexverhalten
Augenbefund:	Inspektion:
	Ödeme
	Konjunktivitis
	Exophthalmometrie
	Diplopie-Prüfung
Labor	fT_4, T_3/fT_3, TSH, TSH-R-AK, TPO-AK (Tg-AK)
Allgemeines Labor:	BSG, Leberenzyme, alk. Phosphatase, ggf. Kalzium, Differentialblutbild, Cholesterin, Blutzucker
Bildgebung	Sonographie
	farbkodierte Dopplersonographie
	quantitative Szintigraphie
Fakultative Untersuchungen	Achillessehnenreflexzeit, Pulswellenerscheinungszeit

Tab.38: Diagnostik der Immunhyperthyreose

Lebensalter und Geschlecht

Die Immunhyperthyreose kann zwar in jedem Lebensabschnitt auftreten, jedoch ist sie eher bei jüngeren bis mittleren Erwachsenen
anzutreffen. Ein Drittel der Fälle tritt vor dem 35. Lebensjahr auf.
Der Erkrankungsgipfel liegt zwischen dem 20. und 40. Lebensjahr;
Frauen sind etwa 5 mal häufiger betroffen.

In Regionen, in denen die Jodversorgung entsprechend gut ist, wie
z.B. in Japan und den USA liegt der Anteil der Immunhyperthyreosen an der Gesamtanzahl der Hyperthyreosen bei über 95%.
Aufgrund der guten Jodversorgung treten in diesen Ländern

weniger funktionelle Autonomien auf. In Ländern mit schlechterer Jodversorgung hingegen ist die Inzidenz der Autonomie höher. Eine Immunhyperthyreose kann sich ausbilden, wenn bereits eine Autonomie (fokal oder disseminiert) besteht. Dieses Zusammentreffen wird mit einer Häufigkeit von etwa 1% beobachtet und wird als Marine-Lenhart-Syndrom bezeichnet.

7.3.3 Differentialdiagnose der Hyperthyreoseformen

Für eine *Immunhyperthyreose* sprechen folgende Befunde:
• Plötzlicher Beginn der Symptomatik
• Zusätzlich:
  Endokrine Orbitopathie
  prätibiales Myxödem
  diffuse Struma
  jüngeres Lebensalter.

Für eine *Autonomie* sprechen:
• Schleichender Verlauf
• Beginn der Symptomatik nicht erinnerlich
• Fehlen von endokrinen Augenzeichen
• Nodöse Struma
• Höheres Lebensalter.

Andere Hyperthyreoseformen:
• Während einer Schwangerschaft
  Das Auftreten einer Hyperthyreose in einer Schwangerschaft muss immer an eine hCG-induzierte Hyperthyreose denken lassen.
• Postpartal
  Das Auftreten einer Hyperthyreose nach der Entbindung muss immer an eine postpartale Thyreoiditis mit initialer Hyperthyreose denken lassen.
• Thyreoiditis de Quervain
  Typisch ist die Schmerzsymptomatik im Halsbereich sowie die Beschleunigung der BSG. Auch der szintigraphische und

Autonomie	Immunhyperthyreose
Nodöse Struma	Diffuse Struma
Älterer Patient	Jüngerer Patient
Keine Augenzeichen	Endokrine Ophtalmopathie
Keine Antikörper	pos. Antikörper: Tg-AK, TPO-AK, TSH-R-AK
	prätibiales Myxödem, Akropachie
Sonographie	
Knotige Veränderungen	Diffuse Echoarmut, größere
	Tiefenausdehnung
Farbkodierte Dopplersonographie	
Normale Vaskularisation	Hypervaskularisation
Szintigraphie	
Fokale Mehrspeicherung(en)	Homogene, erhöhte Tc-99m-Speicherung

Seltenere Differentialdiagnosen

Marine-Lenhard-Syndrom (ca. 1%)

> Typisch: Fokale Mehrspeicherung im Szintigramm möglich, TSH-R-AK
> positiv, Echoarmut, knotige Veränderungen im Sonogramm

Autoimmunthyreoiditis – hyperthyreote Phase *(s. 11.3)*

> Abgrenzung zur Immunhyperthyreose zu Beginn oft schwierig

Postparate Thyreoiditis/Silent Thyreoiditis *(s. 11.4, 11.5)*

> Typisch: Niedriger TcU, oft milde Symptomatik, Echoarmut im
> Sonogramm

Schwangerschaftshyperthyreose *(s. 15.4)*

> Typisch: Erstes Trimenon, hCG > 50.000 U/l

Hyperthyreose bei Trophoblastentumoren
(Blasenmole, Chorionkarzinom, Hodentumor)

> Typisch: Sonographie: Echonormalität, hCG > 50.000 U/l

Thyreoiditis de Quervain *(s. 11.2)*

> Typisch: Niedriger TcU, Speicherdefekt im Szintigramm,
> BKS erhöht, lokale Schmerzen

Schilddrüsentumor/hormonproduzierende Metastasen (selten)

Sekundäre Hyperthyreose *(s. 14)*

> Typisch: fT$_4$, T$_3$ erhöht, TSH normal oder erhöht

Schilddrüsenhormonresistenz *(s. 12.4)*

> Typisch: Struma, fT$_4$, T$_3$ normal oder erhöht, TSH erhöht, nicht
> supprimierbar.

Mutation: T$_3$ Rezeptor-Gen

Medikamenteninduzierte Hyperthyreose

> Typisch: milde Symptomatik, TPO-AK erhöht,
> Medikamentenanamnese z.B. Interferon oder Amiodaron
> (Typ II Amiodaron-Hyperthyreose)

Jodinduzierte Hyperthyreose *(s. 9)*

Tab 39: Differentialdiagnose der Hyperthyreose

sonographische Befund sind richtungsweisend (fokal fehlende Speicherung im Szintigramm, Echoarmut und/oder unscharf begrenzte echoarme Strukturen im Sonogramm).

- Hyperthyreosis factitia
  Hier ist die Eigen- und Fremdanamnese weiterführend.
- Schilddrüsenhormonresistenz
  Typisch ist ein erhöhtes TSH, meistens mit Strumawachstum. TSH ist nicht oder nur schwer durch exogenes SD Hormon supprimierbar .
- Trophoblastentumoren mit hCG-Erhöhung
  Bei entsprechendem Verdacht ist die hCG-Bestimmung richtungsweisend.
- Sekundäre Hyperthyreosen (TSHom)
  Erhöhtes TSH und MRT der Hypophyse sind richtungsweisend.
- Metastasen eines Schilddrüsenkarzinoms (extrem selten)
  Der Nachweis ist durch Radiojodszintigraphie möglich *(siehe 15)*.
- Hyperthyroxinämie
  Laborchemische Konstellation:
  Erhöhtes T_4/fT_4 und/oder erhöhtes T_3 bei normalem TSH durch:
  Schwangerschaft
  Ovulationshemmer
  Hormonersatztherapie in der Menopause
  Familiäre Dysalbuminämie
  Leberzirrhose
  Konversionsstörungen
  Genetische TBG-Erhöhung.
- „Mischformen" aus Basedow-Hyperthyreose und AIT
  Hier kann nur der zeitliche Verlauf mit Beobachtung der einzelnen Phasen und der Nachweis der jeweiligen Antikörper Klarheit geben.

7.4 Therapie

Die Therapie der anderen Hyperthyreoseformen (außer Immun-hyperthyreose) sind in den entsprechenden Kapiteln beschrieben:
Funktionelle Autonomie: *siehe 6*

Postpartum -Thyreoiditis: *siehe 11.4*
Thyreoiditis de Quervain: *siehe 11.2*
Schwangerschafts-Hyperthyreose : *siehe 15.4*

Für die Therapie stehen die in Abschnitt 4 beschriebenen
Verfahren zur Verfügung:
• Medikamentöse Therapie mit Thyreostatika
• Chirurgische Therapie
• Radiojodtherapie.
Alle drei Behandlungsformen sind letztlich symptomatisch, da sie
den ursächlichen Immunprozess nicht beseitigen. Sie erreichen
verschieden schnell das Ziel einer Euthyreose. Die Dauer der thyreostatischen Therapie beträgt üblicherweise ein Jahr. Im Gegensatz zu anderen Ländern, insbesondere den USA, wird in Deutschland die Immunhyperthyreose traditionell initial mit Thyreostatika
behandelt. Dabei wird ein Niedrigdosis-Konzept verfolgt *(s. Tab. 42)*.

7.4.1 Medikamentöse Therapie

Betarezeptorenblocker
Sie werden häufig als symptomatische Zusatztherapie eingesetzt.
Sie senken die Herzfrequenz und wirken zusätzlich sedierend.
Bewährt hat sich das Präparat Propranolol. Dosierung: 10-40 mg
täglich. Zielsetzung ist die Herzfrequenz auf 80-90 Schläge pro
Minute zu senken.

Thyreostatika
Die zur Verfügung stehenden und gebräuchlichen Substanzen der
Thyreostatika sind bereits im *Kap. 4.1.1* besprochen *(s. Tab. 13, 42)*.
Die thyreostatische Therapie stellt die primäre Maßnahme dar, da
die Hyperthyreose dadurch zur Remission gebracht werden kann.
Es gibt keine allgemein gültigen Empfehlungen zur antithyreoida-
len Langzeittherapie, ebenso wenig wie zum therapeutischen
Vorgehen beim Eintreten eines Rezidivs nach Absetzen der Medi-
kation. Es hat sich gezeigt, dass antithyreoidale Kurzzeittherapien
von < 6 Monaten häufiger zu Rezidiven führt (bis zu 80%).

Dauer

Die übliche Vorgehensweise besteht heutzutage darin, die Thyreostase für ein Jahr (maximal 18 Monate) zu begrenzen. Dabei wird die niedrigst mögliche Dosierung angestrebt, mit der sich eine euthyreote Stoffwechsellage erreichen lässt. Damit lässt sich in ca. 40% der Fälle eine Remission erreichen. Nach 12 bzw. 18 Monaten wird ein Auslassversuch durchgeführt.

Nach Abschluss der thyreostatischen Therapie und Remission sind Kontrolluntersuchungen in drei- bis viermonatigen Abständen indiziert. Es gibt keinen zuverlässigen Parameter zur Vorhersage eines Rezidivs.

Mono-/Kombinationstherapie

Die Frage, ob eine Kombination antithyreoidaler Substanzen mit einer Levothyroxin-Therapie erfolgen sollte oder ob eine Monotherapie mit Thyreostatika bevorzugt wird, muss individuell entschieden werden. Die Kombinationstherapie ermöglicht Therapiekontrollen in längeren Abständen und verringert das Risiko einer thyreostatisch induzierten Hypothyreose bzw. eines kompensatorischen Strumawachstums. Die Vorteile der Monotherapie liegen in der geringeren Substanzbelastung und der leichteren Beurteilung der Laborbefunde, da nur eine Substanzklasse eingesetzt wird.

Die medikamentöse Therapie kann grundsätzlich als vorbereitende Maßnahme für die definitive Therapie durchgeführt werden (Operation und Radiojodtherapie). Hier dient sie lediglich dazu, eine Euthyreose zu erreichen, damit diese definitiven Therapiemaßnahmen durchgeführt werden können. Im Falle der „klassischen" Therapie der Immunhyperthyreose dient sie als überbrückende Maßnahme bis zum Eintritt einer Remission.

Langzeittherapie

Als Langzeittherapie sollte die Thyreostase grundsätzlich nicht eingesetzt werden. Ausnahmen:

• Ablehnende Haltung des Patienten gegenüber definitiven Maßnahmen

- Multimorbidität, die eine definitive Therapiemaßnahme nicht möglich macht
- Nichthospitalisierbare Patienten.

Therapeutika der ersten Wahl sind Thiamazol oder Carbimazol. PTU wird in der Regel erst dann eingesetzt, wenn unter einem der erst genannten Präparate allergische Reaktionen eintreten.

Die Auswirkung auf die Klinik ist am Beginn der Behandlung zeitlich verzögert, da die Neusynthese von Hormonen verhindert, nicht jedoch Einfluss auf bereits produziertes Hormon genommen wird. In der Regel ist mit einer zeitlichen Verzögerung von etwa 10-14 Tagen zu rechnen.

Dosierung
Üblicherweise wird mit einer Dosierung von 20 mg Thiamazol begonnen. Höhere Dosen sind nur nötig bei extrem erhöhten Hormonkonzentrationen oder bei bekannter Jodkontamination.

Thyreostatische Therapie	
Initiale Therapie	
Geringe klinische Aktivität	Thiamazol: 10-30 mg/Tag
Keine Jodkontamination	Carbimazol: 15-30 mg/Tag
(Kontrollintervalle: 4 Wochen)	PTU: 100-300 mg/Tag
Hohe klinische Aktivität und/oder	Thiamazol: 20-40 mg/Tag
höhere Jodexposition	Carbimazol: 30-60 mg/Tag
(Kontrollintervalle: 4 Wochen)	PTU: 300-500 mg/Tag
Erhaltungsdosis (ca. 12 Monate)	Thiamazol: 2,5-10 mg/Tag
(Kontrollintervalle: 4-5 Wochen)	Carbimazol: 5-15 mg/Tag
	PTU: 50-150 mg/Tag
Bei Remission	
Auslassversuch	
Kontrolle alle 4 Wochen, später 3 Monate	
Bei Rezidiv	
Erneute Thyreostase und ablative Therapie	

Tab. 40: Thyreostatische Therapie der Immunhyperthyreose

Kontrollen

Bei Kontrolluntersuchung werden folgende Befunde erhoben:
- Allgemeinbefinden
- Gewicht
- Herzfrequenz
- Halsumfang
- Strumagröße
- Nebenwirkungsprofil
- Augenzeichen: klinische Bewertung und Stadium.

Labor

TSH, fT_3/T_3 und fT_4-Konzentration, Differentialblutbild sowie Leberenzyme.

Kontrollen sollten anfangs in zweiwöchigen Intervallen, später – bei Euthyreose – in Abständen von 6-10 Wochen erfolgen.
Die Dosierung der Thyreostatika wird so angepasst, dass die Schilddrüsenhormonwerte fT_4 und T_3 (fT_3) im euthyreoten Bereich liegen. Bei den meisten Patienten bleibt das TSH über einen sehr langen Zeitraum vollständig supprimiert. Steigt es an, sollte es unter der Therapie den Bereich 0,5-0,8 mU/l nicht überschreiten.

Nebenwirkungen

Die dosisabhängigen Nebenwirkungen der thyreostatischen Therapie sind in *Kap. 4.1.1.5* und *Tab. 14* zusammengefasst.
Die Patienten sollten vor Beginn einer thyreostatischen Therapie auf seltene, aber schwere Nebenwirkungen aufmerksam gemacht werden. Sie sollten z.B. aufgeklärt werden, dass sich eine Knochenmarksdepression mit Agranulozytose frühzeitig durch Symptome wie Fieber und Entzündungszeichen äußert. In solchen Situationen sollte der Patient unabhängig von den vereinbarten Kontrollterminen den behandelnden Arzt sofort aufsuchen.
Besonderheiten der thyreostatischen Therapie in besonderen Lebensumständen (Schwangerschaft, Kindesalter, höheres Lebensalter) werden in den entsprechenden *Kap. (15, 16, 17)* gesondert besprochen.
Vorgehen bei Nebenwirkungen *(s. 4.1.5)*

7.4.2 Operative Therapie

Indikationen

Die häufigste Indikation zur (Sekundär-) Operation stellt das Rezidiv nach thyreostatischer Primärtherapie dar.
Als Primärtherapie ist die Operation indiziert bei thyreotoxischer Krise, jodinduzierter, thyreostatisch nicht beherrschbarer Hyperthyreose und gravierenden Nebenwirkungen der Thyreostatika. Eine weitere, seltenere Indikation zur Primärtherapie besteht bei gleichzeitigem konkreten Malignomverdacht.

Auch floride Augenzeichen, die sich unter der Thyreostase nicht bessern oder gar verschlechtern, lassen eine vorgezogene Operation sinnvoll erscheinen. Bei vielen Patienten kommt es zur Verbesserung der Augensymptome, wenn durch Entfernung des Antigenpools die Bildung von Antikörper sistiert oder nachlässt.

Differentialtherapie: Operation/Radiojodtherapie

Die Operation sollte der Radiojodtherapie vorgezogen werden, als Primärtherapie bei:
•Jodinduzierter Hyperthyreose

Vorgezogene primäre Therapie
- Malignomverdacht
- Mechanische Komplikationen
- Floride endokrine Orbitopathie
- Fehlende Kooperation des Patienten zur thyreostatischen Therapie.

Primäre Therapie
- Thyreostatika Resistenz
- Thyreotoxische Krise
- Jodkontamination, medikamentös nicht beherrschbar
- Wunsch des Patienten.

Sekundäre Therapie
- Hyperthyreoserezidiv oder -persistenz nach 12-18 monatiger thyreostatischer Therapie.

Tab. 41: Chirurgische Therapie der Immunhyperthyreose (I) - Indikationen

- Schwerwiegenden Nebenwirkungen der Thyreostatika
- Konkretem Malignomverdacht.

Als Sekundärtherapie, wenn:
- Die Schilddrüse deutlich vergrößert ist (> 50 ml)
- Gleichzeitig kalte Knoten vorliegen
- Gleichzeitig mechanische Beschwerden bestehen
- Absolute und relative Kontraindikation zur Radiojodtherapie vorliegen: Schwangerschaft, Stillperiode, Jugendliche, Kinder.

Schwere endokrine Augenzeichen lassen ebenfalls die Operation bevorzugen. Bei Augenzeichen wird die Radiojodtherapie grundsätzlich unter Gabe von Steroiden durchgeführt.

Kontraindikationen
- Floride Hyperthyreose (Ausnahme: thyreotoxische Krise, nicht beherrschbare Hyperthyreose auf dem Boden einer Jodkontamination)
- Erhöhtes Operationsrisiko bei bestimmten Begleitkrankheiten
- Rezidivhyperthyreose nach vorausgegangener chirurgischer Resektion wegen Hyperthyreose.

In letztgenannter Situation sollte geprüft werden, ob eine Radiojodtherapie einer Zweitoperation vorzuziehen ist.

Vorgehensweise
Ziel ist die definitive Beseitigung der Hyperthyreose und die Vermeidung eines Rezidivs.

Aus diesem Grund wird bei der Operation soviel Gewebe entfernt, dass nur ein kleiner Schilddrüsenrest belassen wird (< 3-5 ml). Damit wird bewusst eine postoperative, substitutionspflichtige Hypothyreose erzeugt.

Die Vorgehensweise nach *Dunhill* wird bevorzugt. Sie umfasst die einseitige Hemithyreoidektomie und die subtotale Resektion der kontralateralen Seite.

Inwieweit präoperativ eine Plummerung erfolgt, wird vom Chirurgen entschieden und ist nicht einheitlich festgelegt.

Ergebnisse

Beseitigung der Hyperthyreose: > 95%

Rezidivrate: < 10%

Der Patient muss bei der Vorbesprechung darauf hingewiesen werden, dass postoperativ zeitlebens eine Substitution mit synthetischem Schilddrüsenhormon erforderlich ist.

Komplikationen

Generell ist die Komplikationsrate bei Operationen der Immunhyperthyreose etwas höher als die der Struma mit oder ohne Knoten. Die Rate der Recurrensparesen entspricht jedoch der bei blander Struma. Nach eigenen Beobachtungen ist die Rate des passageren behandlungspflichtigen Hypoparathyreoidismus jedoch häufiger (bis zu 20%).

Ziel der Operation:	Beseitigung der Hyperthyreose, 90% Erfolgsrate
Vorgehen	- Beidseitige, nahezu totale Strumaresektion
	- einseitige Hemithyreoidektomie - kontralateral subtotale Resektion
	- Restgröße möglichst < 4 g.
Folge:	postoperative substitutionspflichtige Hypothyreose
Komplikationen:	Recurrensparese:
	- permanent: < 1%
	- transient: 1-4%
	Hypoparathyreoidismus:
	- permanent: 1%
	- transient: bis zu 20%.
Postoperative Nachsorge	
Nach 4 Wochen:	Labor: TSH, fT_4, Ca, PTH
	- Prüfung/Anpassung der direkt postoperativ eingeleiteten Levothyroxin-Substitutionstherapie.
	- Bei Hypokalzämie: Überprüfung und Anpassung der Kaliziumsubstitution und/oder Vitamin D- Dosis.
Nach 3-6 Monaten:	Bildgebung
	Sonographie, Szintigraphie, Bestimmung des Restvolumens
	Labor
	TSH, fT_4, T_3/fT_3, ggf. Kalzium
Jährlich:	Labor, Sonographie.

Tab. 42: Chirurgische Therapie der Immunhyperthyreose (II) - Durchführung

Nachsorge

Unmittelbar postoperativ: Prüfung der Stimmbandfunktion und Laborparameter (TSH, fT_4, Kalzium).

Bereits am Tag nach Operation erhält der Patient als Substitutionstherapie 75-150 µg (je nach Gewicht/Größe) Levothyroxin. Die genaue Einstellung erfolgt etwa 4-5 Wochen postoperativ.

Die Schilddrüsenhormonwerte sollten so eingestellt werden, dass fT_4 und fT_3 im Referenzbereich und TSH im unteren Refenzbereich liegt. Eine Prophylaxe mit Jod ist bei dem kleinen Restvolumen und aufgrund des autoimmunen Geschehens nicht notwendig.

Eine weitere Nachuntersuchung 3 Monate nach Operation umfasst auch die Bildgebung (Sonographie, Szintigraphie) und dokumentiert den Behandlungserfolg.

Kontrolluntersuchungen sind langfristig in jährlichen Abständen erforderlich. Sie beinhalten immer die Prüfung auf endokrine Augenzeichen. Bei Verschlechterung oder Neuauftreten einer Augenbeteiligung muss eine separate Therapie dieses Krankheitsbildes eingeleitet werden.

Hypokalzämie

In den meisten Fällen ist bereits während des stationären Aufenthaltes bekannt, ob eine Hypokalzämie eingetreten ist. In diesen Fällen ist der Patient bereits mit einer entsprechenden Kalziumsubstitution, ggf. in Kombination mit Vitamin D_3-Präparaten (Dihydrotachysterol/Calcitriol) versorgt.

Bei der ersten postoperativen Kontrolle wird daher auch das Kalzium und das Parathormon mitbestimmt.

Bei nicht optimaler Kalziumkonzentration im Serum muss eine entsprechende Umstellung der Behandlung vorgenommen werden: entweder Erhöhung des Kalziums und/oder Gabe zusätzlicher Vitamin D_3-Präparate.

Bei Patienten mit Hypokalzämie sind durch das behandelnde Zentrum oder den Hausarzt engmaschige Kalziumkontrollen (Abstände 2-4 Wochen) notwendig. In der Regel kommt es nach 6 Monaten zu einer Normalisierung der endogenen Parathormonproduktion und damit zu einer Normalisierung des Kalziumstoffwechsels.

In Einzelfällen kann die Hypokalzämie jedoch bis zu einem Jahr fortbestehen oder persistieren, was eine Dauersubstitution mit Kalzium und Vitamin-D-Präparaten zur Folge hat.

7.4.3 Radiojodtherapie

Ziel der Radiojodtherapie ist die definitive Beseitigung der Hyperthyreose. Dazu sind Herddosen von 200-300 Gy erforderlich. Dadurch wird in >95% eine sichere Beseitigung der Hyperthyreose erreicht.
Als Folge der strahlentherapeutischen Reduktion der Schilddrüsengröße wird – wie bei der chirurgischen Therapie – posttherapeutisch *bewusst* eine permanente, substitutionspflichtige Hypothyreose erzeugt.

Indikationen
• Als Sekundärtherapie nach thyreostatischer Therapie
• Kleinere Schilddrüsen (< 50 ml)
• Kontraindikationen gegen eine Operation
• Patientenwunsch
• Multimorbidität.

Kontraindikationen
Absolute Kontraindikation sind Schwangerschaft, Stillen, Kinderwunsch innerhalb eines halben Jahres sowie die nicht behandelte Hyperthyreose.
Relative Kontraindikationen sind große Strumen, zusätzlich kalte Knoten, mechanische Beeinträchtigungen.
Für Kinder und Jugendliche gilt ebenfalls eine relative Kontraindikation.
Eine weitere relative Kontraindikation ist die floride endokrine Orbitopathie. Da in der Vergangenheit nach Radiojodtherapie bei florider endokriner Orbitopathie Verschlechterungen beobachtet wurden, wird sie heute generell unter einer Kortikosteroidmedikation durchgeführt (2 Wochen vor und 2 Wochen nach RJT, Dosis 25-60 mg Prednisolon).

Durchführung
Einzelheiten zum Dosiskonzept, Testverlauf und Wirkungsweise der RJT *s. 4.1.3.*
Die Vorbereitung zur Radiojodtherapie umfasst die thyreostatische Beseitigung der Hyperthyreose. Auch wenn die medikamentöse Therapie zu einer geringen Reduktion der Radiojodaufnahme führt, sollte die Radiojodtherapie unter fortlaufender thyreostatischer Therapie durchgeführt werden.

Dosis
Bevorzugt wird das ablative Konzept (> 250 Gy) mit hoher Hypothyreoserate.

Komplikationen
In geringer Zahl (ca. 2-5%) kommt es 1-2 Tage nach Kapseleinnahme zu einer blanden Strahlenthyreoiditis. Therapie: lokale

Primär:
Therapierefraktäre Immunhyperthyreose und Kontraindikation zur Operation

Sekundär:
Hyperthyreoserezidiv nach 12monatiger Thyreostase und
Kein Malignomverdacht
Kleine diffuse Struma (< 40 ml)
Keine zusätzlichen Knoten (kein Malignomverdacht)
Keine endokrine Orbitopathie oder geringes Stadium
Kontraindikationen zur Operation (z.B. Multimorbidität)
Wunsch des Patienten.

Tab. 43a: Radiojodtherapie der Immunhyperthyreose (I) -. Indikationen

Kühlung, Antiphlogistika, nur in schweren Fällen Kortison.
Nachsorge
Die thyreostatische Therapie wird nach der stationären Entlassung zunächst fortgesetzt, da der Wirkungseintritt der Radiojodtherapie zeitlich verzögert ist.
In einer ersten Nachuntersuchung wird nach 4 Wochen die Funktion überprüft.

Laborparameter: TSH, fT_4, fT_3/T_3
Eine zweite Nachuntersuchung schließt sich 3 Monate nach RJT an. In ihr wird durch die Bildgebung und Funktionsprüfung (Szintigraphie/Sonographie) der Erfolg dokumentiert. Hier oder im weiteren Verlauf entscheidet sich, ob der Therapieerfolg definitiv ist oder eine zweite. RJT notwendig wird.
Bei Therapieerfolg (Euthyreose/substituierte Hypothyreose) sind jährliche Kontrolluntersuchungen notwendig.

Ziel:	Beseitigung der Hyperthyreose
Erfolgsquote:	80-90% erste Therapie
	100% bei Wiederholung(en)
Folge:	Substitutionspflichtige Hypothyreose
Nebenwirkungen:	Selten Strahlenthyreoiditis
Strahlenexposition Ganzkörper:	30-40 mCv (effektive Äquivalentdosis).

Durchführung
- Vorbehandlung
  Euthyreose durch individuell angepasste thyreostatische Therapie
- Radiojodtest
  Berechnung der individuell erforderlichen Radioaktivitätsmenge
  Angestrebte Herddosis 200-300 Gy.

Nachsorge

Nach 4 Wochen:	Labor
	TSH, fT_4, T_3/fT_3
Nach 3 Monaten:	Bildgebung
	Sonographie, Szintigraphie,
	Bestimmung des Restvolumens
	Labor
	TSH, fT_4, T_3/fT_3
Jährlich:	Labor, Sonographie

Tab. 43b: Radiojodtherapie der Immunhyperthyreose (II) - Durchführung

8. Endokrine Orbitopathie
8.1 Pathogenese und Epidemiologie

Die endokrine Orbitopathie ist eine extrathyreoidale Manifestation einer Immunhyperthyreose. Sie tritt überwiegend (>60%) gemeinsam, seltener während der Therapie einer Hyperthyreose auf. Sehr selten ist eine Manifestation vor einer endokrinen Orbitopathie bei noch euthyreoter Stoffwechsellage und extrem selten bei einer Autoimmunthyreoiditis.

Das Leitsymptom der endokrinen Orbitopathie ist der Exophthalmus.

Typisch und pathognomonisch ist die lymphozytäre Infiltration des Retrobulbärraums, auch Augenmuskeln und der Retrookularraum (Bindegewebe, Fettgewebe) sind betroffen.

Um den Zusammenhang der endokrinen Orbitopathie mit der Immunhyperthyreose zu erklären, werden ein oder mehrere gemeinsame Antigene des Orbita- und Schilddrüsengewebes (z.B. TSH-Rezeptor oder Teile davon) vermutet. Bei der Antigenpräsentation retroorbitaler Fibroblasten kommt es zu einer spezifischen Interaktion mit antigenspezifischen T-Lymphozyten. Nach dem Antigenkontakt setzen Lymphozyten ihrerseits Zytokine frei, die die benachbarten Fibroblasten zur Expression von Adhäsionsmolekülen aktivieren.

Zirkulierende T-Zellen binden an Adhäsionsmoleküle und haben darüber Zugang zum Retroorbitalraum. Dadurch kommt es zur Infiltration der Orbita. Die T-Zellen reagieren mit den Fibroblasten. Dies führt dazu, dass Zytokine in das umliegende Gewebe abgegeben werden. Unter Mitwirkung humoraler Antikörper und TSH-Rezeptor-Antikörper kommt es zur Bildung von Kollagen und Glykosaminen (Hyaluronsäure).

Die starke Hydrophilie der Glykosaminoglykane bewirkt die Schwellung der befallenen Augenmuskeln. Es kommt zu einer retrobulbären Volumenvermehrung mit Protrusio bulborum, Chemosis und periorbitalen Schwellungen durch Störung des venösen

Abflusses. Wesentlich für die Volumenzunahme ist die Ansammlung von Glykosaminoglykanen, die durch ein Wasserbindungsverhalten eine mukoide Quellung (= mukinöses Ödem) hervorrufen. Der *histologische Befund* zeigt eine ödematöse Schwellung sowie lymphozytäre Infiltrationen und Einlagerungen von Glykosaminoglykanen im periorbitalen Fett- und Bindegewebe und in den extraokulären Augenmuskeln. Typischerweise findet sich eine Verdickung der externen Augenmuskeln und eine Volumenzunahme des Binde- und Fettgewebes.

In der *akuten Phase* findet sich überwiegend eine lymphozytäre Infiltration des Orbitagewebes und eine Aktivierung der Fibroblasten.

Das *chronische Stadium* ist gekennzeichnet durch eine überwiegende Fibrosierung der betroffenen Strukturen, so dass eine retro- und peribulbäre Fibrose resultiert.

Eine weitere mögliche extrathyreoidale Manifestation bei M. Basedow ist das prätibiale Myxödem, welches gemeinsam mit der Orbitopathie vorkommen kann und die gleichen morphologischen Veränderungen aufweist.

8.2 Symptome und klinische Befunde

Die spezifischen Augensymptome in charakteristisch ausgeprägten Fällen sind leicht zu erkennen. Die endokrine Orbitopathie tritt meist doppelseitig, selten einseitig auf. Das jeweilige Stadium bei Erstdiagnose kann von nur diskreten klinischen Zeichen bis hin zum malignen Exophthalmus mit Lidschlussverlust und Sehnervkompression variieren.

Die zuerst auftretenden Veränderungen entstehen im Bereich des Musculus rectus inferior, danach im Musculus rectus medialis, gefolgt vom Musculus rectus superior und schließlich vom Musculus rectus lateralis, gefolgt von den schrägen Augenmuskeln.

Die verdickten extraokulären Augenmuskeln können nicht gedehnt werden. Dadurch kommt es zu einer mechanischen

Einschränkung, am häufigsten bei der Hebung des Bulbus. Beim Versuch, die Augen gegen den Widerstand des Musculus rectus inferior anzuheben, wird das Auge in die Orbita gepresst und es kommt zu einem kurzfristigen Anschwellen des Augeninnendrucks. Diese Motilitätsstörung lässt sich durch einen augenmuskel-chirurgischen Eingriff im allgemeinen gut korrigieren.

Die *schwereren Verlaufsformen* gehen häufig auf den mangelnden Lidschluss (Lagophthalmus) sowie zunehmenden Druck in der Orbita zurück. Es kommt zu einer Einschränkung des Gesichts-feldes und Verschlechterung des Visus durch Kompression des Nervus opticus.
Die schweren Verlaufsformen sind selten.
Die Leitsymptome der endokrinen Orbitopathie sind in *Tab. 45* zusammengefasst.
Allgemein gilt, dass die Symptome morgens stärker ausgeprägt sind als abends.

Klinische Zeichen und Zuordnung zu Erstbeschreibern
Dalrymplesche Phänomen: Retraktion des Oberlides
Graefe´sche Zeichen: Zurückbleiben des Oberlides
Möbius-Zeichen: Konvergenzschwäche
Stellwag´sche Phänomen: seltener Lidschlag
Bell´sches Phänomen: Aufwärtsbewegung bei intendiertem Lidschluss.
Die Einteilung der Schweregrade der endokrinen Orbitopathie sind *Tab. 45 - 46* zu entnehmen. Sie stellen keine Abstufung dar, da sie nebeneinander vorkommen können.

Leicht	Mittel	Schwer
Lichtempfindlichkeit	Exophthalmus	Keratitis
Missempfindungen	Chemosis	Hornhautaffektionen
Fremdkörpergefühl	Conjunctivitis	Gesichtsfeldein-schränkung
Druckgefühl	Konvergenzschwä	Visuseinschränkung
vermehrter Tränenfluss	che	
Lidödeme	Doppelbilder	
verschwommenes Sehen	lokale Infektionen	

Tab. 44: Einteilung der Leitsymptome der endokrinen Orbitopathie

Grad I	Nicht infiltrative Lidsymptomatik: Lidretraktion seltener Lidschlag.
Grad II	Infiltrative Lidsymptomatik: Lidschwellung Chemosis Conjunctivitis sicca.
Grad III	Exophthalmus Lagophthalmus.
Grad IV	Veränderungen der Augenmuskeln: Augenmuskelverdickungen Einschränkung der Bulbus-Motilität.
Grad V	Hornhauterosionen.
Grad VI	Kompression des N. opticus mit Visus- und Gesichtsfeldeinschränkung.

Tab. 45: Stadieneinteilung nach Werner (modifiziert durch Pfannenstiel)

8.3 Diagnose

Bei der Mehrzahl der Patienten ist die Diagnosestellung einer Augenbeteiligung bei Morbus Basedow ohne größere Schwierigkeiten klinisch möglich. Bei vorbekannten und vorbehandelten Immunhyperthyreosen ist die Blick-Diagnose ausreichend. Nur selten müssen weiterführende Untersuchungen durchgeführt werden, z.B. bei fehlenden typischen Zeichen einer Immunhyperthyreose oder strikt einseitigem Exophthalmus ohne Anzeichen für eine Immunhyperthyreose.

Stadieneinteilung
Sinnvollerweise wird der Schweregrad der endokrinen Orbitopathie nach einer standardisierten Vorgehensweise eingestuft.
Die von *Werner* 1969 publizierte Gradeinteilung wird auch heute noch in modifizierter Form verwendet. Weitere Einteilungen: *Grußendorf (s. Tab 46), Boergen (s. Tab 48a).*

Klasse I	Fremdkörpergefühl, Tränen, Lichtscheu, retrobulbäres Druckgefühl
	a) leicht ausgeprägt b) mittelgradig c) stark ausgeprägt
Klasse II	Lidretraktion und Bindegewebsbeteiligung Conjunctivitis, Chemosis, periorbitale Schwellungen
	a) leicht ausgeprägt b) mittelgradig c) stark ausgeprägt
Klasse III	Protrusio bulbi/bulborum
	a) leicht ausgeprägt b) mittelgradig c) stark ausgeprägt
Klasse IV	Augenmuskelblockaden (Doppelbilder)
	a) leicht ausgeprägt b) mittelgradig c) stark ausgeprägt
Klasse V	Hornhautaffektionen
	a) leicht ausgeprägt b) mittelgradig c) stark ausgeprägt
Klasse VI	Sehnervbeteiligung
	a) leicht ausgeprägt b) mittelgradig c) stark ausgeprägt

Tab. 46: Stadieneinteilung nach Grußendorf

Jede Kontrolle
  Messung der Lidspaltenweite
  Exophthalmometrie nach Hertel
  Motilitätsprüfung.

Verdacht auf Klasse VI
  Fundusuntersuchung
  Visusprüfung
  Gesichtsfeldprüfung.

Vor Retrobulbärbestrahlung
  MRT mit T2-Relaxationszeit

Ausschluß retrobulbärer Raumforderungen/Einseitige E.O.
  CT , MRT

Tab. 47: Indikationen zu technischen Untersuchungsverfahren bei endokriner Orbitopathie

Die Unterschiede der Klassifikation bestehen darin, dass bei *Gruß-endorf* die einzelnen Klassen durch Zusatzinformationen verfeinert werden. Das gleiche gilt für die Klassifikation nach *Boergen*, in der die einzelnen Gruppen in sich selbst nochmals nach Klinik und

Nachweisbarkeit mit apparativen Untersuchungen differenziert sind.

Als Grundlage der Stadieneinteilung gilt heute die offizielle Klassifikation nach Empfehlungen der *Sektion Schilddrüse* der *Deutschen Gesellschaft für Endokrinologie*, die eine Modifikation der ursprünglichen Einteilung von *Werner* und *Pfannenstiel* darstellt *(s. Tab. 48 b)*.

Da die Schweregrade nebeneinander vorkommen, müssen sie auch nebeneinander beschrieben werden. Es darf nicht alleine der höchste Schweregrad angegeben werden. Die Stadieneinteilung muss dokumentiert werden und bei jeder Vorstellung des Patienten erneut vorgenommen werden.

Klassifikation nach *Boergen*		
GRUPPE		**BEFUNDE**
Gruppe	**1**	**Lidveränderungen**
	0	fehlend
	1	nur Lidödem
	2	nur Retraktion (ohne Ödem)
	3	Retraktion und Oberlidödem
	4	Retraktion + Ober- und Unterlidödem
Gruppe	**2**	**Exophthalmus**
	0	fehlend
	1	ohne Lidschlussinsuffizienz
	2	Bindehautreizung morgens
	3	Bindehautreizung ständig
	4	Hornhautkomplikationen
Gruppe	**3**	**Muskelveränderungen**
	0	fehlend
	1	nur im Ultraschall/CT nachweisbar
	2	Pseudoparese
	3	Pseudoparalyse
Gruppe	**4**	**Optikusbeteiligung**
	0	fehlend
	1	nur im Farbensehen und visuell evozierte Potentiale
	2	periphere Gesichtsfelddefekte
	3	zentrale Gesichtsfelddefekte

Tab.: 48 a: Klassifikation nach Boergen

8.3.1 Allgemeine Diagnostik

Anamnese
Frage nach
• Schilddrüsenvorerkrankungen des Patienten
• Familiären Schilddrüsenerkrankungen
• Familiären Autoimmunerkrankungen
• Familiären Augenerkrankungen
• Medikamenten (Thyreostatika, Kortison)
• Rauchen
• Beschwerdespektrum
• Beginn der Beschwerden
• Verlauf
• Intensität.

Körperliche Untersuchung
Inspektion
Auf folgende Befunde ist zu achten:
• Lidödem
• Entzündungszeichen
• Sehschärfe und Motilität der Augenmuskeln
• Hautbeschaffenheit der prätibialen Region.

Klassifikation nach *Sektion Schilddrüse*

KLASSE	BEFUND
0	keine Symptome
1	Lidretraktion, seltener Lidschlag
2	Lidschwellung, Chemosis, Konjunktivitis
3	Exophthalmus
4	Augenmuskelveränderung
5	Hornhautläsionen
6	N. Opticus Beteiligung

Tab.: 48 b: Klassifikation nach Sektion Schilddrüse

Klinische Untersuchungsverfahren
• Messung der Weite der Lidspalten (in cm)
• Prüfung des Lidschlusses

- Prüfung der Motilität der Augenmuskeln (Doppelbilder) durch Finger/Stifttest.

Die in *Tab. 47* genannten Untersuchungsverfahren dienen der Sicherung der Diagnose und der Quantifizierung des Ausgangsbefundes für die Verlaufsuntersuchungen.

Technische Untersuchungen

Messung der Hertel-Werte mit Exophthalmometer.

Durch die Exophthalmometrie wird der sagittale Abstand des Hornhautscheitels von der seitlichen Orbitabegrenzung gemessen. Werte oberhalb 20 mm sowie Seitendifferenzen von mehr als 2 mm sind pathologisch. Die Kontrolle gehört zum Standard bei der Eingangs- und auch bei der Verlaufsuntersuchung.

Die klinisch und technisch einfachen Untersuchungen sind bei jeder Kontrolluntersuchung zu wiederholen.

Ebenso ist die Stadieneinteilung nach der offiziellen Klassifikation *(s.u.)* zu dokumentieren.

8.3.2 Laboruntersuchungen

Bei Verdacht auf Immunhyperthyreose *(s. 7.3)*

Ophthalmologische Spezialuntersuchungen

Die Entscheidung über den Einsatz ophthalmologischer Verfahren muss im Einzelfall getroffen werden, wenn therapeutische Konsequenzen zu ziehen sind bzw. wenn differentialdiagnostische Probleme bestehen.

In Zweifelsfällen und bei fortgeschrittenen Stadien sollte immer ein spezialisierter Ophthalmologe (zumeist in einer Klinik) hinzugezogen werden.

Spezielle augenärztliche Untersuchungsverfahren umfassen z.B. Spaltlampenmikroskopie, Funduskopie, Perimetrie und Augeninnendruckmessung.

Zur Frühdiagnostik eignet sich die Blickrichtungstonographie. Dabei wird der Augendruck beim Aufblick gemessen.

Während der Augendruck bei Blickrichtungsänderung beim

Gesunden nicht oder nur ganz gering (ca. 5 mmHg) steigt, kann bei Anstieg des Augendruckes bei Blick nach oben um mehr als 10 mmHg von einer relevanten entzündlichen Infiltration der Augenmuskeln ausgegangen werden.

Damit ermöglicht die Blickrichtungstonographie bereits sehr früh die Diagnose einer endokrinen Orbitopathie.

8.3.3 Bildgebung

Zur Verfügung stehen:
• Orbitasonographie
• CT
• MRT.
Die Entscheidung über den Einsatz bildgebender Verfahren muss im Einzelfall getroffen werden, wenn therapeutische Konsequenzen zu ziehen sind bzw. wenn differentialdiagnostische Probleme bestehen.

Klasse I-II
- Lokale Maßnahmen:
    Getönte Brille
    Methylzellulosehaltige Augentropfen tagsüber
    Augensalbe nachts
    Hochlagern des Kopfes

Klasse II-V
- Lokale Maßnahmen: s. I-II
- Glukokortikoide systemisch:
    1 mg/kg Körpergewicht Prednisolon/Tag
    Dosisreduktion bis zur individuellen Schwellendosis
- Strahlentherapie
    Bei mangelndem Ansprechen oder bei ausgeprägter
    Symptomatik gleichzeitig zur Glukokortikoid-Therapie
    10-20 Gy Herddosis (Fraktionen zu 0,5-2,0 Gy)

Klasse V-VI
- Lokale Maßnahmen: s. I-II
- Glukokortikoide systemisch:
    bis zu 500 mg Prednisolon/Tag i.v.
- Orbitadekompressionsoperation, wenn konservative Maßnahmen erfolglos

---

Tab. 49: Therapie der endokrinen Orbitopathie

Indikationen

Die MRT erlaubt neben der genauen Messung der Augenmuskeldicke auch eine Beurteilung der Floridität des Autoimmunprozesses in den extraokulären Augenmuskeln durch Ermittlung der T2-Relaxationszeiten. Bei entzündlichen Augenmuskelveränderungen sind diese deutlich verlängert. So kann im Verlauf der Krankheit bei floridem Immunprozess die Indikation zu strahlentherapeutischen Maßnahmen gestellt, sowie deren Wirkung beurteilt werden.

Bei einseitigem Exophthalmus und/oder bei Unklarheit über die ätiologische Zuordnung des Orbitabefundes sind immer alle bildgebenden Untersuchungsverfahren auszuschöpfen, um andere Ursachen retrobulbärer Raumforderungen mit einzubeziehen.

8.4 Therapie

Es gibt keine kausale Therapie.
Folgende therapeutische Schritte können unterschieden werden:
• Behandlung der Hyperthyreose – wenn vorhanden
• Lokale, symptomatische Maßnahmen
• Systemische Therapien
• Etablierte Verfahren
• Noch in Studien geprüfte Verfahren
• Retrobulbärbestrahlung
• Operative Maßnahmen
• Nikotinkarenz.

Behandlung der Hyperthyreose

Da die endokrine Orbitopathie fast immer mit einer Immunhyperthyreose assoziiert ist, muss die Behandlung der Überfunktion, falls noch nicht eingeleitet, zum Zeitpunkt der Diagnosestellung erfolgen.
Eine optimal eingestellte Stoffwechsellage (Thyreostatika) der Überfunktion bringt bei der Mehrzahl der Patienten eine Verbesserung der Augenzeichen.

Es gibt Hinweise, dass nach vorgezogener Thyreoidektomie (Anti-genreduktion) die Augensymptomatik günstig beeinflusst wird. Bei der Entscheidung zu einer Radiojodtherapie sollte bei gleich-zeitigen Augenzeichen die Therapie unter Kortisonbegleitmedikation durchgeführt werden. Dies ist mittlerweile in allen nuklear-medizinischen Therapiestationen Standard.

8.4.1 Allgemeine und lokale Maßnahmen

Indikationen
Die aufgelisteten Maßnahmen und Empfehlungen sind grund-sätzlich indiziert bei Klasse I und II als jeweils *alleinige Behandlungsform*. Bei höheren Stadien kommen sie zur Milderung der Symptomatik immer mit zum Einsatz.

• Nikotinkarenz
• Getönte Brillengläser mit Windschutz
• Prismenfolien – falls Doppelbilder
• Tränenersatzmittel (methylcellulosehaltige Augentropfen)
• Gleitmittel (Augengel)
• Nächtliche Hochlagerung des Kopfes
• Bei ungenügendem Lidschluss während des Schlafes:
  Occlusions - Augenverband (oder Schwimmbrille)
• Eine lokale Applikation von Steroiden wird im allgemeinen nicht
  empfohlen, ist jedoch nicht kontraindiziert.

8.4.2 Systemische Glukokortikoidtherapie

Indikationen
• Ab Klasse III
• Akutphase
• Protrusio bulborum
• Auftreten von Doppelbildern
• Bei ausgeprägten entzündlichen Veränderungen der vorderen
  Augenabschnitte

- Bei Visusverschlechterung (intravenös)
- Bei Hornhautläsionen (intravenös).

Mit der Glukokortikoidtherapie ist in der Regel eine Besserung zu erreichen. Der Rückgang der periokulären Weichteilsymptome erfolgt in der Regel rasch, weniger jedoch die Rückbildung der Verdickung der extraokulären Augenmuskeln und die dadurch bedingte Protrusio bulborum.

Nicht abschließend geklärt ist bislang die Höhe der initialen Dosierung und die Frage, in welcher Form die Weiterführung der Therapie sinnvoll ist, wenn keine Besserung eintritt bzw. wenn die Symptome sich nur zum Teil zurückgebildet haben.

Praktisches Vorgehen
1 mg Prednisolon pro Kilogramm Körpergewicht für zwei Wochen, dann schrittweise Reduktion um 5 mg pro Woche. Angestrebte Erhaltungsdosis: 20 mg, je nach Symptomatik kann sie auch höher/niedriger liegen.
Die Dauer der Therapie beträgt 6 Monate.

Akuttherapie bei Beteiligung des Nervus opticus und drohendem Visusverlust oder Hornhautulzerationen:
500 mg Prednisolon i.v. für drei Tage. Danach Schema wie bei längerfristiger Therapie *(s.o.)*.
Die Nebenwirkungen einer Langzeittherapie mit Glukokortikoiden sind vielfältig. Die Patienten müssen dementsprechend vor Therapiebeginn darüber aufgeklärt und engmaschig überwacht werden.

8.4.3 Andere systemische Therapien

In den zurückliegenden Jahren wurde immer wieder über eine medikamentöse immunmodulatorische Intervention mit Cyclosporin, hochdosierten Immunglobulinen, Imurek, Azathioprin sowie Cyclosphosphamid berichtet.

Auch die Plasmapherese wurde eingesetzt. In Einzelfällen wurde über ein gutes bis sehr gutes Ansprechen berichtet.
Eine routinemäßige Anwendung anderer systemischer Therapien als Glukokortikoide ist jedoch bislang nicht eingetreten.

Somatostatinanaloga : Octreotide, Lanreotide
Positive Einzelerfahrungen

Methotrexat
Dieses in der Rheumatologie eingesetzte Präparat scheint bei schwereren Verlaufsformen nach Ausschöpfen aller anderen Maßnahmen offenbar in einer größeren Anzahl von Fällen wirksam zu sein. Auch hier gilt zur Zeit:
Behandlung nur in spezialisierten/erfahrenen Zentren, im Rahmen von klinischen Studien.

Antioxidative Therapie
(Einfluss auf freie Radikale und oxidative Prozesse)
In den letzten Jahren gab es Berichte, dass im Rahmen des Immunprozesses freie Radikale und oxidative Prozesse, die den Immunprozess weiter fördern, für einen Teil der Schädigung verantwortlich sind.
Erste Daten aus Studien mit hochdosierter Zufuhr bestimmter Antioxidantien zeigen eher günstige Ergebnisse.
Es handelt sich um eine Mischung aus verschiedenen Vitaminen (C, E, B, Betakarotin), Selen, Alpha-Liponsäure, Zystein, Nikotinamidbioflavonoide und Omega 3-Fettsäuren.

Angesichts der begrenzten Behandlungsmöglichkeiten der endokrinen Orbitopathie wird dieses Therapiekonzept als sinnvolle Begleitmaßnahme angesehen, obgleich die Wirksamkeit in kontrollierten klinischen Studien bislang noch nicht belegt werden konnte.

8.4.4 Strahlentherapie (Retrobulbärbestrahlung)

Die Wirksamkeit der Retrobulbärbestrahlung wurde in zahlreichen Studien belegt. Die pathophysiologische Vorstellung geht davon aus, dass durch die lokale Bestrahlung die die extraokulären Augenmuskeln infiltrierenden Lymphozyten geschädigt werden, so dass dadurch eine lokal antientzündliche Wirkung erreicht wird. Darüber hinaus soll der strahlentherapeutische Effekt antiproliferativ auf die Fibroblasten und die Produktion von Glykosaminoglykanen sein.

Indikation
Klasse IV
Die Indikation zur Retrobulbärbestrahlung ist in der Akutphase der endokrinen Orbitopathie und bei Auftreten von Doppelbildern gegeben. Vor Einsatz der Retrobulbärtherapie muss eine MRT-Untersuchung mit Sicherung des aktiven Stadiums (Bestimmung der Augenmuskeldicke sowie Messung der T2-Relaxationszeiten) durchgeführt und dokumentiert werden. Die Kombination mit einer Glukokortikoidtherapie soll die wirksamkeit der Strahlentherapie erhöhen. Bestrahlt wird mit Linearbeschleunigern. Die Herddosis liegt zwischen 10 und 20 Gy.

Kontraindikationen
Klasse VI (Durch die Zunahme der Schwellungen ist eine Verschlechterung der Kompression mit weiterer Optikusschädigung möglich). Auch die diabetische Retinopathie stellt wegen der Gefahr einer Blutung eine Kontraindikation dar.

Durchführung
Es werden kleine Bestrahlungsfelder seitlich von den Schläfen her eingestrahlt, die Neigung ist dorsal, die Bulbi werden abgedeckt. Die Netzhaut und Hornhaut muss sicher außerhalb des Strahlenfeldes liegen.
Die Herddosis wird in Fraktionen von 1-2 Gy pro Bestrahlung innerhalb von 2-3 (teilweise über sechs) Wochen eingestrahlt. Eine Wiederholung der Therapie ist dann möglich, wenn die

Gesamt-Dosis von 20 Gy zuvor nicht erreicht wurde.

Die Nebenwirkungen sind gering. In den ersten Wochen treten zwar regelmäßig verstärkte Schwellungen auf, sie sind jedoch transient. Eine Strahlenretinitis oder Strahlenkatarakt wurden nur als Folge einer zu hohen Strahlendosis oder fehlerhafter Festlegung der Bestrahlungsfelder beschrieben.

Die Wirksamkeit der Strahlentherapie in Kombination mit der Steroidtherapie liegt bei 60-70%. Der Effekt auf die Protrusio bulborum und die Augenmuskelbeteiligung ist am geringsten ausgeprägt. Allgemein gilt, dass der Therapieerfolg um so besser ist, je früher die Behandlung eingesetzt wird.

8.4.5 Chirurgische Therapie

Indikationen
• Klasse V
• Klasse VI.

Operative Maßnahmen werden eingesetzt, wenn zuvor alle konservativen und strahlentherapeutischen Maßnahmen ausgeschöpft wurden, jedoch noch schwerwiegende Symptome bestehen.

Akut ist die Dekompensation erforderlich bei Stadium VI, wenn es nach systemischer Glukokortikoidtherapie nicht zu einer Besserung kommt.

Die anderen Indikationen (Protrusio mit fehlendem Lidschluss und zunehmender Hornhautschädigung, Doppelbilder) können elektiv durchgeführt werden.

Orbitadekompressionsoperation
Indikation
Akute Klasse VI, wenn konservativ keine Besserung eintritt.

Durchführung
Die Dekompressionsoperation wird heute bevorzugt endonasal durch Entfernung der medialen Orbitawand mit Resektion der

Siebbeinzellen durchgeführt. Die Betreuung der Patienten sollte in einem speziell dafür vorgesehenen Zentrum erfolgen (HNO-Arzt in Zusammenarbeit mit einem Orbitachirurgen).
Bevorzugt wird die mediale Orbitawandresektion, bei der die Siebbeinzellen reseziert werden. Nach dem Schlitzen der Periorbita kann durch Druck auf den Bulbus gezielt ein Prolabieren des Orbitagewebes in den Nasennebenhöhlenraum erreicht werden. Wenn dieser Effekt nicht ausreicht, wird zusätzlich der Orbitaboden zur Kieferhöhle geröffnet.

Orbitafettresektion (nach *Olivari*)
Indikation
• Klasse III, wenn konservativ/strahlentherapeutisch
  keine Besserung
• Einseitiger Exophthalmus.

Durchführung
Das Verfahren wird hauptsächlich eingesetzt bei einseitiger endokriner Orbitopathie, aber auch bei beidseitiger Protrusio kann die transpalpebrale Fettresektion nach *Olivari* durchgeführt werden. Pro Auge können 6-9 ml Fett und/oder Bindegewebe entnommen werden. Dadurch kommt es zu einem Zurückgleiten des Augapfels in die Orbitahöhle und damit zu einer optisch deutlichen Besserung der Protrusio.

Weitere operative Verfahren
Bei therapieresistenter Chemosis (Klasse V) kann die sog. *Frost-Naht* gelegt werden.
Dabei werden Fäden durch die Unterlidkante gelegt, um das Unterlid mit den Fäden über die Bindehautchemosis hinweg anzuheben und über der Braue mit einem Pflasterstreifen zu fixieren.

Augenmuskelkorrekturen
Bei persistierenden Doppelbildern (Klasse IV) ohne Kompressionserscheinungen kann die Korrektur der extraokularen Augenmuskeln im Sinne einer Schieloperation hilfreich sein.

Korrektur der Oberlidretraktion

Bei einer störenden Retraktion reicht häufig eine Resektion des *Müller´schen Muskels aus* (wenig ausgeprägte Fälle). Bessere Ergebnisse werden erreicht, wenn der Musculus levator palpebrae vom Tarsus abgetrennt wird. Dabei muss darauf geachtet werden, dass der Levator über eine größere Strecke im umgebenden Gewebe mobilisiert wird.

Die letztgenannten Operationsverfahren (Schieloperation und kosmetische Lidverlängerung) sind nur dann indiziert, wenn das Krankheitsbild in einem chronischen Stadium ist und keine aktiven Entzündungszeichen mehr vorliegen (richtungsweisend: T2-Zeiten im MRT-Befund).

8.4.6 Kontrolluntersuchungen

Im akuten Stadium müssen engmaschige, auch interdisziplinäre Kontrollen vereinbart werden. Hier gilt es, eine drohende Visusverschlechterung, Gesichtsfeldeinschränkungen und Hornhautläsionen frühzeitig zu erkennen. Selbst nach ausreichender Behandlung der Hyperthyreose und im Initialstadium mäßig ausgeprägter endokriner Orbitopathie kann es in bis zu 50% der Fälle innerhalb von zwei Jahren zu einem hochfloriden Stadium kommen.

Insofern sind selbst, nach kompletter Remission der Hyperthyreose, Kontrolluntersuchungen in halbjährlichen Abständen empfehlenswert. Es gibt keine Serum- oder klinischen Parameter, die eine sichere Aussage zulassen, wann sich eine endokrine Orbitopathie entwickelt, und wie ausgeprägt sie sein wird.

Positive Effekte auf die Vermeidung einer endokrinen Orbitopathie soll eine TSH-suppressive Therapie nach Radiojodtherapie oder Operation der Immunhyperthyreose sowie Nikotinkarenz haben.

Insgesamt ist die Therapie der Orbitopathie als unbefriedigend zu bezeichnen. Die Patienten sollten daher rechtzeitig über die Probleme aufgeklärt werden, um ihre Bereitschaft zur Mitarbeit zu gewinnen und um spätere Enttäuschungen zu ersparen.

9 Jodinduzierte Hyperthyreose
9.1 Grundlagen

Jod in höherer Dosierung kann bei vorbestehender Schilddrüsenkrankheit eine Hyperthyreose auslösen. Da jodhaltige Medikamente zu diagnostischen und therapeutischen Zwecken eingesetzt werden, ist dieser Zusammenhang von besonderer praktischer Bedeutung. Etwa 15% aller Hyperthyreosen werden durch eine höhergradige Jodexposition ausgelöst.

Jod und gesunde Schilddrüse
Die gesunde Schilddrüsenzelle passt die Jodaufnahme und dessen Einbau in organische Jodverbindungen der aktuellen Jodversorgung an. Eine hochdosierte Jodgabe führt zu einer akuten Hemmung des Einbaus von Jod in organische Verbindungen und in der Folge zu einer Hemmung der Hormonsynthese und -sekretion.

Jod und Autonomie/Immunhyperthyreose
Sind diese Regulationsmechanismen aufgrund einer vorbestehenden Schilddrüsenkrankheit defekt, kann ein Überangebot an Jod zum gesteigerten Einbau in organische Verbindungen und damit zur gesteigerten Synthese und Freisetzung von Schilddrüsenhormonen führen. Es kommt zur jodinduzierten Hyperthyreose.
Diese kann bei Vorliegen der funktionellen Autonomie wie auch der Immunhyperthyreose hervorgerufen werden. Auch ein Rediziv einer Immunhyperthyreose kann durch eine unphysiologisch hohe Menge Jod ausgelöst werden. Da die Autonomie wesentlich häufiger vorkommt als die Immunhyperthyreose und zudem diagnostische Maßnahmen mit Kontrastmittel bei älteren Menschen häufiger durchgeführt werden, sind es überwiegend nicht vorbekannte Autonomien, die die Grundlage einer jodinduzierten Hyperthyreose bilden.

Auslöser der jodinduzierten Hyperthyreose
Kontrastmittel
Die jodhaltigen Röntgenkontrastmittel unterscheiden sich hinsichtlich Höhe und Dauer der Jodbelastung. Wasserlösliche, nieren-

gängige Röntgenkontrastmittel – ionische und nichtionische – weisen, verglichen mit gallegängigen oder fettlöslichen Röntgenkontrastmitteln, eine deutlich kürzere Verweildauer im Organismus auf. Nach Gabe nierengängiger Röntgenkontrastmittel ist innerhalb von etwa ein bis maximal vier Wochen mit einem Abklingen der Jodbelastung zu rechnen. Nach Applikation gallegängiger Röntgenkontrastmittel dauert die Jodbelastung nach intravenöser Gabe üblicherweise vier bis acht Wochen an, nach oraler Gabe sogar etwa drei Monate.

Die Gesamtbelastung des Körpers mit freiem Jod – nur dieses kann in die Schilddrüse aufgenommen werden – setzt sich zusammen aus Jod, welches in ungebundener Form im Kontrastmittel enthalten ist (etwa 10 µg/ml Röntgenkontrastmittel) und im besonderen Maß aus Jod, welches erst nach Applikation des Kontrastmittels aus Jodverbindungen freigesetzt wird. Durch die Gabe von 100 ml Röntgenkontrastmittel ist im Durchschnitt von einer Gesamtbelastung des Körpers mit etwa 20 bis 30 mg Jod auszugehen.

Medikamente/Externa

Zu den jodhaltigen Medikamenten, die zu einer relevanten Jodbelastung führen können, zählen Präparate aus der Gruppe der Desinfizientien, der Dermatika, der Atemwegstherapeutika, der Geriatrika und der Ophthalmika. Im Einzelfall ist immer eine exakte Medikamentenanamnese erforderlich, um eine Jodexposition als Auslöser einer Hyperthyreose zu identifizieren. Die Bestimmung der Jodausscheidung im Urin beweist das Vorhandensein und die Höhe der Jodexposition.

Wegen der relativen großen Bedeutung des Antiarrhythmikums Amiodaron ist es in einem eigenen Abschnitt dargestellt.

Beurteilung des individuellen Risikos

Vor Gabe einer größeren Menge Jod (diagnostisch oder therapeutisch) sollte immer eine Abschätzung des individuellen Risikos für eine jodinduzierte Hyperthyreose erfolgen.

Notfallsituation

In Notfallsituationen, etwa vor einer akut erforderlichen Koronarangiographie, sollte anamnestisch nach vorausgegangener Hyperthyreose gefragt und die Schilddrüse palpatorisch untersucht werden. Bestehen Anhaltspunkte für ein erhöhtes Risiko,

Notfallindikation	Vor Gabe nierengängiger Röntgenkontrastmittel
	Maßnahme
	- Serum asservieren
	- TSH und Schilddrüsenhormone bestimmen
wenn	Hyperthyreose in der Anamnese und/oder
	auffälliger Tastbefund der Schilddrüse
	Therapie
	Prophylaktische Therapie mit Perchlorat (Tab. 54)
wenn	Schilddrüsenautonomie bekannt und/oder latente bzw.
	manifeste Hyperthyreose bekannt
	Therapie
	Prophylaktische Therapie mit Perchlorat und
	Thiamazol *(Tab. 54)*
	Bestätigung der Hyperthyreose:
	Weiterführung der Therapie
Keine Notfallindikation	Bestimmung von TSH basal
wenn	TSH basal < 0,3 mU/l und/oder
	Hyperthyreose in der Anamnese und/oder auffälliger
	Tastbefund der Schilddrüse
	Schilddrüsensonographie
	Schilddrüsenszintigraphie
wenn	Latente Hyperthyreose bekannt ist, SD-Vol. > 50 ml
	und/oder Schilddrüsenknoten
	Szintigraphie, ggf. unter Suppression
wenn	Volumen eines autonomen Knoten
	> 10 ml und/oder Tc 99m-Uptake > 2-3%
	Definitive Therapie der Schilddrüsenkrankheit vor
	Jodgabe (z.B. Radiojodtherapie) anstreben.
	Bei dringlicher Indikation zur Gabe nierengängiger
	Kontrastmittel prophylaktische Therapie mit
	Perchlorat.
	Bei dringlicher Indikation und hohem Risiko
	(manifeste Hyperthyreose und/oder Tc 99m-
	Uptake unter Suppression > 3%) zusätzlich
	Thiamazol (s. Tab. 54).

Tab. 50.: Vorgehen vor Applikation jodhaltiger Kontrastmittel/Medikamente

sollte eine prophylaktische Therapie mit Perchlorat und ggf. auch mit Thiamazol erfolgen *(s. Tab. 51)*.

Keine Notfallsituation

Besteht keine Notfallsituation, sollte nach dem in *Tab. 50* gezeigten Schema vorgegangen werden. Ergeben sich Hinweise für eine funktionelle Autonomie der Schilddrüse, kann das Risiko durch eine Bestimmung der Menge und Aktivität des autonomen Gewebes abgeschätzt werden. Bei einem autonomen Volumen von über 10 ml (entsprechend einem autonomen Adenom mit einem Durchmesser von etwa 2,7 cm) bzw. bei einem Tc-99m-Uptake unter Suppressionsbedingungen von über 2-3% ist ein erhöhtes Hyperthyreoserisiko anzunehmen.

In diesen Fällen sollte grundsätzlich eine definitive Beseitigung der Autonomie durch Radiojodtherapie oder Operation angestrebt werden. Nur wenn die Gabe von Röntgenkontrastmitteln dringlich ist, sollte die in *Tab. 51* dargestellte prophylaktische Behandlung mit Perchlorat und ggf. zusätzlich Thiamazol erfolgen.

Eine prophylaktische Therapie sollte nur bei Gabe nierengängiger Kontrastmittel, nicht bei Gabe anderer Kontrastmittel oder jodhaltiger Medikamente erfolgen. In diesen Fällen sollte grundsätzlich vorab eine definitive Behandlung der Schilddrüsenkrankheit durchgeführt werden.

9.2 Therapie

Zur Therapie der jodinduzierten Hyperthyreose werden sowohl Jodisationshemmer wie Thiamazol als auch Perchlorat eingesetzt. Beide Substanzen bieten sich für diese Indikation an, da einerseits Perchlorat zu einer kompetitiven Hemmung der Jodaufnahme in die Schilddrüse führt, andererseits Jodisationshemmer wie Thiamazol die Organifikation von in die Schilddrüse aufgenommenem Jod hemmen.

Da die antithyreoidale Wirkung der Jodisationshemmer durch eine hohe intrathyreoidale Jodkonzentration vermindert wird, ist bei der jodinduzierten Hyperthyreose eine **hochdosierte Therapie** mit 40-60 mg Thiamazol oder entsprechende Dosen von Carbimazol oder Propylthiouracil erforderlich.

Bei einer klinisch ausgeprägten Hyperthyreose sollte die Therapie durch die Gabe von Jodisationshemmern mit Perchlorat (z.B. 3 x 300 mg) ergänzt werden. Hierdurch kann eine raschere Normalisierung der Schilddrüsenhormonparameter erreicht werden.

Bei der massiv verlaufenden jodinduzierten Hyperthyreose gilt: **Frühzeitige Operation mit fast vollständiger Entfernung der Schilddrüse („near-total" Thyreoidektomie) ist die Therapie der Wahl.**
In diesen Fällen sollte frühzeitig mit einem spezialisierten Zentrum Kontakt aufgenommen werden.

9.3 Prophylaxe

Wenn bei einem Patienten von einem erhöhten Risiko für eine jodinduzierte Hyperthyreose auszugehen und dringlich eine Jodgabe erforderlich ist, sollte eine prophylaktische Therapie erfolgen. Eingesetzt wird hierfür zunächst Perchlorat. Bei sehr hohem Risiko können zusätzlich Thyreostatika gegeben werden.

Tab. 54 stellt das empfohlene Vorgehen zusammen. Zu beachten ist, dass die Wirksamkeit dieses Vorgehens bisher nicht in größeren prospektiven Studien belegt ist. Sicher ist, dass durch die Gabe von Perchlorat das Risiko einer jodinduzierten Hyperthyreose nur verringert werden kann. In Einzelfällen kann daher eine Hyperthyreose auch nach korrekt durchgeführter prophylaktischer Therapie auftreten. Die medikamentöse Prophylaxe der jodinduzierten Hyperthyreose sollte daher nur bei dringlich erforderlicher Jodapplikation und nur vor Gabe nierengängiger Röntgenkontrastmittel durchgeführt werden. In allen anderen

Erhöhtes Risiko einer jodinduzierten Hyperthyreose (TSH erniedrigt)	Perchlorat:* - 500 mg p.o. 2-4 h vor Maßnahme - 500 mg p.o. 2-4 h nach Maßnahme - 3 x 300 p.o./Tag bis 7 - 10 Tage nach Maßnahme

Hohes Risiko (TSH supprimiert)	Perchlorat:*
	 - 500 mg p.o. 2-4 h vor Maßnahme
	 - 500 mg p.o. 2-4 h nach Maßnahme
	 - 3 x 300 p.o./Tag
	   bis 7-10 Tage nach Maßnahme
	 Thiamazol
	 - 20 mg pro Tag
	   bis 7-10 Tage nach Maßnahme
	 - Kontrollen der Schilddrüsenfunktion
	   nach 3 und 6 Wochen

Manifeste Hyperthyreose	Perchlorat:*
	 - 500 mg p.o. 2-4 h vor Maßnahme
	 - 500 mg p.o. 2-4 h nach Maßnahme
	 - 3 x 300 mg p.o./Tag
	   bis 14 Tage nach Maßnahme
	 Thiamazol:
	 - 40 mg pro Tag
	   nach 14 Tagen ggf. Dosisanpassung
	 Weitere regelmäßige Kontrollen der
	 Schilddrüsenfunktion

* 1 mg = 15 Topfen, 300 mg = 20 Tropfen, 500 mg = 33 Tropfen

Tab. 51: Prophylaktische Therapie vor Jodbelastung

Fällen sollte zunächst eine ablative Therapie der Hyperthyreose (Autonomie, Immunhyperthyreose) erfolgen.

9.4 Amiodaroninduzierte Hyperthyreose
9.4.1 Wirkungsweise

Amiodaron ist derzeit das wirksamste Arzneimittel in der Therapie tachykarder Herzrhythmusstörungen.

Der antiarrhythmische Effekt entsteht durch die Verlängerung der kardialen Repolarisation, daher wird Amiodaron den Antiarrhythmika der Klasse 3-Wirkung zugerechnet. Die QT-Zeit wird verlängert. Die IK und IT0-Kaliumkanäle werden blockiert, dadurch kommt es zur Verlängerung der Repolarisation.

Extrakardiale Nebenwirkungen
Die wichtigste extrakardiale Nebenwirkung ist die Veränderung der Schilddrüsenfunktion.
Dies ist durch den hohen Jodgehalt (150 mg) leicht nachvollziehbar.

Veränderungen bei euthyreoter Schilddrüse
Auch bei Patienten mit normaler Schilddrüsenfunktion kommt es obligatorisch zu Veränderungen der Schilddrüsenhormonparameter.
Es kommt zu einem Anstieg des fT_4 sowie einer Abnahme des T_3/fT_3-Wertes. Das ist erklärbar durch die Hemmung der Typ I-Dejodase in den peripheren Geweben.
Das Prohormon T_4 wird in geringerem Maß zu T_3 dejodiert, so dass eine ähnliche Befundkonstellation wie beim Low-T_3-Syndrom und der Hyperthyroxinämie entsteht.
Initial kommt es auch zu einer Erhöhung des basalen TSH-Wertes, später Normalisierung oder Erniedrigung des TSH-Wertes. Diese Veränderungen dürfen nicht mit einer Überfunktion verwechselt werden, sie sind nicht behandlungspflichtig!

Diagnostik:
Anamnese und Klinik
Labor: TSH, fT_4, fT_3, TPO-, TG- und TSH-Rezeptor- AK.
Bildgebung: Sonographie, Szintigraphie
Die Diagnosestellung erfolgt anhand der beschriebenen Laborveränderung sowie der fehlenden Klinik (keine klinischen Anzeichen für Funktionsstörung).

Therapie
Entfällt

9.4.2 Pathogenese der Hyperthyreose

Es gibt zwei grundsätzlich unterschiedliche Pathomechanismen:
Überproduktion = Typ I Amiodaron-induzierte Hyperthyreose
Gesteigerte Freisetzung = Typ II Amiodaron-induzierte Hyperthyreose

Bei Typ I ist bereits eine Prädisposition zur Überfunktion vorhanden. Entweder auf dem Boden einer Autonomie oder latenten/manifesten Hyperthyreose vom Typ Basedow (gleicher Mechanismus wie bei Kontrastmittel-induzierter Hyperthyreose).
Bei Typ II (gesteigerte Freisetzung) kommt es zu einer destruierenden Thyreoiditis mit Nekrosen, reparativen Fibrosen und ähnlichen Veränderungen. Es kommt zur Freisetzung von präformiertem Schilddrüsenhormon und Thyreoglobulin ins Blut. Typ II ist vergleichbar mit der transienten Hyperthyreose zu Beginn einer Autoimmunthyreoiditis vom Typ Hashimoto. Klinisch ist Typ II meistens stumm, nur die Serumwerte sind extrem verändert.

Hyperthyreose bei Amiodaron - Differentialdiagnostik

	Typ I	Typ II
Alter	jedes Alter	jedes Alter
Pathogenese	gesteigerte Bildung und Freisetzung von Hormon	gesteigerte Freisetzung,keine vermehrte Bildung
Tc-Uptake	normal/erhöht	erniedrigt/fehlend
Sonographie	echoarmes Parenchym	inhomogen echonormales bis echoarmes Parenchym
Farbdoppler	gesteigerter Blutfluss	kein darstellbarer Blutfluss
Interleukin-VI	normal/leicht erhöht	stark erhöht (> 250 mmol/l)
Therapie	hochdosiert Thyreostase/Kaliumperchlorat	Glukokortikoide

Tab. 52: Differentialdiagnostik bei Amiodaron

Diagnostik

Anamnese und Klinik

Labordiagnostik: TSH, fT_4, fT_3, TPO-AK, TG-AK, TSH-R-AK.

Bildgebung: Sonographie, Szintigraphie.

Symptome:

Typ I ist mit den klassischen Symptomen der Hyperthyreose verbunden.

Typ II verläuft klinisch meist stumm.

Differentialdiagnostik Typ I/Typ II

Die Unterscheidung ist wichtig, da die Therapiewahl davon abhängt, welcher Typ vorliegt. Tabelle 52 gibt eine Gegenüberstellung der Befunde und erleichtert die Entscheidungsfindung. Wichtig ist die Szintigraphie, die bei Typ I eine normale oder erhöhte Speicherung aufweist, während Typ II (ähnlich wie die Silent Thyreoiditis) eine erniedrigte oder fehlende Technetium-Aufnahme zeigt.

Therapie

Typ I

Wichtigste Maßnahme ist die Beendigung der Amiodaron-Therapie. Gleichzeitig wird eine thyreostatische Therapie eingeleitet.

Die Dosierung ist individuell, abhängig vom Beschwerdebild sowie den Laborergebnissen. Zusätzlich zur standardisierten Therapie mit Thiamazol oder PTU wird empfohlen Perchlorat einzusetzen, welches die Jodaufnahme senkt und den intrathyreoidalen Jodgehalt absenkt. Dadurch wird die Wirksamkeit der Thyreostatika verbessert. Es wird eine Dosis von 3-4 x 250 mg Kaliumperchlorat pro Tag über einen Zeitraum von acht Wochen empfohlen.

Da die Wirkung der Thyreostatika durch den hohen intrathyreoidalen Jodgehalt eingeschränkt ist, lässt sich nicht bei allen Patienten eine therapeutische Wirkung erzielen, so dass, wie bei anderen jodinduzierten Hyperthyreosen, in vielen Fällen eine Operation unumgänglich wird.

Typ II

Beendigung der Amiodaron - Therapie.
Je nach Schweregrad kann zugewartet oder eine Therapie mit Glukokortikoiden eingeleitet werden.

Dosierung: 0,5-1,25 mg Prednisolon/kg Körpergewicht/Tag über etwa drei Monate.
Die Wirkung der Glukokortikoide ist antiinflammatorisch. Therapiert wird bis zur Normalisierung des TSH.

9.4.3 Pathogenese der Hypothyreose

Der hohe Jodgehalt führt zu einer gestörten Autoregulation, thyreoidalen Autoimmunprozessen und zytotoxischen Vorgängen im Parenchym. Die hohe Jodmenge überfordert die Autoregulation in der Schilddrüse und hemmt so die Bildung und Freisetzung von Hormonen. Bei Vorliegen der Disposition einer Hashimoto-Thyreoiditis steigert Amiodaron die Empfindlichkeit gegenüber den Antikörpern.

Diagnose
Anamnese und Klinik
Labor: TSH, fT_4, fT_3, TSH-R-AK, TPO-AK, TG-AK.

Therapie
Bei Nachweis einer latenten/manifesten Hypothyreose:
Behandlung mit Levothyroxin.

Prävention
Wie vor einer Maßnahme mit jodhaltigen Röntgenkontrastmitteln müssen auch vor einer Amiodaron-Therapie Risikopatienten durch eine umfassende Schilddrüsenuntersuchung identifiziert werden.
Patienten mit Disposition zu Autonomie oder IHT müssen einer kausalen Therapie ihrer Schilddrüsenerkrankung zugeführt werden. Eine spätere Therapie mit Amiodaron ist dann völlig unproblematisch.

10 Thyreotoxische Krise
10.1 Grundlagen

Die thyreotoxische Krise kommt sowohl bei der Schilddrüsen-autonomie als auch bei der Immunhyperthyreose vor. Eine krisenhafte Verschlechterung tritt häufig unerwartet und kurzfristig innerhalb von Stunden oder Tagen auf und stellt einen akut lebensbedrohlichen Zustand dar. Die Letalität beträgt 20-30%.

Ein häufiger Auslöser der krisenhaften Verschlimmerung einer Hyperthyreose ist eine höhergradige Jodexposition, die meist ein bis vier Wochen, in seltenen Fällen auch schon länger zurückliegt. Weitere Auslöser sind allgemeine Stressfaktoren wie z.B. Operationen oder Begleitkrankheiten (z.B. Virusinfektionen).

Ein direkter Zusammenhang zwischen der Höhe der Schilddrüsenhormonspiegel und der klinischen Symptomatik besteht nicht. Schwere Krankheitsbilder können sich auch bei nur mäßig erhöhten Hormonwerten entwickeln.

Tab. 53 fasst die verschiedenen Stadien der thyreotoxischen Krise zusammen. Diese Stadieneinteilung nach *Herrmann* hat sich für die Entscheidung über das weitere therapeutische Vorgehen und für die Abschätzung der Prognose bewährt. Liegen die genannten Symptome vor, muss auch ohne Kenntnis der Hormonbefunde

Stadium I	Tachykardie (>150/min), Herzrhythmusstörungen, Hyperthermie, Adynamie, profuse Durchfälle, Dehydration, verstärkter Tremor, Unruhe, Agitiertheit, Hyperkinese, evt. stark erhöhte Schilddrüsenhormonkonzentration
Stadium II	Symptome des Stadium I, zusätzlich Bewußtseinsstörungen,Stupor, Somnolenz, psychotische Zeichen, örtliche und zeitliche Desorientierung
Stadium III	Symptome des Stadium II, zusätzlich Koma
Alle Stadien	a: Patient < 50 Jahre b: Patient > 50 Jahre

Tab. 53: Stadieneinteilung der thyreotoxischen Krise

sofort – nach Sicherung von Blutproben zur In-vitro-Diagnostik – stadiengerecht behandelt werden.

In etwa 60% der Fälle finden sich neben den in der Tabelle genannten Symptomen und Befunden zusätzlich Zeichen einer Myopathie, die sich als Schwäche der proximalen Muskulatur und des Schultergürtels, aber auch als Bulbärparalyse manifestieren können.

Die Letalität der thyreotoxischen Krise beträgt im Stadium I unter 10%, im Stadium III über 30%. Besonders hoch ist sie bei älteren Patienten (Stadium IIIb).

10.2 Therapie

Grundsätzlich sind Patienten mit den Anzeichen einer thyreotoxischen Krise sofort nach Diagnosestellung stationär als Intensivpatienten einzuweisen.
Sofort nach Aufnahme muss mit einer intensivierten spezifischen Therapie begonnen werden.
Des weiteren muss bereits während der Aufnahme die Entscheidung und Vorbereitung zur Thyreoidektomie als entscheidende Maßnahme zur Verbesserung der Prognose vorbereitet werden.
Die Operation sollte also bereits als definitive Maßnahme bei Beginn der konservativen Therapiemaßnahmen angestrebt und – sobald der Zustand des Patienten es zulässt – auch durchgeführt werden.

Thyreostatische Therapie
Initial 80 mg Thiamazol intravenös, 3 x pro Tag.
Fortsetzung mit 40 80 mg intravenös, 3 x pro Tag.

Beta-Blocker
Zur Prophylaxe bedrohlicher Rhythmusstörungen sowie zur Senkung der Herzfrequenz: Propranolol intravenös.
Dosierdosis: 1-5 mg.

Alternativ: Oral: 3 x 20 bis 3 x 80 mg pro Tag über eine Magensonde.
Glukokortikoide: 50 mg Prednisolon intravenös, alle 6-8 Stunden.

Symptomatik, Behandlung
• Bilanzierung des Flüssigkeits- und Elektrolythaushalts:
Entsprechende Infusionen mit Elektrolytzugabe
• Kalorienzufuhr i.v.: 3000 Kcal pro Tag
• Sauerstoffzufuhr
• Eiskühlung
• Thrombembolieprophylaxe durch Heparin.

Definitive Therapiemaßnahme
Besteht im Krankenhaus der Ersteinweisung keine Möglichkeit zur Frühoperation, sollte der Patient nach begonnener konservativer Therapie in ein spezialisiertes Zentrum verlegt werden. Wenngleich eine notfallmäßige totale Thyreoidektomie mit einem höheren Risiko behaftet ist, stellt sie die einzige Maßnahme dar, die schlechte Prognose des Hormonexzesses zu reduzieren.

Plasmapheresetherapie
Sie ist in der Lage, kurzzeitig den Hormonexzess zu beheben. Sie ist jedoch nur kurzfristig wirksam und durch Gerinnungsstörungen und mögliche Katheterkomplikationen belastet. Zur effektiven Eliminierung von T_3 und T_4 ist ein hohes Austauschvolumen von 3-4 l erforderlich. Dies kann bei schlechten Kreislaufverhältnissen häufig nicht erreicht werden. Wann immer möglich sollte der Patient operiert werden. Daher ist die Plasmapheresetherapie nur Situationen vorbehalten, bei denen eine Operation unmöglich ist.

11 Thyreoiditis

Unter dem Begriff *„Thyreoiditis"* werden höchst unterschiedliche Erkrankungen zusammengefasst.

In dieser Gruppe sind sowohl entzündliche, autoimmune, als auch fibrosierende Prozesse des Schilddrüsenparenchyms enthalten.

Die Thyreoiditiden können nach ihrem Verlauf in akute, subakute und chronische Formen eingeteilt werden.

Eine weitere Einteilung ergibt sich nach dem histologischen *Korrelat/Ursache* in virale, bakterielle, lymphozytäre, granulomatöse und spezifische Entzündungen.

Darüber hinaus gibt es Besonderheiten des Auftretens, z.B. Postpartum-Thyreoiditis, Silent-Thyreoiditis, Strahlenthyreoiditis, arzneimittelbedingte Thyreoiditis und traumatische Thyreoiditis.

Am häufigsten ist die Autoimmunthyreoiditis (AIT), die Hashimoto-Thyreoiditis. Sie ist gleichzeitig die häufigste Ursache für die Hypothyreose.

Im Folgenden werden zunächst die erregerbedingten Thyreoiditiden besprochen, anschließend die Autoimmunthyreoiditiden und am Schluss des Kapitels die selteneren Formen.

11.1 Akute Thyreoiditis

Ätiologie

Die akute, eitrige Entzündung wird durch hämatogene und lymphogene Streuung eines bakteriellen Herdes oder im Rahmen einer Sepsis verursacht. Häufig besteht bei den Patienten eine Infektion im Hals-, Nasen- oder Ohrenbereich. Die auslösenden Erreger sind vielfältig, auch Anaerobier oder Pilze können als Erreger infrage kommen.

Diese Thyreoiditisform ist extrem selten.

Klinik

Die Beschwerden sind massiv und charakterisiert durch eine lokale Schmerzsymptomatik im Bereich des befallenen Areals.

Allgemein besteht ein schweres Krankheitsgefühl mit extremer Druckempfindlichkeit, Schluckbeschwerden, Rötung der Haut und Ausstrahlung der Schmerzen in die Kieferregion und zum Ohr. Allgemeinsymptome: Fieber, Schweißausbrüche, Tachykardien, schweres Krankheitsgefühl.

Thyreoiditis
- Bakterielle Thyreoiditis
  z.B. Mykobakterien, Staphylokokken, Enterokokken, Pilze, Pneumozystis carinii,

- Virale Thyreoiditis
- Autoimmunbedingt
          Hashimoto-Thyreoiditis
          - atrophische Form
          - hypertrophe Form

- Postpartale Thyreoiditis
- Silent-Thyreoiditis

- Invasiv sklerosierende Thyreoiditis (Riedel Struma)

- Spezifische Thyreoiditis
          Tbc, Sarkoidose Amyloidose, HIV

- Iatrogene Thyreoiditis
          Amiodaron
          Interferon-a
          Interleukin
          Strahlenthyreoiditis
          Thyreoiditis nach RJT

Tab. 54: Einteilung der Thyreoiditiden nach Ätiologie

11.1.1 Diagnostik

• Körperliche Untersuchungen
• Inspektion, Palpation
• Labor:
fT_4, TSH, BSG, Differentialblutbild.
Sowohl Euthyreose als auch Hyperthyreose sind möglich. Es besteht eine extrem erhöhte BSG und Leukozytose mit Linksverschiebung.

Sonographie

Es finden sich unscharf begrenzte, echoarme Läsionen.

Szintigraphie

Fokal verminderte Speicherung.

Feinnadelpunktion

Im Zweifelsfall sollte nicht gezögert werden, eine Feinnadelpunktion durchzuführen. Diese ermöglicht die sichere differentialdiagnostische Einordnung.

Der Nachweis von Granulozyten sowie die bakteriologische Untersuchung mit Erregernachweis sichern die Diagnose.

Differentialdiagnose

• Subakute granulomatöse Thyreoiditis
• Einblutung
• Sehr schnell wachsendes Malignom.

Bakterielle Thyreoiditis	
Definition:	Durch Bakterien ausgelöste, eitrige Entzündung
Epidemiologie:	Selten
Klinik:	Äußerst schmerzhafter Lokalbefund
	Schweres Krankheitsgefühl
Diagnostik:	Labor: BSG, Blutbild, Schilddrüsenfunktion
	Bildgebung: Sonographie, Szintigraphie
	FNP
Typische Befunde:	Leukozytose mit Linksverschiebung
	Sonographie: unscharfe, irreguläre echoarme Herde
	Szintigramm: zum Sonobefund korrespondierend
	kalte Areale
	FNP: Erregernachweis
Differentialdiagnose:	Thyreoiditis de Quervain, rasch wachsendes
	Malignom, akute große Blutungszyste
Therapie:	Antibiose, Operation

Tab. 55a: Diagnose und Therapie der bakteriellen Thyreoiditis

11.1.2 Therapie

Es erfolgt je nach Keimdifferenzierung eine gezielte Antibiose, meist ist eine chirurgische Intervention unumgänglich.

Prognose
Durch entsprechende Maßnahmen – Antibiose, Operation – heilt die Erkrankung folgenlos aus.

Nachsorge
Entspricht der nach Operation einer blanden Struma.

11.2 Subakute Thyreoiditis de Quervain

Ätiologie
Die subakute Thyreoiditis wird ausgelöst durch Viren. Die Erkrankung tritt nach einer vorausgegangenen, teilweise blanden, Virusinfektion der oberen Atemwege auf. Erreger können Influenza, Coxsackie-, Adenoviren und andere sein. Meist ist nur ein Lappen betroffen.

Häufigkeit
Die subakute Thyreoiditis ist selten, aber doch deutlich häufiger als die akute Form.
Es gibt eine gewisse Häufung im Herbst und Frühjahr. Überwiegend sind Frauen betroffen.
In der eigenen Praxis werden pro Jahr etwa 10-15 Patienten diagnostiziert.

Klinik
Der klinische Verlauf ist variabel. Es gibt Verläufe mit einem überraschend geringen Beschwerdebild, andere Verläufe sind durch extrem starkes Schmerzgefühl gekennzeichnet.

Die Verläufe mit starken Beschwerden sind jedoch zahlenmäßig häufiger.

Typischerweise wird über starken Spontan- bzw. Druckschmerz und ausstrahlende Schmerzen in die umgebende Halsregion sowie Kiefer- und Ohrregion berichtet.

Allgemein besteht ein schweres Krankheitsgefühl mit Einschränkung des Allgemeinbefindens und Gliederschmerzen.

Hinzu kommen Überfunktionssymptome, da zu Beginn häufig eine Hyperthyreose besteht (Freisetzung präformierter Hormone).

11.2.1 Diagnostik

• Körperliche Untersuchung
• Inspektion, Palpation
• **Labor:**
fT_4, TSH, BSG, Differentialblutbild, TPO-AK, ggf. Tg-AK.

Typisch ist die deutliche Beschleunigung der BSG (50-60 mm in der ersten Stunde) und die Erhöhung des CRP im Serum.

Häufig liegt eine hyperthyreote Stoffwechsellage vor (Parenchymzerstörung und Freisetzung präformierter Hormone). Selten sind zu Beginn Antikörper gegen Thyreoglobulin oder Peroxidase vorhanden. Sie reflektieren eine sekundäre Immunantwort auf entzündungsbedingt freigesetzte Antigene. Sie sind wahrscheinlich Ursache für eine nach der akuten Phase einsetzende Atrophie des Organs mit nachfolgender Hypothyreose (getriggerte AIT).

Sonographie
Die entzündeten Areale kommen als ausgeprägt echoarme, z. T. konfluierende Herde zur Darstellung, die Konfiguration ist irregulär, häufig nicht „rund" wie Knoten, oft fehlt eine scharfe Randbegrenzung. Im Verlauf der Beobachtung unter Behandlung gehen die echoarmen Läsionen zurück. Typisch ist eine wechselnde Lokalisation der Läsionen, auch kontralateral verbunden mit entsprechender Klinik (Druckschmerzhaftigkeit wechselt).

Szintigraphie

Die Tc-99m Aufnahme ist reduziert, die entzündeten Stellen sind als kalte Läsionen erkennbar.

Feinnadelpunktion

Typischer Befund ist eine granulomatöse Entzündung mit mehrkernigen Riesenzellen. Dadurch ist die differentialdiagnostische Abgrenzung zur akuten eitrigen Thyreoiditis und zur Autoimmunthyreoiditis eindeutig möglich.

Virale Thyreoiditis (Thyreoiditis de Quervain)	
Definition:	Durch Viren ausgelöste Entzündung
Epidemiologie:	Selten (häufiger als bakterielle)
Klinik:	Variabel schmerzhafter Lokalbef und, meist stark schmerzhaft, Ausstrahlung in Ohr und Kieferwinkel Schweres Krankheitsgefühl
Diagnostik:	Labor: BSG, Blutbild, Schilddrüsenfunktion Bildgebung: Sonographie, Szintigraphie FNP
Typische Befunde:	Stark erhöhte BSG Sonographie: unscharfe, irreguläre echoarme Herde Szintigramm: zum Sonobefund korrespondierend kalte Areale FNP: Epitheloidzellen, histiozytäre Riesenzellen
Differentialdiagnose:	Eitrige Thyreoiditis, rasch wachsendes Malignom, akute große Blutungszyste
Therapie:	An Schweregrad der Lokalsymptomatik orientierte antiphlogistische Therapie Erfolglose konservative Versuche: Operation

Tab. 55 b: Diagnose und Therapie der viralen Thyreoiditis

11.2.2 Therapie

Beeinflusst werden kann lediglich die Schmerzsymptomatik, die je nach Schweregrad mit verschiedenen antiphlogistischen Wirkstoffen behandelt wird.

Leichte Verlaufsformen:
Acetylsalicylsäure.
Dosis: 1-2 g täglich

Mittelschwere Formen:
Nicht steroidale Antiphlogistika, z.B. Diclofenac.
Dosis: 50-150 mg pro Tag.
Schwere Verlaufsform:
Glukokortikoide.
Dosis: Initial: 1 mg Prednisolon pro Kilogramm Körpergewicht pro Tag. Richtwert: 50-60 mg Prednisolon täglich. Anschließend wird über mehrere Wochen langsam die Dosis reduziert.
Erhaltungsdosis:
Schwellendosis bei welcher der Patient beschwerdefrei ist.
Richtwert: 5-20 mg täglich.

Ergebnisse/Verlauf

Durch eine adäquate Behandlung lässt sich die Beschwerdesymptomatik in den meisten Fällen innerhalb weniger Wochen beseitigen. Die antiphlogistische Behandlung führt zu einem Rückgang der allgemeinen und der lokalen Symptome.

Normalerweise kommt es nach einem halben Jahr Behandlungsdauer zu einer Restitutio ad integrum. Wichtig ist die konsequente Fortführung der antiphlogistischen Therapie über einen Zeitraum von mindestens 4, besser 6 Monaten. Häufig wird die Therapie bei Erreichen von Beschwerdefreiheit (zu früh) abgesetzt. Hier kommt es fast regelmäßig zum Auftreten eines Rezidivs.

Kommt es nach einer ausreichend langen Behandlungsdauer zu einem Rezidiv, wird ein erneuter konservativer Behandlungsversuch empfohlen. Sollte allerdings auch danach keine Ausheilung eingetreten sein, wird ein operatives Vorgehen empfohlen.

In etwa 50% geht die Erkrankung in eine AIT über (angestoßen durch die initiale virale Entzündung). Dies ist stets zu berücksichtigen, daher sind Verlaufsuntersuchungen wichtig, damit keine unbehandelte Unterfunktion entsteht.

Verlaufsuntersuchung

Während der Behandlung mit Antiphlogistika eignet sich zur objektiven Ermittlung der Beschwerde-Besserung die Bestimmung der BSG/CRP und die Sonographie.

Die Sonographie zeigt parallel zur Normalisierung der BSG eine Normalisierung der Echostruktur.

Auch im Szintigramm zeigt sich eine Ausheilung als Normalisierung der zuvor fokal verminderten Tc-99m Speicherung. Bei jeder Kontrolle muss eine Funktionsprüfung mittels TSH, fT_4 vorgenommen werden.

Nachsorge
Kommt es zu einer Hypothyreose, muss diese durch eine individuelle Levothyroxin-Substitution behandelt werden.

11.3 Autoimmunthyreoiditis vom Typ Hashimoto (Chronisch lymphozytäre Autoimmunthyreoiditis)

Ätiologie
Bei der Autoimmunthyreoiditis (AIT) kommt es zu einer lymphozytären Infiltration des Schilddrüsengewebes. Die Erstbeschreibung erfolgte durch den japanischen Arzt Hashimoto, der bei Obduktionen die Besonderheit dieser lymphozytären Infiltration als „Fremdgewebe" innerhalb der Schilddrüse als erster beschrieben hat.

Die Infiltration kann fokal, multifokal oder diffus über das ganze Organ verteilt auftreten.

Es gibt zwei Formen der AIT: die hypertrophe Form und die atrophische Verlaufsform.

Die hypertrophe Form findet man häufiger bei Kindern und Jugendlichen, insbesondere zu Beginn der Erkrankung. Meist geht die hypertrophe Form im Verlauf in eine atrophische Verlaufsform mit fortschreitender Zerstörung des Gewebes über. Allerdings gibt es – auch bei Erwachsenen, wenn auch selten – hypertrophe Verlaufsformen mit behandlungspflichtiger Hypothyreose.

Die Ursache für die AIT ist eine genetische, HLA assoziierte Disposition. Vom Immunsystem werden spezifische Antikörper (gegen TPO und TG) gebildet, diese vermitteln und unterhalten eine zytotoxische Autoimmunreaktion, die zur progredienten Zerstörung von Follikeln führt. Ausmaß und zeitlicher Verlauf dieses Prozesses sind äußerst variabel.

Chronische Autoimmunthyreoiditis (Hashimoto-Thyreoiditis)

Definition:	Lymphozytäre Infiltration, hypertrophe und atrophe (häufiger)Verlaufsform
Epidemiologie:	Ca. 10% Prävalenz
Klinik:	Symptomarmer Beginn, häufig Zufallsbefund
Diagnostik:	Labor: Schilddrüsenfunktion, TPO-AK, Tg-AK
	Bildgebung: Sonographie, Szintigraphie
	FNP
Typische Befunde:	Sonographie: diffuse Echoarmut, wechselnde fokale echoarme Läsionen variabler Größe. Abnehmende Gesamtgröße im Verlauf (atrophische Form) Szintigramm: Homogen bis inhomogene Speicherung
	Variable Höhe von TPO-und/oder Tg-AK
	FNP: lymphozytäre Infiltration
Differential-diagnose:	Initialphase: M. Basedow
Therapie:	Je nach Funktion: individuelle Substitutionstherapie mit Levothyroxin
	200 µg Selen

Tab. 55 c: Diagnose und Therapie der Hashimoto-Thyreoiditis

Verlauf

Charakteristisch ist zu Beginn eine hyperthyreote Phase (meist ohne Klinik), die durch Ausschwemmung bereits formierter Hormone entsteht.

Ausmaß und zeitlicher Verlauf einer nachfolgenden Atrophie sind äußerst variabel.

Der Verlauf kann im Einzelfall nie vorausgesagt werden.

Extrembefunde:

Völlige Auflösung des Organs einerseits, Antikörpernachweis bei intakter Schilddrüse mit normaler Funktion andererseits.

Bei einem – allerdings kleinen – Teil der Patienten kommt es nicht zu einer fortschreitenden Zerstörung trotz Persistenz der Antikörper.

Ausgehend von der initialen euthyreoten Funktion kann eine schleichende, progrediente Funktionsminderung der Schilddrüse eintreten, die zunächst zur subklinischen, später zu einer manifesten Hypothyreose führt.

Die Inzidenz der Unterfunktion beträgt bei Antikörpernachweis etwa 5% pro Jahr. Das bedeutet, dass Patienten, bei denen erhöhte Antikörperkonzentrationen bei noch euthyreoter Funktion festgestellt werden, regelmäßig überwacht werden müssen (TSH-Bestimmung in jährlichem Abstand), um den Zeitpunkt des Auftretens der Hypothyreose rechtzeitig zu diagnostizieren.

Epidemiologie
Die Hashimoto-Thyreoiditis hat in den letzten Jahren zugenommen (Zusammenhang mit der verbesserten alimentären Jodzufuhr?). Die Prävalenz beträgt bis zu 10%.

Klinik *(s. Symptome der Hypothyreose)*
Initial besteht recht häufig eine Hyperthyreose, deren Ursache die Freisetzung bereits präformierten Schilddrüsenhormons durch Zellzerfall ist.
Die meisten Patienten sind zu diesem Zeitpunkt beschwerdefrei. Wegen des langsamen Voranschreitens der Atrophie und der großen Symptomvielfalt der Hypothyreose ist der Zeitpunkt der Diagnosestellung äußerst variabel.
Beispiele:
- leicht erhöhtes TSH bei einer routinemäßigen allgemeinen Blutuntersuchung, völlige Beschwerdefreiheit des Patienten
- massive Beschwerden, bei deren differentialdiagnostischer Abklärung die Schilddrüsenfunktion mituntersucht wird.

11.3.1 Diagnostik

- Körperliche Untersuchung.
- Inspektion, Palpation
- **Labor**
TSH, fT_4, TPO-AK, Tg-AK, TSH-R-AK (Differentialdiagnose: M. Basedow) Charakteristisch ist die Erhöhung der TPO-Antikörper (über 90%). Häufig sind gleichzeitig auch TG-Antikörper nachweisbar (70-80%). In seltenen Fällen sind nur Tg-Antikörper nachweisbar.

Je nach Zeitpunkt der Erstdiagnose:
- Hyperthyreose
- Euthyreose
- prälatente, latente bzw. manifeste Hypothyreose.

Sonographie
Typisch ist die Echoarmut, die entweder diffus auftreten kann oder fleckigförmig verteilt ist. In typischen Fällen (atrophische Form) ist auch das Gesamtvolumen verkleinert. Die farbkodierte Duplexsonographie zeigt eine globale oder fokale Hypervaskularisation.

Szintigraphie
Je nach Größe und Vorhandensein von Knoten ergeben sich variable Befunde.

Feinnadelpunktion
In diagnostisch unklaren Fällen kann eine FNP durchgeführt werden. Typisch ist der Nachweis lymphozytärer Infiltrationen.

Differentialdiagnose
Initialstadium:
- Morbus Basedow

- Schmerzloser Verlauf einer subakuten granulomatösen Thyreoiditis
- Silent Thyreoiditis
- Post-Partal-Thyreoiditis
- Amiodaron induzierte Thyreoiditis
- Mischform: Hashimoto-Thyreoitis- M. Basedow.

11.3.2 Therapie

Die initiale hyperthyreote Phase muss zumeist nicht behandelt werden, ggf. Betablocker.
Aufgrund der derzeitigen Datenlage kann keine einheitliche Empfehlung zur Schilddrüsenhormontherapie bei euthyreoter

Autoimmunthyreoditis gegeben werden. Allerdings sprechen die bisherigen experimentellen und ersten klinischen Daten dafür, dass eine frühzeitige Schilddrüsenhormongabe mit Absenkung des Serum-TSH-Wertes in den unteren Normalbereich zu einer Hemmung des Autoimmungeschehens führt, was sich insbesondere in der signifikanten Absenkung der TPO-Antikörper ausdrückt. Weitere Daten an größeren Patientenkollektiven müssen belegen, in wieweit es zu einer generellen Empfehlungen der Schilddrüsenhormontherapie bei euthyroter Stoffwechsellage und Autoimmunthyreoditis kommen kann.

Im gleichen Zusammenhang ist die Frage nach Screeninguntersuchungen der Schilddrüsenfunktion sowie der Autoimmunthyreoditis (TPO-AK-Titer) vor allem bei Risikokollektiven (z. B.: Diabetes mellitus Typ I, andere Autoimmunendokrinopathien) zu diskutieren.

Therapie der latenten/manifesten Hypothyreose *s. 12.2.4.*

Nachsorge
• Initial zur Dosisfindung bei latenter oder manifester Hypothyreose: 2-4 wöchige Abstände
• Nach Erreichen der optimalen Levothyroxin Dosis:
  jährliche Kontrollen mit Funktionsprüfung und Sonographie.

AIT und andere Schilddrüsenkrankheiten
Vor Beginn einer AIT können schon andere Schilddrüsenerkrankungen bestanden haben/bestehen: z.B. kalte Knoten, fokale oder disseminierte Autonomien.

Es sollte auch an die Möglichkeit der Kombination Immunhyperthyreose-AIT sowie der zeitlich versetzten aufeinander folgenden Ablauf der beiden Autoimmunkrankheiten gedacht werden.

Die Koexistenz der AIT mit einer zur Hyperthyreose führenden Erkrankungen (IHT, Autonomie) erklärt, warum nicht bei jedem Patienten eine Unterfunktion eintritt.

Ein anderer Grund liegt in der „Ausgangsgröße" der Schilddrüse: ist diese sehr groß, kann es trotz fortschreitender Atrophie lebenslang bei einer Euthyreose bleiben.

Typ I	Typ II
Manifestation überwiegend im Kindesalter	Manifestation überwiegend im Erwachsenenalter
Hypoparathyreoidismus	Immunthyreopathie
Morbus Addison	Diabetes mellitus Typ 1
Chronische mukokutane	Morbus Addison
Candidiasis	Primärer Hypogonadismus
Malabsorption	Perniziöse Anämie
Perniziöse Anämie	Vitiligo
Gonadeninsuffizienz	Hypophysitis
Immunthyreopathie	Autoimmuner Diabetes insipidus

Tab. 56: Einteilung der Autoimmun-Polyendokrinopathien

Assoziation der AIT mit anderen Autoimmunerkrankungen

Ein gemeinsames Auftreten von verschiedenen Autoimmunkrankheiten kommt vor *(s. Tab. 57)*. Daher sollte bei uncharakteristischen Beschwerden oder nicht zueinander passenden Laborbefunden und Beschwerden an die Möglichkeit anderer Autoimmunkrankheiten gedacht werden.

Diese lassen sich in den meisten Fällen durch die Bestimmung spezifischer Antikörper nachweisen.

Endokrine Immunopathien	Nicht-endokrine Immunopathien
Hashimoto-Thyreoiditis	Perniziöse Anämie
Morbus Basedow	Myastenia gravis
Diabetes mellitus Typ I	Vitiligo
Immunadrenalitis	Primäre biliäre Zirrhose
(Morbus Addison)	Sjögren-Syndrom
Immun-Oophoritis/Orchitis	Rheumatoide Arthritis
Immun-Hypoparathyreoidismus	Idiopathische thrombozytopenische Purpura
Immun-Hypophysitis	Systemischer Lupus erythematodes
Immun-Infertilität	Chronisch-aktive Hepatitis
	Zöliakie (einheimische Spue)

Tab. 57: Endokrine und nicht-endokrine Immunopathien (nach Heufelder)

11.4 Postpartale Thyreoiditis (PPT)

Die PPT ist ebenfalls eine Autoimmunerkrankung. Wahrscheinlich handelt sich um die Erstmanifestation einer Hashimoto-Thyreoiditis mit gleicher genetischer Disposition und Reaktionen des Immunsystems.

Während der Schwangerschaft verändert sich das Immunsystem, humorale und zelluläre Autoimmunprozesse werden supprimiert. Postpartal kommt es manchmal zu einer rebound-artigen Exazerbation einer präexistenten (z.B. Basedow-Rezidiv) oder zur Erstmanifestation einer zuvor latenten Autoimmunthyreopathie.

Die Häufigkeit der postpartalen Thyreoiditis beträgt etwa 10%. Die Wahrscheinlichkeit, eine postpartale Thyreoiditis zu entwickeln, steigt, wenn bereits vor oder während der Schwangerschaft TPO-Antikörper bekannt und nachweisbar waren.

Postpartale Thyreoiditis	
Definition:	Postpartale Autoimmunthyreoiditis, wahrscheinlich Erstmanifestation einer Hashimoto Thyreoiditis
Epidemiologie:	Ca. 10% Prävalenz
Klinik:	Initiale Hyperthyreosezeichen
Diagnostik:	Labor: Schilddrüsenfunktion, TPO-AK, Tg-AK
	Bildgebung: Sonographie
Typische Befunde:	Sonographie: diffuse Echoarmut, wechselnde fokale echoarme Läsionen variabler Größe. Positive TPO-und/oder Tg-AK Abnehmende Gesamtgröße im Verlauf bei Übergang in Atrophie
Differential-diagnose:	Initialphase: M. Basedow
Therapie:	Je nach Phase und Klinik: Zuwarten, Thyreostatika (Ausnahme), Levothyroxin bei Übergang in Hypothyreose, 200 µg Selen bei erhöhten TPO-AK/Tg-AK

Tab. 58: Diagnose und Therapie der bakteriellen Postpartalen Thyreoiditis

Verlaufsformen

Typisch ist die initiale Hyperthyreose, die bis zu sechs oder neun Monate anhalten kann.

Nach dieser Phase entwickelt sich in etwa 30% eine Atrophie mit nachfolgender Unterfunktion.

Klinik
Die Symptome in der Initialphase der PPT werden häufig mit der allgemeinen Belastung nach einer Schwangerschaft erklärt und daher meist nicht als Beginn einer Erkrankung aufgefasst. Ausgeprägte Beschwerden führen dann doch gelegentlich zur entsprechenden Diagnostik und einer möglichen Therapie.

Diagnostik
• Körperliche Untersuchung
• Inspektion, Palpation
• **Labor**
TSH, fT_4, TPO-AK, Tg-AK, TSH-R-AK (Differentialdiagnose: M. Basedow). Charakteristisch ist die Erhöhung der TPO-Antikörper (über 90%). Häufig sind gleichzeitig auch TG-Antikörper nachweisbar (70-80%). In seltenen Fällen sind nur TG-Antikörper nachzuweisen.
Je nach Zeitpunkt der Diagnose:
•Hyperthyreose
•Euthyreose
•prälatente, latente bzw. manifeste Hypothyreose.

Sonographie
Typisch ist die Echoarmut, die entweder diffus auftreten kann oder fleckenförmig verteilt ist. Die farbkodierte Duplexsonographie zeigt eine globale oder fokale Hypervaskularisation.

Therapie
Initial: Zurückhaltung mit Thyreostatika, meist geringe klinische Symptomatik.
Die Phase der Hypothyreose muss selbstverständlich nach den Regeln der Hormonersatztherapie behandelt werden.

11.5 Silent Thyreoiditis (Subakute lymphozytäre Thyreoiditis)

Ätiologie

Wahrscheinlich handelt es sich um eine passagere Autoimmunthyreoiditis vom Typ Hashimoto. Histologisch zeigt sie Merkmale einer lymphozytären Infiltration. Sie kann eindeutig von der subakuten Thyreoiditis de Quervain, wie auch von der chronisch lymphozytären Thyreoiditis Hashimoto abgegrenzt werden.

Epidemiologie
Äußerst seltenes Krankheitsbild

Klinik
Keine

Diagnostik
Labor
TSH, fT_4, TPO-AK, Tg-AK, TSH-R-AK
Typisch ist die hyperthyreote Stoffwechsellage.

Silent Thyreoiditis

Definition:	Akute Autoimmunthyreoiditis, wahrscheinlich transiente Initialphase einer Hashimoto Thyreoiditis
Epidemiologie:	Sehr selten
Klinik:	Keine
Diagnostik:	Labor: Schilddrüsenfunktion, TPO-AK, Tg-AK
	Bildgebung: Sonographie, Szintigraphie
Typische Befunde:	Sonographie: diffuse Echoarmut
	Szintigraphie: fehlende Tc-99m Aufnahme
	Labor: Hyperthyreose
Differential-diagnose:	M. Basedow, Initialphase Hashimoto Thyreoiditis
Therapie:	Je nach Klinik: Zuwarten, Beta Blocker oder Thyreostatika (Ausnahme)

Tab. 59: Diagnose und Therapie der Silent Thyreoiditis

Sonographie
Häufig diffuse Echoarmut wie bei AIT

Szintigraphie
Fehlende Nuklidspeicherung

Diagnose
Antikörper gegen TPO oder Tg finden sich nicht regelmäßig. Typisch ist die verminderte Nuklidaufnahme im Szintigramm. Die Sonographie kann Zeichen einer Autoimmunthyreoiditis zeigen, kann jedoch auch völlig normal sein.

Therapie
Keine

Nachsorge
Der weitere Verlauf der Erkrankung sollte durch Kontrolluntersuchungen beobachtet werden. Häufig kommt es nach variablen Zeitpunkten zu einer spontanen Normalisierung der Funktion und Speicherfähigkeit.

11.6 Arzneimittelinduzierte Thyreoiditis

Auslöser dieser Form der Thyreoiditiden können sein:
• Interferon alpha
• Amiodaron
Histologisches Korrelat ist eine Zytokin-vermittelte Schädigung mit nachfolgender Antigenpräsentation und daraufhin einsetzender Antikörperentwicklung.

Epidemiologie
Äußerst selten

Diagnostik
• Körperliche Untersuchung
• Inspektion, Palpation

• Labor

TSH, fT$_4$, TPO-AK, Tg-AK, TSH-R-AK
(Differentialdiagnose: M. Basedow)

Sonographie

Variabel

Szintigraphie

Variabel

Differentialdiagnose

Entscheidend gegenüber Abgrenzung zu anderen Thyreoiditiden ist die Anamnese.

Therapie

Je nach Entwicklung einer Unterfunktion kann eine Hormoner-satztherapie notwendig werden.

Iatrogene Thyreoiditis

Definition:	Durch ärztliche Maßnahmen hervorgerufene Thyreoiditis Amiodaron (s. Interferon, Interleukin) Strahlentherapie, RJT (*s.4.1.3*)
Epidemiologie:	Selten
Klinik:	Variable lokale Schmerzsymptomatik
Diagnostik:	Labor: Schilddrüsenfunktion, TPO-AK, Tg-AK Bildgebung: Sonographie, Szintigraphie FNP ggf.
Typische Befunde:	Anamnese richtungsweisend Sonographie: diffuse Echoarmut Szintigraphie: reduzierte bis fehlende Tc-99m Aufnahme Labor: meist hyperthyreote Konstellation
Differential-diagnose:	Hashimoto Thyreoiditis, M. Basedow (Amiodaroninduzierte Thyreoiditis)
Therapie:	Therapie der Grunderkrankung Symptomatisch: RJT, Glukokortikoide (bei Amiodaron)

Tab. 60: Diagnose und Therapie der iatrogenen Thyreoiditis

11.7 Thyreoiditis nach Radiojodtherapie/Strahlentherapie

Nach hochdosierter Therapie mit Radiojod, meist bei der Behandlung eines differenzierten Schilddrüsenkarzinoms, kann in dem noch vorhandenen Schilddrüsenrest eine akute Thyreoiditis entstehen. Seltener tritt diese Form bei der Radiojodtherapie der Basedow-Hyperthyreose oder der Radiojod-Verkleinerung einer Struma auf. Sie klingt nach symptomatischer Therapie (externe Kühlung, Antiphlogistika) rasch ab.

Eine iatrogen induzierte Thyreoiditis kann auch bei der externen Strahlentherapie der Halsregion, z.B. im Rahmen der Behandlung maligner Halstumoren oder des Morbus Hodgkin, auftreten. Zumeist kommt es bei diesen strahleninduzierten Thyreoiditiden zu keiner Einschränkung der Schilddrüsenfunktion und auch zu keiner Langzeitschädigung der Schilddrüse.

11.8 Invasiv-sklerosierende Thyreoiditis (Synonym: Riedel-Thyreoiditis, eisenharte Struma, Riedel-Struma)

Ätiologie/Epidemiologie

Das von *Riedel* 1896 beschriebene Krankheitsbild ist extrem selten. Die Ätiologie ist unklar. Es fehlen eindeutige Befunde, dass es sich um einen Autoimmunprozess handelt.

An einer invasiv sklerosierenden Thyreoiditis erkranken überwiegend Frauen mittleren Alters. Das histologische Bild ist gekennzeichnet durch eine fibrosierende Proliferation und komplette Zerstörung des Schilddrüsengewebes. Der entzündlich fibrosierende Prozess überschreitet in der Regel die Schilddrüsenkapsel und infiltriert die umgebenden Halsweichteile.

Klinik

Klinisch imponiert eine derbe Konsistenz der vergrößerten Schilddrüse mit zunehmender lokaler Symptomatik. Die meist knotige Struma ist „eisenhart" und kann zu lokalen Komplikationen führen:

Einengung der Trachea, Recurrensparese, Gefäßkompression und Schluckstörungen. Die Struma ist häufig mit der Umgebung fest verbacken und in der Regel nicht schluckverschieblich. Druckschmerzhaftigkeit oder Spontanschmerz sind eher selten.

Differentialdiagnose

Wichtigste Maßnahme ist der Ausschluss einer malignen Veränderung. Daher ist eine FNP immer angezeigt.
Es gibt eine Assoziation der Erkrankung mit anderen Fibroseprozessen, wie z.b.
- Pseudotumor der Orbita
- Retroperitonealfibrose
- Mediastenalfibrose
- Fibrosis der Glandula carotis
- Lungenfibrose.

Diagnostik
- Körperliche Untersuchung
- Inspektion, Palpation

Invasiv-sklerosierende Thyreoiditis (Riedel Struma)	
Definition:	Fibröse, chronisch invasive Thyreoiditis, fibrosierende Variante der Autoimmunthyreoiditis
Epidemiologie:	Extrem selten
Klinik:	Zunahme einer bestehenden Struma/Neuauftreten, lokale Drucksymptomatik, selten Schmerzen
Diagnostik:	Labor: Schilddrüsenfunktion, TPO-AK, Tg-AK
	Bildgebung: Sonographie, Szintigraphie
	FNP
Typische Befunde:	Flächig derber Tastbefund
	Sonographie: diffuse Echoarmut
	Szintigraphie: geringe bis fehlende Tc-99m Aufnahme
	Labor: meist keine AK
Differentialdiagnose:	Malignom. Diagnosestellung häufig erst intraoperativ
Therapie:	Je nach lokaler Symptomatik: konservative Strumatherapie oder Operation

Tab. 61: Diagnose und Therapie der invasiv-sklerosierenden Thyreoiditis

• Labor
TSH, fT$_4$, ggf. TPO-AK, Tg-AK, TSH-R-AK
Meist Euthyreose.

Sonographie
Echoarmut, inhomogenes Echomuster.

Szintigraphie
Niedriger thyreoidaler Uptake.
Nicht selten wird die Diagnose erst im Rahmen der Operation wegen eines Malignomverdachtes (rasches Wachstum, steinharte Konsistenz) gestellt.

Therapie
In Einzelbeschreibungen wurde von Verbesserungen berichtet, wenn peri- oder postoperativ die Gabe von Glukokortikoiden erfolgt. Auch eine allein konservative Therapie (klinische Remission) wurde beschrieben:

Operation
Absolute Operationsindikation:
• Bei nicht sicherem Malignomausschluss
• Bei mechanischen Beschwerden.

Nachsorge
Je nach Umfang der chirurgischen Maßnahmen können postoperativ eine substitutionspflichtige Hypothyreose und ggf. auch ein substitutionspflichtiger Hypoparathyreoidismus entstehen, die entsprechend zu behandeln und zu kontrollieren sind.

11.9 Spezifische Thyreoiditiden

Ätiologie/Epidemiologie
Es handelt sich überwiegend um Einzelfallbeschreibungen. Mycobakterien, Treponemen, Sarkoidose und Pneumocystis carinii sind als Erreger nachgewiesen worden; ferner bei Zytomegalie und

Rötelnviren oder Pilzbefall wie Actinomyces und Cryptococcus (HIV-Patienten).

Klinik

Die Lokalsymptome sind variabel, je nach Ausprägung des Befalls. Die Verläufe sind subakut oder auch chronisch.

Diagnostik

Weiterführend ist nur die FNP und der spezifische Erregernachweis.

Spezifische Thyreoiditis	
Definition:	Spezifische Erreger/Mitbefall bei Systemerkrankung
Epidemiologie:	selten
Klinik:	Variable lokale Schmerzsymptomatik
Diagnostik:	Labor: Schilddrüsenfunktion, TPO-AK, Tg-AK
	Bildgebung: Sonographie, Szintigraphie
	FNP!
Typische Befunde:	Sonographie: unscharfe echoarme Herdbefunde
	Szintigraphie: korrespondierend, fokal fehlende Tc-99m Aufnahme
	Labor: meist keine AK
	FNP: richtungsweisend
Differential-diagnose:	Malignom
Therapie:	Therapie der Grunderkrankung

Tab. 62: Diagnose und Therapie der spezifischen Thyreoiditis

Therapie

Die Therapie der spezifischen Thyreoiditiden beschränkt sich auf die Behandlung der zugrundeliegenden Krankheit.

Gelegentlich kann es zur Entwicklung einer Hypothyreose kommen, je nachdem, wie ausgeprägt der destruierende Schilddrüsenprozess ist. In jedem Fall wird die Schilddrüsenfunktion überprüft und bei Bedarf eine Substitution mit Levothyroxin eingeleitet.

Bei mechanischer Beeinträchtigung, Persistenz unter konservativer Therapie und/oder nicht sicherem Malignomausschluss muss eine chirurgische Sanierung durchgeführt werden.

11.10 Jod und Autoimmunthyreoiditis

Nach Einführung der allgemeinen Jodprophylaxe in den USA in den 1920er Jahren wurde der Einfluss von Jod auf die Häufigkeit der AIT eindeutig nachgewiesen.

Auch in Japan (hohe alimentäre Jodzufuhr) ist die AIT sehr häufig. Daher kann mit Recht vermutet werden, dass durch die Verbesserung der Jodversorgung auch hierzulande eine höhere Rate auftritt.

Dies soll aber nicht darüber hinwegtäuschen, dass die überwiegende Mehrheit der Bevölkerung von der Verbesserung der Jodversorgung profitiert. Bei nachgewiesener AIT wird eine aktive Jodzufuhr (prophylaktisch, therapeutisch) nicht empfohlen, bei bestehender Prophylaxe wird diese wieder abgesetzt.

11.11. Selen und Autoimmunthyreoiditis

Selen ist – wie Jod – ein Spurenelement, das in ausreichender Menge nur über die Nahrung zugeführt wird. Etwa 70% der Bevölkerung nehmen jedoch zu wenig Selen auf (Median: 40 µg). Selen zählt – neben den Vitaminen B_6, B_2, C, E, Beta-Karotinoiden, Q_{10} – u. a. zu den Antioxidantien und ist ein wichtiger Baustein für das Enzym Gluthationperoxidase. Dieses entsorgt das Enzym Peroxidase, welches als Nebenprodukt vieler Stoffwechselvorgänge auftritt und zur Radikalbildung führen kann. Auch die Dejodase-Aktivität ist selenabhängig. Selenmangel trägt zu verminderter T_3/T_4-Konversion bei.

2001 wurden erstmals Daten vorgestellt, die zeigen, dass die Zufuhr von 200 µg Selen täglich bei den meisten Patienten mit AIT zu einem signifikanten Absinken (bis zu 40%) der TPO-AK führt.

Empfohlene tägliche Selenmenge bei AIT:

Kinder: 50 µg
Jugendliche: 150 µg
Erwachsene: 200 µg

12 Hypothyreose
12.1 Ätiologie/Epidemiologie

Die Hypothyreose ist definiert als Mangel oder unzureichende Versorgung der Körperzellen mit Schilddrüsenhormonen. Die Resistenz der Körperzellen bei ausreichender Produktion der Hormone als Ursache der Unterversorgung ist sehr selten.

Die Prävalenz der angeborenen Hypothyreose (Agenesie, Dysplasie, Dystopie, Jodfehlverwertung) liegt bei 1:3000 Lebendgeburten. Die Prävalenz der erworbenen Form der Hypothyreose liegt bei etwa 10%, davon sind etwa 5-6% manifest.

Es gibt fließende Übergänge von der prälatenten über die latente zur manifesten Form.
Das hypothyreote Koma ist eine extrem seltene Erkrankung, die bei lange bestehender, unbehandelter Hypothyreose, bei der zusätzlich noch weitere Erkrankungen hinzu kommen, auftreten kann.

Ursache der Hypothyreose ist – abgesehen von der angeborenen Form – mit Abstand am häufigsten die Autoimmunthyreoiditis vom Typ Hashimoto.

Danach folgen die iatrogen bedingten Formen: fehlende/unzureichende Hormonersatztherapie nach ablativen Maßnahmen oder falsch dosierte/nicht-kontrollierte Thyreostase.

Die Unterteilung in primäre, sekundäre und tertiäre Formen nimmt Bezug auf die jeweilige Ebene der Steuerungssysteme. Eine andere Einteilung erfolgt nach Ätiologie.

Bei der **primären** Hypothyreose ist die Hormon-Produktion der Schilddrüse unzureichend.
Bei der **sekundären** Form ist die übergeordnete, thyreotrope Stimulation eingeschränkt oder ungenügend (HVL-Insuffizienz).
Bei der **tertiären** Form (Erkrankungen des Hypothalamus) ist die Stimulation der Hypophyse durch TRH ungenügend.

Die **primäre** Hypothyreose wird weiter unterteilt nach ihren Ursachen:
• Autoimmunthyreopathie
• Entzündung
• Neoplasie
• Postoperativ
• Nach Radiojodtherapie
• Nach perkutaner Strahlentherapie
• Medikamentös (antithyreoidale Medikamente)
• Jodexzess
• Extremer Jodmangel
• Idiopathisch – Ausschluss-Diagnose.

Die Formen der Hypothyreose, die nach Zerstörung des Parenchyms auftreten sind irreversibel.
Reversibel sind diejenigen Formen, die durch inadäquate Therapiemaßnahmen (z.B. thyreostatische Therapie, Lithium, Amiodaron, Jodexzess) auftreten.

Autoimmunthyreoiditis (häufigste Ursache)
Iatrogen
        Postoperativ
        (wenn fehlende oder unzureichende Substitutionstherapie)
        Nach Radiojodtherapie
        (wenn fehlende oder unzureichende Substitutionstherapie)
        Thyreostatische Therapie (transient)
        Jodexzeß (transient)
        Lithium-Therapie (transient)
        Extremer Jodmangel (transient).

Sekundäre/tertiäre Form (extrem selten)
        TSH-Mangel
        TRH-Mangel.

Periphere Form (selten)
        Periphere Hormonresistenz
        Zentrale Hormonresistenz.

Tab. 63: Ätiologie der Hypothyreose (außer angeborenen Hypothyreosen)

Besonderheiten in Schwangerschaft, bei Neugeborenen, Kindern und im höherem Lebensalter *s. 15, 16, 17.*
Besonderheiten bei laborchemischen Veränderungen, schweren Krankheitszuständen, Einfluss von Medikamenten *s. 13.*
Besonderheiten bei latenter Hypothyreose *s. 12.*

12.2 Primäre Hypothyreose
12.2.1 Ursachen

Die Ursachen der Hypothyreose sind in *Tab. 63* zusammengefasst. Die atrophische Form der Hashimoto-Thyreoiditis ist die weitaus häufigste Ursache für die Hypothyreose im Erwachsenenalter, aber auch bei Kindern und Jugendlichen. An zweiter Stelle dürften die unzureichend behandelte iatrogenen Hypothyreosen stehen (Operationen, Radiojodtherapie, thyreostatische Therapie).

12.2.2 Symptome und klinische Befunde

Aufgrund des schleichenden Verlaufs entwickeln sich die Symptome der Hypothyreose meist sehr langsam und für die Betroffenen anfangs kaum wahrnehmbar.
Die Ausprägung der klinischen Befunde ist auch abhängig vom Lebensalter und von möglichen Begleiterkrankungen.
Da es das typische klinische Erstmanifestationszeichen nicht gibt, ist es wichtig, bei entsprechenden Hinweiszeichen an die Möglichkeit einer beginnenden Unterfunktion zu denken und durch eine entsprechende TSH-Bestimmung zu verifizieren oder auszuschließen. Einteilung der Symptome nach Organsystemen.

Herzkreislauf-System
• Sinus-Bradykardie
• Veränderung der Pulswellenerscheinungszeit
• Beeinflussung des Blutdrucks: meist Hypotonie, aber auch paradoxe Hypertonie

- Herzinsuffizienz (selten)
- Perikarderguss (selten).

Magen-Darm-Trakt
- Obstipation
- Appetitlosigkeit.

Energiestoffwechsel
- Verminderung des Energieverbrauchs
- Weniger Wärmeproduktion, dadurch:
  Kühle und trockene Haut
  Frieren
- Verminderung des Grundumsatzes, dadurch:
  Gewichtszunahme.

Haut und Hautanhangsgebilde
- Haut: kühl, gelblich-blass, trocken
- Wassereinlagerungen
- Prätibiales Myxödem
- Lidödem
- Haare: trocken und stumpf, Haarausfall
- Fingernägel: brüchig
- Augenbrauen: lateraler Haarverlust
- Vitiligo: eigenständige Autoimmunerkrankung, häufig mit
  Hashimoto-Thyreoiditis assoziiert.

Neurologisch - psychiatrische Veränderungen
- Allgemeine Verlangsamung
- Müdigkeit
- Leistungsabfall
- Antriebsarmut
- Gedächtnisprobleme
- Konzentrationsschwäche
- Depressive Verstimmung
- Anzeichen von Demenz
- Veränderung der emotionalen Ausdrucksfähigkeit
- Schwerhörigkeit

- Verlangsamung der Nervenleitgeschwindigkeit
- Hyporeflexie.

Muskel-Skelettsystem
- Muskel - Atrophie
- Wachstumsverlangsamung (Kinder)

Serum - Blutbildveränderung
- Hypercholesterinämie
- Hypertriglyceridämie
- Anämie
- Vitamin B_{12} erniedrigt
- Hyponatriämie
- Kreatininkinase erhöht

Eigenständige Autoimmunerkrankung
- Parietalzellen gegen Magenschleimhaut, dadurch:
  Vitamin - B_{12} - Resorptionsstörung.

Nierenfunktion
- Erhöhung des Kreatinins
- verzögerte Wasserausscheidung
- Ödemneigung.

Sexualorgane
- Zyklusstörungen
- Infertilität.

Durch die erhöhte TSH-Freisetzung kommt es auch zur vermehrten Stimulation von Prolaktin. Prolaktin kann die Gonadotropine hemmen, dies führt zu:
Lutealinsuffizienz, Anovulation, Zyklusstörungen.
Der Abfall der Schilddrüsenhormone führt zu einer Erniedrigung des SHBG und einer verminderten Konversion von Androgen zu Östrogen- die Folge ist eine androgene Zyklusstörung.

Männer
- Libido-Verlust
- Impotenz
- Gynäkomastie.

Differentialdiagnose bei älteren Menschen
- Depression
- Demenz.

12.2.3 Diagnostik

- Körperliche Untersuchung
- Inspektion, Palpation
- **Labor**

TSH, freies T_4, T_3/fT_3, TPO-AK, ggf. Tg-AK und TSH-R-AK
Allgemeine Laborwerte: Cholesterin, Blutzucker, Na^+.
Die Laborbefunde dienen neben der Diagnosesicherung als Basiswerte für eine spätere Substitutionstherapie.

Anamnese
- Frage nach vorangegangenen Operationen, RJT, Medikamenten, strahlentherapeutische Maßnahmen
Körperliche Untersuchung
Inspektion/Palpation der Halsregion (Narben?)

Labor
- TSH
- fT_4
- TPO-AK, Tg-AK
- TSH-R-AK (bei Verdacht auf gleichzeitige Immunhyperthyreose oder blockierende AK)
- Allgemeines Blutbild, Blutfette, ggf. Vitamin B_{12}
  * Bei Verdacht auf weitere Autoimmunkrankheiten: andere AK, ggf. Kortisol (s. Tab. 58)

Technische Untersuchungen
- Sonographie: Größe der Schilddrüse, Echodichte
- Farbkodierte Dopplersonographie: Hypervaskularisation?
- Fakultativ: Feinnadelpunktion

Tab. 64: Diagnostik bei Hypothyreose

Wichtigstes diagnostisches Instrument ist die Bestimmung des TSH, an zweiter Stelle steht die Bestimmung des fT_4.

Bei entsprechendem Verdacht und Nachweis einer Veränderung des TSH muss zur Klärung der Ätiologie die Konzentration der TPO-Antikörper und ggf. auch die der TG-Antikörper bestimmt werden. Evtl. ist es auch sinnvoll die TSH-Rezeptor-Antikörper zu bestimmen (Koexistenz einer Hashimoto-Thyreoiditis mit einer Immunhyperthyreose).

Gelegentlich kann es notwendig sein, bei zweifelhaften Befunden, einen TRH-Test durchzuführen.

Bildgebende Verfahren
Sonographie
AIT als Ursache:
Die Schilddrüsensonographie zeigt typische Befunde: diffus verminderte Echogenität und deutliche Hypervaskularisation.

Typischerweise bei Atrophie: unterhalb der mittleren Norm liegendes Volumen.
In jedem Fall Volumenermittlung der Gesamtschilddrüse für Verlaufskontrollen.
Knoten: falls vorhanden Messung und Dokumentation
Typische Echogenität: Echoarmut des gesamten Organs

Farbkodierte Dopplersonographie
Typisch: vermehrte Durchblutung des gesamten Organs

Quantitative Szintigraphie
Bei AIT als Ursache:
Erniedrigte globale Aktivitätsaufnahme.
Falls sonographisch Herdbefunde nachgewiesen, Zuordnung im Szintigramm.

Feinnadelpunktion
Diese Maßnahme ist nur bei gleichzeitig vorhanden kalten Knoten erforderlich.

12.2.4 Therapie

Bis auf bestimmte iatrogene Formen der Hypothyreose (Thyreo-statika, Lithium) ist die Substitutionstherapie mit Hormonen lebens-lang ohne Unterbrechung durchzuführen. Es ist daher wichtig den Patienten bei Stellung der Diagnose darüber zu informieren. Die Hormonersatztherapie erfolgt mit synthetischem Schilddrüsen-hormon. Ziel ist der bedarfsgerechte Ausgleich.
Reines Levothyroxin wird bevorzugt. Die biologische Halbwert-zeit beträgt 8 Tage. Daher ist bei einmaliger täglicher Gabe eine konstante Hormonkonzentration zu erreichen.
Die Einnahme erfolgt morgens vor dem Frühstück nüchtern, etwa 15 - 30 Minuten vor der Nahrungsaufnahme.

Bei ordnungsgemäßer Einnahme wird etwa 80-90% des Hormons intestinal resorbiert. Probleme kann es geben, wenn gleichzeitig andere Medikamente oder Nahrungsergänzungsmittel (z.B. Kal-zium, Vitamin-Präparate o.ä.) eingenommen werden. Hier kann es zu chemischen Verbindungen der Tabletten-Hilfsstoffe oder des Hormons mit dem anderen Präparat kommen, so dass die Re-sorption behindert wird. Inadäquat hohe TSH-Werte oder starke Schwankungen trotz konstanter und nominal richtiger Levothyroxin-Menge sollten Anlass sein, nach dem Einnahmemodus und an-deren Präparaten zu fragen.

Bei > 95% der substitionspflichtigen Hypothyreosen gibt es keine Probleme mit der Einstellung.

Levothyroxin wird im Organismus bedarfsgerecht durch die Mo-nodejodase zu T_3 konvertiert. Dieser Vorgang findet kontinuierlich statt, so dass bei einer täglichen Einzeldosis von T_4 konstante T_3-Konzentrationen im Serum erreicht werden.
T_3 allein ist für die Dauertherapie nicht geeignet, da die biologische Halbwertszeit mit 19 Stunden wesentlich kürzer ist. Die Einnahme Liothyronin-haltiger T_3-Präparate führt häufig zu unphysiologisch hohen T_3-Werten im Serum.

Reines T_3 wird zur Überbrückung der hypothyreoten Phasen bei der Vorbereitung zur Radiojodtherapie beim Schilddrüsenkarzinom eingesetzt.

Seltene Indikationen für den Einsatz von Kombinationspräparaten sind Störungen der Konversion oder Resorption.

Praktische Durchführung

Die zur Beseitigung des Hormonmangels erforderliche Levothyroxin-Dosis wird individuell ermittelt.

Therapieziel: Ausgleich des Hormondefizits und Herstellung der Euthyreose.

Eine Suppression der TSH-Konzentration sollte vermieden werden.

Dosierung

Die Dosierung liegt im Mittel bei 2 µg Levothyroxin/kg Körpergewicht/Tag *(s. Tab. 65)*. Dies ist ein Anhaltspunkt für die Enddosierung.

Üblicherweise werden zu Beginn der Therapie niedrigere Dosierungen eingesetzt.

Bei jüngeren Patienten ohne Begleiterkrankung kann zu Beginn eine Dosis von 25-50 µg gegeben werden. Bei älteren Patienten werden zu Therapiebeginn 12,5-25 µg gegeben.

4-5 Wochen nach Beginn der Substitution wird durch die Bestimmung des TSH-Wertes geprüft, ob die Dosierung richtig ist.

Ist der TSH-Wert immer noch zu hoch, wird um 12,5 oder 25 µg gesteigert und das Vorgehen wiederholt bis das basale TSH im Serum im Referenzbereich liegt.

FT_3/T_3-und fT_4-Konzentrationen sollten nach 24-stündiger Hormonkarenz bestimmt werden.

Neben der Normalisierung der Laborparameter wird beobachtet und dokumentiert, welche Symptome sich im Laufe der Therapie geändert haben.

Die Rückbildung der Symptomatik und die Normalisierung der Schilddrüsenhormon-Parameter erfolgen meist parallel.

Die Dosierung sollte nicht nach einem starren Schema bis zu einer

Enddosis durchgeführt werden, sondern es ist wichtig, das klinische Erscheinungsbild und die Tolerierung der Dosierung mit zu berücksichtigen. Nur so wird eine individuelle, optimale Situation erreicht. Nicht immer wird es möglich sein, den optimalen laborchemischen Befund zu erreichen.

Hier ist es jedoch wichtiger auf die subjektiven Eindrücke des Patienten einzugehen als einen bestimmten Laborwert „erzwingen" zu wollen.

Unsere Beobachtung zeigt, dass je länger die Hypothyreose besteht, desto schwieriger ist es, eine laborchemisch optimale Substitution zu erreichen. Hier muss man sich u.U. mit einer suboptimalen Situation zufrieden geben.

Präparate
- Synthetisches Levothyroxin (> 95%)
- Kombinationspräparate aus T_4 und T_3 ca.(4%)
- Reines Liothyronin, transient vor RJT (ca. 1%)
- Flüssiges Levothyroxin (vereinzelt)
- Tierisches Thyroxin, z.B. Armour®, vereinzelt.

Eigenschaften
Levothyroxin (T_4)
- Konversion zu T_3
- Halbwertszeit 8 Tage
- 80% Resorption.
T_3
- HWZ 19 Stunden
- 80-100% Resorption.

Praktisches Vorgehen

Initialdosis	Steigerung	Ziel
Ältere Patienten:	alle vier Wochen	Euthyreose
12,5-25 µg/Tag	12,5-25 µg-Stufen	TSH: ca. 1,0 mU/l
Jüngere Patienten:	alle vier Wochen	Euthyreose
25-50 µg/Tag	25-50 µg-Stufen	TSH: ca.1,0 mU/l.

Tab. 65: Therapie der Hypothyreose

Nachsorge

Die Kontrolluntersuchungen erfolgen in der Initialphase der Therapie alle 4-6 Wochen. Später sind Abstände von 6-12 Monaten ausreichend.

Labor

TSH, fT_4, T_3 (gibt Hinweise auf (seltene) Störungen der peripheren Konversion).

Indikationen
• Manifeste Hypothyreose
• Latente Hypothyreose mit Beschwerden.

Relative Indikation
Laborchemisch latente Hypothyreose ohne Beschwerden

Kontraindikationen
Keine
Ein akuter Herzinfarkt oder andere kardiale Probleme (Tachyarrhythmien) sollten Anlass sein, ggf. die Dosis zu reduzieren.

Nebenwirkungen
Bei korrekter Dosierung gibt es keine Nebenwirkungen.
Nur bei zu raschem Ausgleich des Schilddrüsenhormondefizits können durch die Erhöhung des Sauerstoffverbrauchs im Myokard evtl. koronare Komplikationen entstehen. Eine Überdosierung führt zur Thyreotoxicosis factitia, die dem Bild einer Hyperthyreose entspricht und eine Dosisreduktion erfordert.
Eine physiologische Dosierung von Levothyroxin hat keinen Einfluss auf den Knochenstoffwechsel.

Andere Darreichungsformen
Derzeit wird in einer klinischen Studie die Wirksamkeit eines flüssigen Levothyroxinpräparates geprüft, dessen Zulassung noch im Jahr 2003 zu erwarten ist. Der Vorteil dieser Präparate ist die noch bessere Resorption und die feinere Dosierbarkeit (1 Tropfen = 5 µg).
Der flüssigen Darreichungsform kommt bei der Notwendigkeit kleiner Dosierungen (z.B. Kinder) oder bei der Einstellung außerhalb einer vorgegebenen Tablettenstärke eine nicht unerhebliche Bedeutung zu.

Iatrogene Hypothyreose

Alle Formen der iatrogenen Hypothyreose sind durch die Änderung der Maßnahmen zu korrigieren (z.B. Reduktion der Thyreostatikatherapie). Natürlich kann auch bei einer Hypothyreose unter Thyreostase ein Levothyroxin-Präparat dazu gegeben werden. Bei Lithium-oder Amiodarontherapie gilt das gleiche. Hier muss Levothyroxin verordnet werden, sofern eine latente Hypothyreose vorhanden ist.

Besondere Situationen
- Schwangerschaft/Stillperiode *s. 15*
- Kinder *s. 16*
- Höheres Lebensalter *s. 17.*

12.3 Subklinische Hypothyreose

Eine subklinische Hypothyreose liegt vor, wenn die basale TSH-Konzentration im Serum erhöht und/oder die Antwort nach TRH-Stimulation überschießend ist. FT_4 ist noch im Referenzbereich.
Bei Patienten, die zusätzlich zu dieser Situation positive Antikörper (TPO-AK und/oder Tg-AK) aufweisen, beträgt die Wahrscheinlichkeit der Entwickelung einer manifesten Hypothyreose 5 - 10% pro Jahr.

Klinik

Die klinische Symptomatik ist meist gering und eher unspezifisch ausgeprägt. Oft wird nur zufällig ein gering erhöhtes Serum-TSH und/oder eine Hypercholesterinämie gefunden. Charakteristisch sind leichte Veränderungen im Bereich der Vigilanz, des Antriebs und der Konzentration. Weitere Frühsymptome bei Frauen können leichter Haarausfall und Zyklusstörungen sein.

Therapie

Bislang gibt es keine allgemeinen Empfehlungen für diese spezielle Situation. Aktuelle Studiendaten zeigen jedoch, dass eine Substitutionstherapie der subklinischen Hypothyreose mit Schilddrüsenhormonen indiziert ist, da bereits in diesem Stadium vor allem das kardiovaskuläre Risiko signifikant erhöht ist, und/oder auch andere Organsysteme Beeinträchtigungen aufweisen.

Zur optimalen Lösung dieser Fragestellung müssen neuere Befunde berücksichtigt werden, die zum einen zeigen, dass klinische Symptome trotz im Normalbereich liegender peripherer Hormonwerte, auftreten können. Von Bedeutung ist hier, dass die Normalbereiche der Schilddrüsenfunktionswerte relativ weit und mit großer Wahrscheinlichkeit individuell unterschiedlich sind. So können Werte, die im absoluten Normalbereich liegen, für den individuellen Patienten bereits erniedrigt sein und schließlich Veränderungen an peripheren Organsystemen bewirken.

Grundsätzlich müssen 4 Gesichtspunkte bei der Therapieentscheidung bedacht werden:

• Übergang der subklinischen in eine manifeste Hypothyreose
• Einfluss auf Serumlipide und das damit verbundene kardiovaskuläre Risiko
• Einfluss auf milde klinische Symptome der subklinischen Hypothyreose, einschließlich neurologisch-psychiatrischer Abnormalitäten
• Bedeutung der frühzeitigen Schilddrüsenhormontherapie bei euthyreoter Stoffwechsellage und Autoimmunthyreoditis

Die Therapieentscheidung sollte auf jeden Fall ab einem Serum-TSH von 4 mU/l gefällt werden.

Als neues Hypothreose-Therapeutikum ist Lixin® Henning zugelassen.

Indikationen

Für eine Therapie sprechen
• TPO- und/oder Tg-Antikörper nachweisbar
• Fettstoffwechselstörung
• Vorhandensein einer Struma
• Zustand nach Operation und/oder Radiojodtherapie

- Kognitive und Befindlichkeitsstörungen, Antriebsarmut
- Schwangerschaft/Stillzeit
- Kinderwunsch mit/ohne Zyklusstörungen

Probatorische Therapie

Da die Behandlung mit Schilddrüsenhormon bei richtiger Dosierung nebenwirkungsfrei ist, kann ohne Probleme mit dem Patienten ein Behandlungsversuch über einen bestimmten Zeitraum vereinbart werden, mit der Maßgabe der Eigenbeobachtung.

Sprechen die vorhandenen Symptome nicht auf die Hormonersatztherapie an, kann jederzeit über deren Absetzen neu entschieden werden. Entscheidet man sich für ein Zuwarten, sollten mit dem Patienten auf jeden Fall feste Kontrolltermine zur Beobachtung des TSH-Verlaufs vereinbart werden, um den Zeitpunkt des Auftretens einer manifesten Hypothyreose rechtzeitig zu erfassen.

Die Vorgehensweise der Therapie ist der der manifesten Hypothyreose identisch, d.h. es wird individuell therapiert, die Höhe der Therapie am Serum-TSH ausgerichtet sowie auch das subjektive Ansprechen des Patienten in die Wahl der Dosis miteinbezogen.

12.4 Schilddrüsenhormon-Resistenz

Die **angeborene** Schilddrüsenhormon-Resistenz ist extrem selten. Sie ist gekennzeichnet durch eine Schilddrüsenvergrößerung (häufig), eine Erhöhung der freien T_4-Konzentration im Serum sowie eine erhöhte und TSH-Konzentration. Die Krankheit ist bedingt durch eine Mutation der hormonbindenden Domäne des T_3-Rezeptor-b-Gens.

Die Mutation kann zu verschiedenen klinischen Erscheinungsformen führen. Man unterscheidet die generalisierte Schilddrüsenhormon-Resistenz und die hypophysäre Form. Die häufigste Variante scheint die generelle periphere Hormonresistenz zu sein, bei der weder die Hypophyse noch die peripheren Gewebe ausreichend auf Schilddrüsenhormone ansprechen.

Durch kompensatorisch erhöhtes TSH und Schilddrüsenhormone wird eine peripher euthyreote oder geringgradig hypothyreote Stoffwechsellage erreicht.

Klinische Symptome

Bei der zentralen Resistenz (Unempfindlichkeit der Hypophyse
gegenüber Schilddrüsenhormon) kommt es zu einer ständig erhöhten TSH-Konzentration, die wiederum zu Strumawachstum
führt und in manchen Fällen auch zu Überfunktion. Charakteristisch ist die Situation, dass ein relativ hohes basales TSH
durch externe Schilddrüsenhormongabe (sei es Levothyroxin
oder Trijodthyronin) nicht supprimiert werden kann.

Diagnostik

Da das TSH kein verlässlicher Parameter mehr ist, müssen andere Faktoren zur Einschätzung der klinischen Situation herangezogen werden.
Dazu gehören die anamnestischen Daten, und die generelle Einschätzung, ob der Patient euthyreot oder hyperthyreot ist.
Ferner können indirekte Parameter wie die Achillessehnenreflexzeit und die Pulswellenerscheinungszeit herangezogen werden.

Therapie

Die **generalisierte Form** wird im allgemeinen nicht behandelt,
wenn eine Euthyreose angenommen wird. Bei klinischer Hypothyreose und gleichzeitiger Struma ist eine individuell dosierte
Levothyroxin - Therapie angezeigt.

Bei der **hypophysären Form,** die klinisch mit nicht beein-
flussbaren erhöhten TSH-Werten einher geht und damit zur
Strumabildung führt, kann je nach Annahme einer klinischen
Hyperthyreose eine thyreostatische Therapie eingeleitet werden.
Es kann auch der Versuch unternommen werden mit hochdosiertem D-Thyroxin oder D-Trijodthyronin die TSH-Ausschüttung
zu unterdrücken. Gelingt dies nicht oder nicht dauerhaft, und
wächst die Schilddrüse unter dem TSH-Einfluss weiter, bleibt
letztendlich nur eine totale Thyreoidektomie.

Die Substitutionstherapie mit Levothyroxin ist problematischer als bei regelbarem TSH, da die TSH-Konzentration als Parameter zur Einschätzung der Levothyroxin-Dosis nicht mehr geeignet ist. Hier müssen die Dosierungen zunächst nach Alter und Körpergewicht gewählt werden und andere Parameter herangezogen werden (Anamnese, allgemeine klinische Situation, ASR und PEZ).

12.5 Sekundäre und tertiäre Hypothyreose

Die sekundäre Hypothyreose beruht nur selten auf einer isolierten Mangelsekretion des TSH. Zumeist sind auch andere Hypophysenvorderlappenhormone infolge einer mehr oder weniger kompletten Insuffizienz des Hypophysenvorderlappens betroffen.
Die Ursachen für einen TSH-Mangel können extrem selten auch an einer Störung der übergeordneten Steuerung durch das TRH liegen (**tertiäre Form**).

Der Ausfall der Steuerungshormone beginnt zumeist mit dem Ausfall des Wachstumshormons, gefolgt von den Gonadotropinen, dem TSH und zuletzt dem ACTH.
Die klinische Symptomatik der sekundären bzw. tertiären Hypothyreose ist geringer ausgeprägt, da die Schilddrüse auch ohne TSH eine Basalsekretion von Schilddrüsenhormonen aufrechterhalten kann (etwa 40% unterhalb des durch TSH-Stimulation erreichten Wertes).

Diagnostik
Bestimmung des TSH und der übrigen Gonadotropine des Hypophysenvorderlappens. Obligatorisch sind die Messung der Nebennieren- und Gonadenhormone.

Therapie
Zufuhr von Schilddrüsenhormon, individuell, an der Klinik ausgerichtet.

12.6 Hypothyreotes Koma

Das hypothyreote Koma ist eine seltene, lebensbedrohliche Krisensituation.

Dem komatösen Zustand geht meist eine lange bestehende, nicht oder unzureichend behandelte Hypothyreose voraus, zumeist sind ältere Menschen betroffen. Ausgelöst wird es meist infolge von Stresssituationen wie z.B. schwere Allgemeinerkrankungen (Tumorleiden, Diabetes), Operationen, Infektionen, Behandlung mit Sedativa, Narkotika, längere Kälteexpositionen etc.

Die Pathogenese ist nicht eindeutig geklärt. Der klinische Schweregrad steht nicht im Zusammenhang mit der fT_4-Konzentration im Serum. Ursache für die Bewusstseinsstörung ist eine Hypoxie als Folge einer alveolären Hypoventilation mit vermindertem pO_2 und erhöhtem pCO_2 im arteriellen Blut (respiratorische Azidose).

Das Krankheitsbild entwickelt sich schleichend, wobei dem eigentlichen Koma häufig Apathie und Somnolenz vorausgehen. Die äußere Erscheinung der Patienten entspricht dem typischen Bild der schweren Hypothyreose.

Zusätzlich sind folgende weitere klinische Zeichen vorhanden:
- Hypothermie: Körpertemperatur < 30°C
- Bradykardie: Herzfrequenz < 50/min
- Bradypnoe: 5/min
- Hypotonie
- Verlängerte Reflexzeiten
- Bewusstseinsstörungen
- Krämpfe.

Labordiagnostik
TSH, fT_4, arterieller pCO_2- und pO_2-Gehalt

Therapie
Unverzügliche Überweisung in eine intensivmedizinische Überwachungseinheit und Therapie der alveolären Hypoventilation (Intubation mit assistierter Beatmung).
Hochdosierte Kortikosteroidtherapie intravenös:

- 100 mg Prednisolon per Infusion innerhalb von 3 Stunden
- Nach 3 Stunden: 10 mg/h.

Injektion von Levothyroxin:
- 1.Tag: 500 μg i.v.
- 3.- 10. Tag: 100 μg i.v.
- Bei Wiederauftreten des Bewusstseins: Umstellung auf orale Levothyroxintherapie.

Behandlung weiterer Störungen
- Hypoglykämie: Glukoselösung i.v.
- Hyponatriämie: Hypertone NaCl-Lösung
- Hypotonie: Volumenersatz
- Begleitinfektionen: Antibiotische Therapie
- Extreme Bradykardie: Temporärer Schrittmacher
- Herzinsuffizienz: Digitalistherapie.

Prognose
Trotz rechtzeitig eingeleiteter Sofortmaßnahmen ist die Mortalität hoch. Sie liegt bei ca. 50%.

Symptome
- Zeichen der schweren Hypothyreose
- Weitere Befunde:

Hypothermie (< 30 °C)	
Bradykardie (< 50/min)	Muskelschwäche
Bradypnoe (< 5/min)	Bewußtseinsstörungen (Koma)
Hypotonie	Krämpfe
prolongierte Reflexe	

Therapie

Obligate Behandlung
- Intensivüberwachung: ggf. Intubation und assistierte Beatmung
- Hydrokortison 100 mg intravenös, innerhalb 3 Stunden, danach 10 mg/Stunde
- Levothyroxin intravenous: 1. Tag: 500 μg , 2. Tag-10. Tag: 100 μg

Fakultative Behandlung
Hypoglykämie: 40%ige K^+-Lösung i.v. täglich
Hyponatriämie: Hypertone NaCl-Lösung
Hypotonie: Volumenersatz
Infektionen: Antibiotika
Erwärmung (langsam)

Tab. 66: Symptome, Diagnostik und Therapie des hypothyreoten Komas

13 Low - T_3 - und Low - T_4 - Syndrom

Isolierte oder kombinierte Erniedrigungen von T_3-und/oder T_4 werden als Low-T_3- und Low-T_4-Syndrom bezeichnet. Die Erniedrigung der T_3- und (seltener) der T_4-Konzentration im Serum ist ein physiologischer Schutzmechanismus. Bei schwerkranken Patienten kommt es durch eine verminderte Konversion von T_4 zu T_3 zu einem Absinken der T_3- und parallel dazu zu einem Anstieg der rT_3-Konzentration. Je nach Ausprägung kann das TSH normal, vermindert oder auch erhöht sein. Bei bestimmten Situationen wird daher durch die Absenkung des T_3 der Energiekonsum generell gedrosselt.

Die Absenkung des T_4 im späteren Stadium erklärt sich über eine Verminderung der Produktion und vermehrte biliäre Ausscheidung. Ferner wird ein Hemmfaktor vermutet, der das T_4 aus der TBG-Bindung verdrängt.

Die Absenkung der T_3- und/ oder T_4-Konzentrationen korrelieren in etwa mit dem Schweregrad der extrathyreoidalen Krankheit. Eine sichere Aussage bzw. prognostische Bewertung zum Verlauf der T_3- und/oder T_4-Absenkung kann jedoch im Einzelfall nicht gegeben werden.

Schwere nicht-thyreoidale Krankheiten (NTI)
- Niereninsuffizienz
- Leberzirrhose
- Sepsis
- Tumorleiden
- Intensivmedizinische Patienten (z.B. Schock-Zustände, Herzinfarkt)

Operationen
Medikamente, die zur Konversionshemmung führen
z.B. Glukokortikoide, Betarezeptorenblocker, jodhaltige Röntgenkontrastmittel, jodhaltige Medikamente (Amiodaron), Dicumarol

Laborveränderungen
Laborkonstellationen, die durch Veränderungen der Transportproteine bedingt sind (s. 3.2.3)

Differentialdiagnose
Neugeborene, schwere körperliche Arbeit, extreme Temperaturbedingungen: passagere Konversionshemmungen möglich

---

Tab. 67: Häufigste Ursachen des Low-T_3- und Low-T_4-Syndroms

Ursachen
Die wichtigsten Faktoren sind in *Tab. 67* zusammengefasst.

Differentialdiagnose
Bei Neugeborenen findet sich eine passagere T_3-Erniedrigung, die nicht pathologisch ist. Körperliche Arbeit, Hitze, extreme Kälteeinwirkung können ebenfalls zu passageren Veränderungen des T_3 und auch des T_4 führen.
Von Low-T_3-/Low-T_4-Syndrom zu trennen sind Laborkonstellationen die auf Veränderungen der Transportproteine beruhen.

Die Interpretation der Laborbefunde muss **immer** in Kenntnis des klinischen Bildes erfolgen.
Wird die Möglichkeit einer nicht-thyreoidalen Beeinflussung der Laborwerte übersehen, werden nicht selten Fehldiagnosen gestellt. Bei offensichtlicher Diskrepanz zwischen klinischem Bild und Laborkonstellation sollte immer an die Möglichkeit der Beeinflussung der Laborparameter durch Medikamente oder extrathyreoidale Erkrankungen gedacht werden.

Therapie
Die Behandlung der extrathyreoidal bedingten Erniedrigung der T_4- oder fT_3/T_3-Konzentration erfolgt durch die Therapie der primären Krankheit, die zu diesem Syndrom führt. Die Zufuhr von Schilddrüsenhormonpräparaten, sei es Levothyroxin oder sogar T_3-Präparate, die zur „**Korrektur**" der T_3- Konzentration im Serum führen sollen, ist strikt **kontraindiziert**.

13.1 TSH - produzierende Hypophysentumoren
(sekundäre Hyperthyreose)

TSH-produzierende Hypophysentumoren sind extrem selten.
Meist handelt es sich um chromophobe Makroadenome.
Sie machen etwa 0,5-1% aller Hypophysenadenome aus.
Sie sezernieren neben TSH meist die Alpha-Untereinheit des TSH in pathologischen Konzentrationen.

Eine gleichzeitige Überproduktion an STH, Prolaktin, LH, ACTH oder FSH ist eher selten.

Diagnose
Leitsymptome sind erhöhte Konzentrationen der freien oder gebundenen Schilddrüsenhormone bei leicht bis mäßig erhöhter basaler TSH-Konzentration. Nur ein kleiner Teil der Patienten zeigt nach TRH-Stimulation einen Anstieg des basalen TSH.

Differentialdiagnose
• Periphere und/oder zentrale Schilddrüsenhormonresistenz
• Metastasierendes Chorionkarzinom
• Teratoides Hodenkarzinom mit Chorionkarzinom-Anteil.
Die TSH-ähnliche Wirkung des humanen Choriongonadotropins (hCG) verursacht eine Stimulation der Schilddrüse (ähnlich der der TSH-Rezeptor-Antikörper bei Immunhyperthyreose) und führt damit zur Hyperthyreose.
Eine ähnliche Konstellation findet sich auch in der Frühschwangerschaft.

Bildgebung
Bei Verdacht auf einen Hypophysentumor sollte ein MRT oder CT mit Kontrastmittel durchgeführt werden.

Therapie
Neurochirurgische Entfernung des Adenoms
Bei Inoperabilität: Versuch einer Octreotid-Therapie. Dadurch kann bei etwa 50% der Patienten eine Verkleinerung des Hypophysentumors erreicht werden.
Bis zum Zeitpunkt des definitiven therapeutischen Vorgehens muss die meist vorhandene hyperthyreote Symptomatik durch Thyreostatika in individueller Dosierung behandelt werden.

14 Maligne Tumoren der Schilddrüse
14.1 Epidemiologie/Ätiologie

Maligne Schilddrüsentumoren
Die Zahlen neu entdeckter Karzinome liegt bei etwa 30 auf 1 Mio. Einwohner pro Jahr. Allerdings liegt die Mortalität mit 5 Sterbefälle pro Mio. Einwohner pro Jahr deutlich niedriger als die Zahl der neu entdeckten Malignome.

Die Herausforderung bei der Diagnostik des Schilddrüsenkarzinoms besteht darin, einen seltenen malignen Befund in der Vielzahl gutartiger Veränderungen zu diagnostizieren.
Rechnet man die Inzidenz des Schilddrüsenkarzinoms auf die Gesamtbevölkerung (80 Mio) hoch, ergibt sich eine Zahl von ca. 2500.
Etwa 20-30% der Erwachsenen haben Knoten, dies entspricht einer Zahl von 15-17 Millionen in der Gesamtbevölkerung. Dies macht die Dimension der Schwierigkeit der Diagnostik deutlich: 1 Fall eines Schilddrüsenkarzinoms auf ca. 6000 benigne knotige Veränderungen.
Diese Zahlen machen auch ersichtlich, dass die Erstdiagnose eines Karzinoms in der eigenen Praxis durchaus ein relativ seltener Befund ist.

Maligne Schilddrüsentumoren sind von einer großen histologischen Vielfalt gekennzeichnet *(s. Tab. 68)*. Über 90% der Fälle sind Karzinome, die von den Thyreozyten oder den parafollikulären C-Zellen ausgehen. Die differenzierten, von Thyreozyten ausgehenden Tumoren, werden in follikuläre und papilläre Schilddrüsenkarzinome unterteilt. Sie sind die häufigsten in der Schilddrüse vorkommenden malignen Tumoren.
Das papilläre Karzinom ist mit 50-80% häufiger als das follikuläre Karzinom mit 20-40%.
Die Häufigkeit des C-Zellkarzinoms liegt bei 4-10%, die des anaplastischen Karzinom bei ca. 2%.
Zur Pathogenese wird immer wieder auf die Ursache ionisierender Strahlen hingewiesen (z.B. perkutane Strahlentherapie wegen

Akne, Tonsillitis, Morbus Hodgkin, Non-Hodgkin-Lymphome). Ein eindeutiger Zusammenhang zwischen einer Strahlenexposition und dem Auftreten von Schilddrüsenkrebs ergibt sich eindrucksvoll durch das Reaktorunglück in Tschernobyl. Interessanterweise sind nur Kinder, die zum Zeitpunkt des Unglücks ein bestimmtes Alter hatten, später an einem Karzinom erkrankt (60% der erkrankten Kinder waren zum Zeitpunkt des Unglücks jünger als 5 Jahre). Offenbar besteht in diesem Lebensabschnitt eine erhöhte Empfindlichkeit gegenüber Jod 131.

Die Erkenntnisse in Zusammenhang mit der Tschernobyl-Katastrophe haben sicherlich auch dazu beigetragen, den Einsatz der Radiojodtherapie bei Kindern und Jugendlichen zurückhaltender zu bewerten.

I.Epitheliale Tumoren
Gutartig
    1. Follikuläres Adenom
    2. Andere
Bösartig
    1. Follikuläres Karzinom
       Minimal invasiv (gekapselt)
       Grob invasiv
       Oxyphil
       Hellzellig
    2. Papilläres Karzinom
       Papilläres Mikrokarzinom
       Gekapselt
       Follikuläre Variante (sogenannter *Lindsay-Tumor*) Dabei handelt es sich um eine durchgehend mikrofollikuläre Struktur.Charakteristische Merkmale sind Milchglaskerne, tritt bevorzugt bei jungen Frauen auf)
       Diffus sklerosierende Variante
       Oxyphil
    3. Medulläres Karzinom (C-Zell-Karzinom)
       Heriditäre Form
    4. Undifferenziertes Karzinom
    5. Andere
II. Nicht-epitheliale Tumoren
II. Maligne Lymphome
IV. Verschiedene Tumoren
V. Sekundäre Tumoren
VI. Unklassifizierbare Tumoren
VII.Tumorähnliche Läsionen

Tab. 68: Klassifikation der Schilddrüsentumoren nach WHO

Neuerkrankungen:	
30 pro 1 Million pro Jahr	
Relative Häufigkeit	
Papillär:	50-80%
Follikulär:	20-40%
Medullär:	4-10% (davon ca. ein Viertel: familiär)
Anaplastisch:	2%

Tab. 69: Häufigkeit maligner Schilddrüsentumoren

Lebensalter

Das papilläre Karzinom ist gleichmäßig über alle Lebensalter verteilt. Bei follikulären Karzinomen besteht dagegen eine Bevorzugung des höheren Lebensalters. Auch undifferenzierte Karzinome finden sich in der Regel bei älteren Patienten.

Tumorstadien	
Größe des Tumor	Stadium
< 1cm	T_1
1-4 cm	T_2
> 4cm	T_3
Kapseldurchbruch	T_4

Tab. 70: Tumorstadien

Prognose

Eine sehr günstige Prognose hat das papilläre Karzinom mit einer 10 Jahresüberlebenszeit von > 90%; die 10 Jahresüberlebensrate beim follikulären Karzinom liegt bei 70%, die der sporadischen Form des C-Zell Karzinoms bei 50-70%.
Das anaplastische Karzinom hat eine extrem schlechte Prognose: mittlere Überlebenszeit ca. 100 Tage.

Histologische Besonderheiten

Varianten des papillären Karzinoms sind:
• Mikrokarzinome
• Gekapselte Karzinome
• Sklerosierende Karzinome.

Wenn ein papilläres Karzinom einen Durchmesser < 1 cm aufweist, spricht man von einem Mikro- oder „okkultem" Karzinom.

Dieser Befund findet sich häufig als Zufallsdiagnose bei Schilddrüsenoperationen wegen anderer Indikationen. In größeren autoptischen Studien konnte gezeigt werden, dass die Häufigkeit solcher klinisch nicht manifester Karzinome etwa 5-30% beträgt.

Varianten des follikulären Karzinoms:

• Onkozytäres Karzinom (= *Hürthle* - Zelltumor).

Beim follikulären Karzinom ergibt sich als Besonderheit die oxyphile und onkozytäre Tumorform.

Onkozytäre Karzinome nehmen kein Radiojod auf, produzieren jedoch Thyreoglobulin. Dies spielt eine Rolle bei der späteren Nachsorge, da Rezidive durch Anstieg des Tumormarkers Thyreoglobulin erkennbar sind, jedoch nicht lokalisationsdiagnostisch mit Radiojod aufgespürt werden können.

---

10 Jahres-Überlebenszeiten
1. Papilläres Karzinom: 85-90%
2. Follikuläres Karzinom: 60-70%
3. Onkozytäre (oxyphile) Variante des follikulären Karzinoms: 50-60%
4. C-Zellkarzinom:
   familiär: je nach Zeitpunkt der Diagnose bis 100%
   sporadisch: 50-70%
5. Anaplastisch: 0-9%

Tab. 71: Prognose des differenzierten und undifferenzierten Schilddrüsenkarzinoms

Varianten des C-Zell-Karzinoms sind
• Familiäre Variante
• Kombination mit anderen Tumoren (MEN-2, *siehe Tab. 10*).

Besonderheiten bei den C-Zell-Karzinomen sind die Vorkommensweise in sporadischer und familiärer Form sowie die MEN-2-Syndrome.

Die sporadische Form tritt überwiegend unifokal auf, bei den hereditären Formen sind meist beide Lappen betroffen.

Metastasierungswege
• Beim papillären Karzinom erfolgt die Metastasierung überwiegend lymphogen. Invasiv wachsende Karzinome können jedoch zu

Metastasierung

1. Papilläres Karzinom:
   überwiegend lymphogen (lokoregionär)
   Ausnahmen:
   invasiv wachsend: hämatogen (Lunge)
2. Follikuläres Karzinom:
   überwiegend hämatogen (Lunge, Skelett, seltener Hirn und Leber)
3. Medulläres Karzinom:
   lymphogen und hämatogen
4. Anaplastisches Karzinom:
   lokal destruierend

Tab. 72: Tumorausbreitung

Lungenmetastasen führen.
- Follikuläre Karzinome metastasieren überwiegend hämatogen (Lunge, Skelett, seltener Hirn und Leber). Dies gilt auch für die onkozytäre Variante.
- Das C-Zell-Karzinom metastasiert überwiegend lymphogen, jedoch auch hämatogen.
- Das anaplastische Karzinom ist weitgehend lokal destruierend, es infiltriert rasch das perithyreoidale Gewebe.

WHO - Klassifikation der Schilddrüsentumoren

Die *WHO* - Klassifikation unterscheidet:
- Epitheliale (benigne und maligne)
- Nicht-epitheliale Tumoren
- Maligne Lymphome
- Verschiedene Tumoren.

Daneben werden Sekundärtumoren, unklassifizierbare Tumoren und tumorähnliche Veränderungen unterschieden.

Die Einteilung ist in *Tab. 68* aufgeführt.
Unter den epithelialen Tumoren finden sich follikuläre und papilläre Karzinome sowie undifferenzierte Karzinome.

Auch das C-Zell-Karzinom (medulläres Karzinom) wird hier eingeordnet. Bei den malignen epithelialen Tumoren überwiegen mit 95% die differenzierten Karzinome.

283

14.2 Papilläres und follikuläres Schilddrüsenkarzinom
14.2.1 Symptome und klinische Befunde

Typischerweise gibt es keine spezifischen Frühsymptome. Die Schilddrüsenfunktion wird durch ein Karzinom nicht verändert, so dass die Standard-Labordiagnostik keine Rückschlüsse erlaubt.

Häufig zu beobachtende Frühbefunde sind:
• Schmerzlos wachsende, solitäre Knoten
• Wachsende Knoten innerhalb einer multinodösen Struma
• Gelegentlich auch Druckschmerzhaftigkeit.

Befunde, die auf fortgeschrittenes Stadium hinweisen:
Schluckbeschwerden Heiserkeit, Mangelnde Schluckverschiebbarkeit Derbe Konsistenz, Vergrößerung der zervikalen Lymphknoten.

Tumormarker
Für das papilläre und follikuläre Schilddrüsenkarzinom gibt es keinen präoperativen Tumormarker.
Nur für das medulläre Karzinom erlaubt eine erhöhte Calcitoninkonzentration oder ein pathologischer Ausfall des Pentagastrintests eine Frühdiagnostik allein aufgrund des Laborbefundes.

14.2.2 Diagnostik

Körperliche Untersuchung
Anamnese:
Fragen nach
• Frühere Bestrahlungen im Halsbereich
• Familiäres Auftreten von Schilddrüsenkrebs
  (nur beim medullären Karzinom)
• Auftreten und Wachstumsgeschwindigkeit eines Knotens
• Vergrößerung vorbekannter Knoten
• Stimmveränderungen/Heiserkeit
• Schmerzen

• Lymphknoten.
Allgemeine Untersuchung:
Größe, Gewicht, Blutdruck, Puls
Inspektion der Halsregion
Palpation:
Schilddrüse und Halsweichteile (LK)

Labor
TSH, fT_4, T_3/fT_3, TPO-AK, Tg-AK, Tg, Ct, BSG

Die Funktionsdiagnostik spielt für die Diagnostik keine Rolle. Sie erlaubt die Beurteilung, ob zusätzlich eine Funktionsstörung vorliegt. Tg ist präoperativ kein Tumormarker; nach Op und RJT muss der Wert unterhalb der Nachweisgrenze fallen. Ein Wiederanstieg beweist ein Rezidiv/Metastasierung.
Tg-AK können bei der Bestimmung mit Tg interferieren.

Bildgebende Diagnostik
Sonographie
Sonographische Hinweise für Malignität bei Knotenbefund:
• Echoarmut
• Unscharfe Randbegrenzung
• Vermehrte Binnenvaskularisation
• Kalkeinlagerungen.

Szintigraphie
Szintigraphischer Hinweis für Malignität:
• Hypofunktioneller („kalter") Knoten

Feinnadelpunktion und Zytologie
Echoarme Knoten > 1 cm
Szintigraphisch „kalt"
Besonderheiten bei Feinnadelpunktionen:
Da follikuläre Karzinome hochdifferenziert sind, ist die Feinnadelpunktionszytologie nicht in der Lage, zwischen einem mikrofollikulärem Adenom und einem hochdifferenzierten Karzinom zu unterscheiden.

Lautet der Befundbericht: „Follikuläre Neoplasie mit Empfehlung zur histologischen Klärung" stellt dies eine absolute Operationsindikation im Sinne der Diagnosesicherung dar.

Klinische Symptome
Klinische Symptome, die für ein Malignom sprechen:
- Rasches Knotenwachstum neuer oder bestehender Knoten
- Auffällige zervikale Lymphknoten
- Derber Tastbefund, nicht schluckverschiebliche Knoten
- Heiserkeit
- Schmerzhaftigkeit.

Tab. 73a: Klinik bei Schilddrüsenkarzinom

Histologische Komponenten/Tumorstadium/Prognose
Papilläres Schilddrüsenkarzinom
Der Nachweis papillär angeordneter Thyreozyten (Zytologie, Histologie) gilt als beweisendes Kriterium.
Invasives Wachstum, wie z.B. Kapseleinbrüche oder Gefäßinvasion, werden nicht gefordert.

Es gibt verschiedene Varianten des papillären Karzinoms, die Einfluss auf die Prognose haben.
Mikrokarzinom: Größe < 1 cm. Hier ist die Heilungsrate praktisch 100%, da durch Entfernung des Knotens durch die Thyreoidektomie der Patient als geheilt gilt.
Daneben gibt es eine follikuläre Variante und eine oxyphile Form.
Alle histologischen Varianten können gekapselt oder infiltrierend wachsen. Die selten invasiv wachsenden papillären Karzinome können auch zu hämatogener Metastasierung (Lungenmetastasen) führen.

Follikuläres Schilddrüsenkarzinom
Im histologischen Bild zeigt das follikuläre Karzinom hochdifferenzierte Strukturen, die Follikel und auch Kolloid bilden.
Follikuläre Karzinome sind in der Regel solitäre, unilaterale Tumoren, häufig mit bindegewebiger Abkapselung. Die Differenzierung reicht von hochdifferenzierten Formen, die sich nur durch

Sonographie:
Echoarmut, unscharfe Begrenzung, kein Halozeichen, vermehrte Durchblutung
Szintigraphie:
kaltes Areal
Feinnadelpunktion
auffälliger Befund
Labor:
Erhöhtes Calcitonin, pathologischer Pentagastrin-Test, Mutation im RET
Protoonkogen.

Tab. 73b: Schilddrüsenkarzinom: Diagnostik

Gefäß- und Kapseleinbrüche von benignen follikulären Adenomen abgrenzen lassen, bis zum niedrig differenzierten Typ.
Die Prognose hängt vom Differenzierungsgrad ab, so dass die hochdifferenzierten Formen von vornherein bessere Prognosen haben.

Werden neben follikulären Strukturen papilläre Anteile in der Histologie gefunden, wird der Tumor (obgleich es sich um einen papillär-follikulären Mischtumor handelt), den papillären Karzinomen zugeordnet, da er in seinem biologischen Verhalten den rein papillären Karzinomen gleicht.

Unter prognostischen Gesichtspunkten ist eine Unterscheidung in minimal invasive (gekapselte Karzinome) und grob invasive follikuläre Karzinome wichtig. Die follikulären Karzinome metastasieren vorwiegend hämatogen, besonders in Lunge und Skelettsystem (seltener in Leber und Hirn).
Liegen von vornherein Fernmetastasen vor, ist die Prognose deutlich schlechter.

Auch die oxyphilen bzw. onkozytären Varianten gelten als follikulär, wenn die Kriterien eines papillären Karzinoms fehlen.
Bei Vorliegen der onkozytären Variante sinkt die Prognose auf Überlebensraten von 50-60% in 10 Jahren.

	Papilläres Karzinom	Follikuläres Karzinom
Häufigkeit	50-80%	20-40%
Histologische Merkmale	Papilläre Strukturen	Solitär, unilateral, meist gekapselt
	Kerneinschlüsse	Hochdifferenzierte Formen
	Psammomkörper	Nur Nachweis von
		Gefäßeinbruch und Kapsel-
	Milchglaskerne	durchbruch ermöglicht
	Multifokal möglich	Differentialdiagnose:
		follikuläres Adenom
Metastasierung	überwiegend lymphogen	hämatogen
Differenzierungs- grade	hoch- bis niedrig differenziert mit invasivem Wachstum	hoch- bis niedrig-differenziert mit grob invasivem Wachstum
Sonderformen	Mischtumoren mit papillärer und folliku- lärer Wachstumsform werden den papillären Karzinomen zugeordnet	Onkozytäre Variante (Hürthle- Zelltumor, oxyphiles, eosinophiles Karzinom) Besonderheit: keine Radiojod- aufnahme bei erhaltener Thyreoglobulin-Synthese
10 Jahre Über- lebenszeit	80-90%	60-70%

Tab. 74: Papilläres und follikuläres Karzinom - Besonderheiten

Befunde, die zu einer ungünstigeren Prognose führen
• Tumorstadium IV
• Primär vorhandene hämatogene Metastasierung
• Oxyphile/onkozytäre Form
• Grob invasive Form
• Lebensalter über 45.
Da das follikuläre Karzinom bevorzugt im höheren Lebensalter (> 45. Lebensjahr) vorkommt, hat es von vornherein eine un-günstigere Prognose.

14.2.3 Therapie

Die primäre Behandlung des papillären und follikulären Schilddrüsenkarzinoms besteht immer in der vollständigen chirurgischen Resektion. Das Vorgehen wurde aufgrund der Empfehlungen der *chirurgischen Arbeitsgemeinschaft Endokrinologie* in den letzten Jahren weitgehend standardisiert. Eine spezielle Vorbereitung des Patienten für den Eingriff ist nicht nötig.

Es wird in jedem Fall und bei jedem Tumorstadium eine vollständige Entfernung der gesamten Schilddrüse (= totale Thyreoidektomie) angestrebt.

Prä/perioperativ:	- Feinnadelpunktion
	- Staging
	- Prüfung der N. recurrens-Funktion
	- Röntgen Thorax
	- Röntgen Trachea
	- Tumormarker (Thyreoglobulin, Calcitonin)
	fakultativ: CT des Mediastinums ohne KM.
Operation:	- Totale Thyreoidektomie
(einzeitig bei positiver	- Dissektion befallener Lymphknoten (laterales
Feinnadelpunktion, zwei-	oder zentrales Kompartiment)
zeitig bei intraoperativer	- Hemithyreoidektomie bei intraoperativ
Diagnose)	festgestelltem papillären Karzinom des
	Stadiums pT1 N_0 M_0
Postoperativ:	- Keine Schilddrüsenhormonsubstitution bis zur
	ersten Radiojodtherapie
	- Radiojodtherapie *(s. Tab. 77)*:4-6 Wochen nach
	Operation
	(Ausnahme: keine Radiojodtherapie bei
	papillärem Mikrokarzinom), Tumormarker,
	Staging
OP-Komplikationen und Folgeschäden:	
	- permanente Recurrensparese: ca. 2%,
	- permanenter Hypoparathyreoidismus:
	ca. 1-3%.

Tab. 75: Therapie des differenzierten Schilddrüsenkarzinoms

Einzige Ausnahme ist das intraoperativ entdeckte papilläre Mikrokarzinom mit einem Durchmesser von < 1 cm bei jüngeren Patienten (< 40 Jahre). Bei diesem Befund wird die Operation mit einer Hemithyreoidektomie beendet.

Neben der Thyreoidektomie wird eine zentrale Lymphadenektomie durchgeführt. Bei Verdacht weiterer Lymphknotenmetastasen während der Operation wird eine entsprechende systematische Lymphadenektomie in den Halsweichteilen vorgenommen.

Indikationen zur Operation
• Nachgewiesenes Karzinom
• Verdacht auf Karzinom.

Präoperative Diagnostik *(s. Tab. 75)*

Perioperative Diagnostik *(s. Tab. 75)*

Komplikationen
Die Rate permanenter Recurrensparesen ist höher als bei Operationen bei benignen Befunden. Die Größenordnung dürfte zwischen 1-2% liegen. Auch die Rate des permanenten postoperativen Hypoparathyreoidismus ist höher, Größenordnung 1-3%. Postoperativ wird das Tumorstadium nach der TNM-Klassifikation festgelegt.

Radiojodtherapie (RJT)
Die Grundzüge der Durchführung der RJT sind in *4.1.3* beschrieben. 5-6 Wochen nach der Thyreoidektomie wird eine erste Radiojodtherapie zur Ablation von verbliebenem Restgewebe unter maximaler endogener TSH-Stimulation (nach 5-wöchiger Hypothyreose oder unter Stimulation mit rekombinatem TSH) durchgeführt.

Indikation
• Papilläres Karzinom
• Follikuläres Karzinom.

Klinische TNM-Klassifikation

T	Primärtumor a: solitär b: multifokal; der größte Tumor ist für die Klassifikation maßgebend a und b gelten für alle T
Tx	Primärtumor kann nicht beurteilt werden
T0	Kein Hinweis für einen Primärtumor
T1	1 cm oder weniger in größter Ausdehnung, begrenzt auf die Schilddrüse
T2	> 1 cm, < 4 cm in größter Ausdehnung, begrenzt auf die Schilddrüse
T3	> 4 cm in größter Ausdehnung, begrenzt auf die Schilddrüse
T4	Jede Größe mit Ausdehnung jenseits der Schilddrüse
N	Regionäre Lymphknoten
Nx	Regionäre Lymphknoten können nicht beurteilt werden
N0	Kein Hinweis für regionäre Lymphknotenmetastasen
N1	Regionäre Lymphknotenmetastasen N1a: In ipsilateralen Halslymphknoten N1b: In bilateralen, kontralateralen oder mediastinalen Lymphknoten oder in der Mittellinie
M	Fernmetastasen
Mx	Vorliegen von Fernmetastasen kann nicht beurteilt werden
M0	Keine Fernmetastasen vorhanden
M1	Fernmetastasen vorhanden

Tab. 76: Klinische TNM-Klassifikation nach UICC

Kontraindikation

Einzige Kontraindikation ist die Gravidität. Bei jüngeren Patientinnen muss daher vor jeder Radiojodtherapie wegen der hohen Strahlenexposition der fetalen Schilddrüse eine Gravidität durch einen entsprechenden Test ausgeschlossen werden.

Keine Indikation zur Radiojodtherapie sind:

• Nachgewiesene entdifferenzierte Karzinome
• Erfolglose Retinsäure-Therapie
• Medulläres Karzinom
• Undifferenziertes Karzinom
• Onkozytäre Varianten
• Papilläres Mikrokarzinom mit Hemithyreoidektomie.

Radiojodtherapie

Indikationen:	- Hoch- und niedrig differenzierte papilläre und follikuläre Karzinome nach primärer Thyreoidektomie
	- Ausnahme: papilläres Mikrokarzinom bei Hemithyreoidektomie.
Keine Indikation:	- Papilläres Mikrokarzinom
	- Onkozytäres Karzinom
	- Medulläres Karzinom
	- Undifferenziertes Karzinom.
	Wenn histologische Hinweise auf „Mischtumor":
	ggf. Prüfung der Radiojodaufnahme.
Kontraindikation:	- Gravidität (Schwangerschaftstest bei jüngeren Patientinnen).
Ziele:	- Prophylaktische Ablation von postoperativen Geweberesten und Zellverbänden
	- Therapie (kurativ und/oder palliativ) von Lymphknotenmetastasen, lokoregionären Resten/Rezidiven, Fernmetastasen.

Tab. 77: Radiojodtherapie des papillären und follikulären Karzinoms

Wenn allerdings angenommen werden kann, dass noch jodspeichernde Anteile oder Mischtumoren vorliegen, kann eine Behandlung mit Radiojod in Erwägung gezogen werden. Dies gilt auch für das anaplastische Karzinom.

Ziele der Radiojodtherapie

Die erste Radiojodtherapie nach Operation hat das Ziel, die evtl. noch vorhandenen restlichen Schilddrüsenzellverbände/Gewebsreste strahlentherapeutisch zu eliminieren.

Nach Elimination des verbliebenen Restgewebes wird in einer Ganzkörperszintigraphie festgestellt, ob evtl. lokale oder Fernmetastasen vorhanden sind. In diesem Fall sind weitere Radiojodtherapien erforderlich.

Indikationen für weitere Radiojodtherapie

Die Indikation für die weiteren Therapien ergeben sich bei

• Lokoregionärer Radiojodspeicherung
• Konstanter Radiojodspeicherung
• Erhöhtem Thyreoglobulin.

Radiojodtherapie	Intervall	Aktivitätsmenge
1. Radiojodtherapi: keine Levothyroxin-Substitution nach Operation	5-6 Wochen postoperativ	I-131-Speicherung > 10%: 1.850 MBq I-131 I-131-Speicherung < 10%: 3.700 MBq I-131
2. Radiojodtherapie: vorher vier Wochen Hormonkarenz oder Thyrogeninjektion	3 Monate nach 1. RJT Posttherapie Scan: Aktivität lokoregionäroder Fernmeta-stasen:3. RJT indiziert	Nur Restgewebe: 3.700 MBq I-131. Fernmetastasen: bis 11.100 MBq I-131
3. Radiojodtherapie: vorher vier Wochen Hormonkarenz oder Thyrogeninjektion	3 Monate nach 2. RJT Postthera-pie-Scan:Aktivität lokoregionär oder : Fernmetastasen 4. RJT indiziert	Nur Restgewebe: 3.700 MBq I-131. Fernmetastasen: bis 11.100 MBq I-131
4. Radiojodtherapie:	siehe 3. Radiojodtherapie	
Radiojodtherapie abgeschlossen wenn: – keine Speicherung im Posttherapie-Scan – Tg unterhalb der Nachweisgrenze		

Tab. 78: RJT des papillären und follikulären Schilddrüsenkarzinoms: Praktisches Vorgehen

Intervalle

Die Abstände zwischen den Radiojodtherapien liegen bei mindestens drei Monaten. Dazwischen wird suppressiv mit Levothyroxin behandelt.

Kurzfristige Nebenwirkungen (passager, 2-3 Tage nach I-131 Kapsel)	Bleibende Nebenwirkungen:
- Gastritis - Thrombopenie - Leukopenie - Strahlen-Thyreoiditis (nur bei größeren Schilddrüsenresten) - Schwellungen der Speicheldrüsen - Geschmacksstörungen.	- Sialadenitis (meist einseitig), - Sicca-Symptomatik mit Mundtrockenheit Geschmacksstörungen dauerhaften Schwellungen der Speicheldrüsen - Lungenfibrose (bei Therapie Radiojod speichernder pulmonaler Metastasen).

Tab. 79: Nebenwirkungen der Radiojodtherapie

Um eine möglichst hohe TSH-Konzentration vor der Radiojod-gabe zu erreichen, wird die Levothyroxintherapie vier Wochen vor dem Termin abgesetzt und noch 14 Tage mit Trijodthyronin überbrückt. 14 Tage vorher wird auch das Trijodthyronin abgesetzt. Eine Alternative zur Hypothyreose stellt die Injektion von rekombinanten TSH dar.

Rekombinantes TSH
Rekombinantes TSH ist für diagnostische Zwecke zugelassen. Es konnte gezeigt werden, dass unter weiterlaufender Suppressionstherapie durch den Einsatz von rekombinantem TSH eine gleich hohe Radiojodspeicherung erzielt werden kann, wie in Hypothyreose.

Praktisches Vorgehen
Jodhaltige Medikamente, Kontrastmittel und Externa sind während der Gesamtzeit einer möglichen Radiojodtherapie kontraindiziert.
Die RJT darf nur unter hypothyreoten Bedingungen (maximale TSH-Stimulation) durchgeführt werden.

Bei Unterbrechung der Hormonzufuhr
• 4 Wochen vor RJT Levothyroxin absetzen
• Stattdessen 40-60 µg L-T$_3$/täglich
• 2 Wochen vor RJT Termin L-T$_3$ absetzen.

Alternativ zum Hormonentzug kann rekombinantes TSH (Thyrogen®) eingesetzt werden.

Bei Radiojoddiagnostik (RJD)
• 4 Tage vor RJD: 0,9 mg Thyrogen® i.m.
• 3 Tage vor RJD: 0,9 mg Thyrogen® i.m.
• 2 Tage vor RJD: I-131 Applikation
• RJD.

Therapieaktivitäten
Die übliche Aktivitätsmenge liegt bei 3,7 (MBq) I-131.

Bei hohem I-131-Uptake (> 10%) kann die therapeutische I-131-Menge auch niedriger gewählt werden: 1,8 GBq.

Etwa fünf bis sieben Tage nach Applikation des Radiojods wird eine Ganzkörperszintigraphie durchgeführt, bei der die Verteilung des Radiojods im Körper aufgezeichnet wird.
Dabei wird festgestellt, ob noch speicherndes Schilddrüsenrestgewebe oder eventuell bereits lokal regionäre oder Fernmetastasen vorhanden sind.

Wenn bereits im ersten Posttherapiescan lokoregionäre Tumorreste, Metastasen oder Fernmetastasen nachgewiesen wurden, wird die zweite Radiojodtherapie mit einer höheren Aktivitätsmenge (6-10 GBq) durchgeführt.

Frequenz
Die Radiojodtherapien werden solange fortgeführt, bis im posttherapeutischen Ganzkörperszintigramm keine Radiojodspeicherung mehr erkennbar ist. Der übliche zeitliche Abstand zwischen zwei Therapien liegt bei 3 Monaten.

Die Therapie ist abgeschlossen, wenn der Tumormarker im Serum unter die Nachweisgrenze abgefallen ist. Meistens findet sich parallel dazu auch das Verschwinden von noch vorhandenen Speicherungen.

Nicht speichernde Metastasen/Entdifferenzierung
Initial Radiojod-speichernde Metastasen können in der Folge eine zunehmende Entdifferenzierung aufweisen. Dadurch kann die Fähigkeit zur Radiojodspeicherung verloren gehen. In dieser Situation ist lediglich aufgrund eines Thyreoglobulinanstiegs eine Metastasierung oder ein Lokalrezidiv zu erkennen.
Bei primär nicht speichernden Metastasen oder Änderung des Speicherverhaltens im Zeitverlauf (Entdifferenzierung) kann zur Lokalisation auf andere tumoraffine Tracer (z.B. TI-201 oder Tc - 99m-MIBI) ausgewichen werden. Allerdings ist deren Spezifität gering.

Daher wird seit einigen Jahren in einer solchen Situation (erhöhtes Tg, fehlende I-131 Speicherung) eine Ganzkörper- PET-Untersuchung mit F-18 FDG empfohlen.

Die PET-Untersuchung hat den Vorteil einer hohen Sensitivität mit exzellenter Detailerkennbarkeit; sie wird ohne Unterbrechung der Levothyroxin-Substitution durchgeführt.

Medikamentöse Redifferenzierung

Eine „Redifferenzierung" ursprünglich nicht-jodspeichernder Metastasen kann durch eine mehrwöchige Behandlung mit 13-cis-Retinsäure erreicht werden.

Bei einem Teil der Patienten kann damit eine erneute Radiojodaufnahme erreicht werden.

Durchführung der Redifferenzierung
13-cis-Retinsäure
Dosierung : 1,5 mg/kg Körpergewicht
Zeitraum der Therapie: 5 Wochen.

Ergebnisse
Etwa 50% der Patienten sprechen auf die Therapie an.
Bislang sind keine Nebenwirkungen beobachtet worden.

Nebenwirkungen der Radiojodtherapie

Aufgrund der sehr viel höheren Energiedosis als bei der Therapie gutartiger Schilddrüsenkrankheiten, können bei der Radiojodtherapie nach Schilddrüsekarzinom durchaus Nebenwirkungen auftreten. Sie werden hervorgerufen durch eine (physiologische) Anreicherung und Ausscheidung des Radiojods in den Mundspeicheldrüsen.

Man unterscheidet akute, passagere und bleibende Nebenwirkungen.

Akute/bleibende Nebenwirkungen (s. Tab. 79)

Vorbeugung/Therapie
Um den akuten Nebenwirkungen vorzubeugen, bekommen die

Patienten während des stationären Aufenthaltes Kaugummi oder saure Bonbons verabreicht, um den Speichelfluss anzuregen und so eine Beschleunigung der Ausscheidung zu erreichen.Die Strahlenthyreoiditis äußerst sich in einer lokalen Schmerzsymptomatik. Sie kann durch äußere Kühlung behandelt werden. Wenn das nicht reicht, genügen meist nicht-steroidale Antiphlogistika (z.B. 3 x 50 mg Diclophenac). Nur selten sind systemische Glukokortikoide notwendig.

Häufigkeit
Sie liegt bei akuten Nebenwirkungen bei etwa 30%.

Bleibende Nebenwirkungen
Hauptsächlich handelt es sich um eine Sicca-Symptomatik bei partieller oder totaler Fibrosierung einer der Mundspeicheldrüsen.
Auch bleibende Geschmacksstörungen können auftreten.
Bei pulmonalen Filiae, die Radiojod speichern, besteht die Möglichkeit der Entwicklung einer Lungenfibrose.
Rein statistisch ergibt sich ein minimal höheres Risiko der Entwicklung einer Leukämie oder anderer Malignome, wenn aufgrund eines fortgeschrittenen Tumorstadiums mehrfach und hochdosiert behandelt werden muss.

Perkutane Bestrahlung	
Indikation:	Inoperables Lokalrezidiv
Keine Indikation:	Medulläres Schilddrüsenkarzinom
Durchführung:	Hochvolttherapie, Gesamtdosis 40-60 Gy, Einzeldosis 2 Gy pro Tag

Tab. 80: Perkutane Strahlentherapie

Perkutane Strahlentherapie
Palliativ
Da die differenzierten Karzinome nur wenig strahlensensibel sind, ist die perkutane Strahlentherapie als kurative Maßnahme nicht indiziert. Es lassen sich damit Tumordosen von max. 60 Gy erreichen (zum Vergleich: bei Radiojodtherapie 500 Gy und mehr).

Daher bleibt die externe Strahlentherapie besonderen Fällen mit fehlender Radiojodspeicherung und ausgedehnten Lokalmetastasierungen, die chirurgisch nicht beherrschbar sind, vorbehalten. Zumeist ist diese Maßnahme als palliativer Schritt geplant.

Ferner kann die perkutane Strahlentherapie bei onkozytären Karzinomen, die kein Radiojod speichern, wie auch bei Patienten mit niedrig differenzierten Karzinomen und ausgedehnter zervikomediastinaler Tumorinfiltration nach Abschluss aller anderen Therapiemöglichkeiten in Erwägung gezogen werden.

Prophylaktische Strahlentherapie
Eine reine Prophylaxe bei höheren Tumorstadien (III-IV), additiv zur Radiojodtherapie, wird widersprüchlich diskutiert. Eindeutige Vorteile konnten bislang in größeren Studien nicht bewiesen werden.

Chemotherapie
Eine Chemotherapie als additive kurative Maßnahme ist bei papillären und follikulären Karzinomen **nicht angezeigt**. Ein lebensverlängernder Effekt ist nicht dokumentiert.

Die Chemotherapie kommt zum Einsatz als **palliative** Maßnahme bei
• Differenzierten Karzinomen nach Ausschöpfen aller Behandlungsmöglichkeiten
• Inoperablen, nicht-radiojodspeichernden oxyphilen Karzinomen bzw. Lokalrezidiven
• Inoperablen anaplastischen Karzinomen bzw. Lokalrezidiven
• Medullären Karzinomen bei stark ansteigenden Tumormarken (CEA, Ct), wenn Lokalisationsdiagnostik erfolglos.

Schemata:
• Doxorubicin: 60-75 mg/m^2 Körperoberfläche (Grenzdosis: 550 mg/m^2).
• Epirubicin: 30 mg/m2 Körperoberfläche (Grenzdosis: 1 000 mg/m^2).

Die Entscheidung zum Einsatz der Chemotherapie sollte interdisziplinär getroffen werden, wenn alle anderen spezifischen Maßnahmen zuvor ausgeschöpft wurden.

14.2.4 Nachsorge

Da sich bei etwa 20% der Patienten mit differenzierten Karzinomen bereits zum Zeitpunkt der Diagnose Metastasen befinden, ist eine langfristige Nachsorge extrem wichtig. 90% der Metastasen entwickeln sich innerhalb der ersten fünf postoperativen Jahre.

Substitution/Suppression mit Schilddrüsenhormon
Zur ersten Maßnahme nach abgeschlossener Radiojodtherapie gehört die Einleitung einer Behandlung mit Schilddrüsenhormon, die einen suppressiven Effekt auf das TSH bewirkt. Dies gilt für differenzierte als auch für undifferenzierte Karzinome, da TSH ein potentieller Wachstumsfaktor ist. Die Levothyroxintherapiedosis wird daher so bemessen, dass das basale TSH < 0,1 mU/l im Serum abfällt.

Ausnahmen: Sehr lange Remissionszeit bei weiblichen Patienten in der Postmenopause mit Osteoporose.
Hintergrund: Beschleunigung des Knochenabbaus bei faktizieller Hyperthyreose.

Postoperativer Hypoparathyreoidismus
Patienten mit permanenten Hypoparathyreoidismus müssen bezüglich der Kalziumkonzentration speziell eingestellt und nachversorgt werden. Die Substitution mit Kalzium erfolgt individuell sowohl hinsichtlich der Dosierung, als auch der Auswahl des Präparates.
Häufig reicht die Kalziumsubstitution allein nicht aus, sondern es müssen Vitamin D_3 - Präparate (Dihydrotachysterol, Calcitriol) hinzugegeben werden.

Maßnahme	Zeitpunkt
Remission	
Klinische Untersuchung Palpation, Sonographie der Halsweichteile	Jede Kontrolle
Suppressive Levothyroxin-therapie:TSH: < 0,1 mU/l	Dauerhaft, nach Abschluss der letzten Radiojodtherapie, Absetzen vor erneuter Radiojodtherapie Kein Absetzen vor Radiojoddiagnostik nötig, wenn rekombinantes humanes TSH eingesetzt wird.
I-131-Diagnostik-Scan	Ein Jahr nach letzter Radiojodtherapie. Weitere Kontrollen: Tumorstadien I+II: keine. Stadium III und IV: Jährlich bis 5 Jahre nach letzter Radiojodtherapie (s. Tab. 78)
Röntgen Thorax	1 Jahr nach letzter Radiojodtherapie. Weitere: bedarfsweise
Thyreoglobulin-Bestimmung inkl. Wiederfindung, TSH, fT_4, T_3	Jede Kontrolle
Rezidive, Metastasen Bei Verdacht auf Rezidiv, Metastasen durch: - Tg-Anstieg	Absetzen des Levothyroxins; Radiojoddiagnostik und -therapie: 3 700 MBq I-131 Posttherapie-Scan: bei I-131-Speicherung:
- Klinisch, palpatorisch oder sonographisch	Erneute Radiojodtherapie in 3-6 Monate (s. Tab. 78) Bei fehlender Radiojodspeicherung: Versuch einer Re-Differenzierungs-therapie mit 13-cis-Retinsäure Wenn kein Erfolg: Weiterführende Lokalisationsdiagnostik: PET (F-18-FDG), MRT, ggf.: Tl-201, Tc-99m-MIBI Wenn Lokalisation möglich: Operation

Tab. 81: Nachsorge bei papillären und follikulären Schilddrüsenkarzinomen

Bei Verwendung von Dihydrotachysterol (längere HWZ) kann es leicht zu Überdosierungen und damit zu Hyperkalzämie mit entsprechenden Nebenwirkungen kommen.
Calcitriol ist geeigneter, da es aufgrund seiner kürzeren HWZ eine günstigere therapeutische Beeinflussbarkeit hat.

Kalzium/Vitamin D3-Substitution
Durchführung
• Zeitliche Trennung von Schilddrüsenhormon und Kalzium: Schilddrüsenhormon vor dem Frühstück nüchtern, Kalzium 1-2 Stunden nach der Einnahme der Schilddrüsenhormone.
• 1 000-2 000 mg Kalzium oral über den Tag verteilt, nicht zu den Mahlzeiten.
Wenn darunter keine ausreichende Konzentration erzielbar:
• Zusätzlich: 0,25-,05 µg 1,25 Dihydroxy-VitaminD$_3$ (Calcitriol, Rocaltrol®)
• Kontrollen: Kurzfristig bis zum Erreichen einer normalen Serumkonzentration: Wöchentlich, danach bei den Kontrollterminen der schilddrüsenbezogenen Nachsorge.

Diagnostische Maßnahmen während der Nachsorge
Bei jeder Vorstellung:
• Anamnese
• Körperliche Untersuchung
• Sonographie der Halsweichteile
• Überprüfung der Schilddrüsenhormondosis: fT$_4$, TSH, T$_3$
• Tumormarker:
Thyreoglobulin bei differenzierten Karzinomen
Calcitonin und CEA bei medullären Karzinomen.

Tumormarker
Als Tumormarker hat das Thyreoglobulin bei den differenzierten Karzinomen einen sehr hohen Stellenwert. Wenn nach abgeschlossener Radiojodtherapie kein Schilddrüsenrestgewebe mehr vorhanden ist, muss die Thyreoglobulin-Konzentration unterhalb der Nachweisgrenze liegen. Die heutigen kommerziellen Assays sind so messgenau, dass auch unter suppressiver Hormontherapie die

Sensitivität weit über 90% liegt. Die Aussagekraft kann durch Stimulation mit rekombinantem humanem TSH gesteigert werden, so dass die Sensitivität vergleichbar ist mit der unter hypothyreoten Bedingungen.

Radiojod-Ganzkörper-Szintigraphie
Bezüglich der Frequenz der Jod-131-Ganzkörper-Szintigraphie bei Remission gibt es noch keine einheitlichen Standards. Es scheint sinnvoll, das Vorgehen nach dem postoperativem TNM-Stadium zu differenzieren. Bei Hochrisikopatienten (Stadium III und IV) scheint ein häufigerer Einsatz gerechtfertigt, bei Niedrigrisikopatienten genügt nach Ansicht der Autoren eine RJT ein Jahr nach Abschluss der letzten Therapie.
Durch die Qualität der Thyreoglobulinmessung und die Möglichkeit der Steigerung der Sensitivität des Tg durch rekombinantes humanes TSH kann die Entscheidung zur Jod-131-Ganzkörperszintigraphie ganz vom Verhalten des Thyreoglobulins abhängig gemacht werden, d.h. eine RJT erfolgt bei Anstieg des Tg.

Weitere Untersuchungen
Thoraxübersicht, CT, MRT und PET werden bedarfsweise eingesetzt.

Zeitliche Intervalle
Innerhalb der ersten fünf Jahre alle sechs Monate, nach fünf Jahren jährlich. Bei Auftreten eines Lokalrezidivs und/oder Fernmetastasen, Abweichung von diesem Schema.

14.3 Anaplastisches Schilddrüsenkarzinom

Anaplastische Karzinome zeichnen sich durch ein rasches und diffus infiltrierendes Wachstum aus.
Sie zählen zu den malignen Tumoren mit der schlechtesten Prognose überhaupt. Histologisch werden großzellig-polymorphe und spindelzellige Formen unterschieden. Durch das lokal infiltrierende Wachstum in das perithyreoidale Gewebe kommt es

vorwiegend zu lokalen Komplikationen und Kompressionserscheinungen. Manche Patienten entwickeln eine Recurrensparese oder Einengung der Trachea.

Bei der körperlichen Untersuchung imponiert ein derber, meist beide Lappen ein beziehender Tumor, der mit der Umgebung verbacken und nicht schluckverschiebbar erscheint.
Vorwiegend ältere Patienten sind von diesem Tumortyp betroffen.

Histologisch sollte eine Abgrenzung gegenüber dem malignen Lymphom erfolgen, da bei diesem Tumor die Prognose wesentlich günstiger ist.

Häufigkeit:	ca. 1% aller malignen Schilddrüsentumoren
Histologie:	großzellig, spindelzellig, polymorph (Abgrenzung zu malignen Lymphomen durch Immunhistochemie)
Klinik:	rasches Wachstum, derber Tumor, keine Schluckverschieblichkeit, lokale Kompression
Therapie:	Möglichst rasche Operation, ggf. präoperative Strahlentherapie (30 Gy) Ggf. präoperative Chemotherapie (Doxorubicin) Perkutane Strahlentherapie, wenn inoperabel Wenn Radiojodspeicherung nachweisbar: hochdosierte Radiojodtherapie Bei Lokalrezidiv: - Erneute Operation (wenn möglich) - Chemotherapie
Prognose:	Überlebensrate: < 1 Jahr

Tab. 82: Anaplastisches Schilddrüsenkarzinom

14.3.1 Therapie

Eine rasche Operation ist indiziert, um durch Tumorverkleinerung lokale Destruktionen zu verhindern bzw. Obstruktionen von Trachea und Ösophagus einzudämmen.

Die Operation sollte in einem spezialisierten Zentrum durchgeführt werden, in dem auch eine interdisziplinäre Zusammenarbeit mit Onkologen besteht.

Im Einzelfall kann eine präoperative Strahlentherapie, kombiniert mit Chemotherapie der Operation vorangestellt werden.
Postoperativ kann eine perkutane Bestrahlung der Halsweichteile und Lymphabflussgebiete angeschlossen werden, wenn keine präoperative Radiatio erfolgte.

Radiojodtherapie
Anaplastische Karzinome speichern kein Radiojod.
Im Einzelfall kann – um bei der infausten Prognose nichts unversucht zu lassen – eine Radiojoddiagnostik durchgeführt und bei Hinweisen für partielle Radiojodspeicherung dann der Versuch einer hochdosierten Radiojodtherapie unternommen werden.

Prognose
Die Prognose ist extrem ungünstig. Die Überlebenszeit liegt bei wenigen Monaten.

14.4 C-Zell-Karzinom
14.4.1 Ätiologie/Epidemiologie

Der relative Anteil der medullären Karzinome an allen malignen Schilddrüsentumoren beträgt 4-10%.
Das medulläre oder C-Zell-Karzinom geht von den parafollikulären, Calcitonin produzierenden C-Zellen der Schilddrüse aus.
Calcitonin ist ein Hormon, das im Kalziumstoffwechsel eine Rolle spielt.

C-Zellen leiten sich entwicklungsgeschichtlich aus der Neuralleiste ab. Beim Menschen wandern im Laufe der Embryonalentwicklung parafollikuläre Zellen diffus in die Schilddrüse ein. Das C-Zell-Karzinom ist den neuroendokrinen Tumoren zuzurechnen.

In den späten fünfziger Jahren wurde das C-Zell-Karzinom erstmals als klinisch pathologische Einheit beschrieben.
Das C-Zell-Karzinom kann entweder isoliert oder im Rahmen einer multiplen endokrinen Neoplasie (MEN) vorkommen. Bei der sporadischen Form findet man meist einen unifokalen Befall der Schilddrüse. Bei der heriditären (familiären) Form treten die C-Zell-Karzinome fast immer in beiden Schilddrüsenlappen auf.

Relative Häufigkeit der sporadischen Form: 75%
Relative Häufigkeit der familiären Form: 25%.

Histologische Merkmale
Das C-Zell-Karzinom ist ein undifferenziertes Malignom. Ausgangspunkt sind parakrine C-Zellen. Es herrscht ein isomorphes Zellbild vor. Innerhalb des Tumors kommen solide oder trabekulär angeordnete Zellnester vor. Charakteristisch ist die Immunhistochemische Anfärbbarkeit: positive Calcitonin- und ggf. positive CEA-Reaktion.
In der histologischen Untersuchung beweist der immunhistochemische Nachweis von Calcitonin und häufig auch von CEA das Vorliegen eines C-Zell-Karzinoms.

Familiäre Form des medullären Karzinoms
Es werden verschiedene Varianten der familiären Form unterschieden:
Familiäre Form (FMTC)
• Familiäre Häufung des C-Zell-Karzinoms ohne Beteiligung weiterer endokriner Organe
MEN 2A
• C-Zell-Karzinom, meist bilateral, in Kombination mit ein- oder beidseitigen Phäochromozytomen und ggf. Hyperparathyreoidismus.
MEN 2B:
• C-Zell-Karzinom, meist bilateral, in Kombination mit ein- oder beidseitigen Phäochromozytomen, neurokutanen Tumoren und marfanoidem Habitus.

Relative Häufigkeit:	Ca. 4% aller Schilddrüsenkarzinome
Histologie:	Undifferenziert, multifokal, keine Kapsel;
	Ausgangsbasis: parakrine C-Zellen, solide oder
	trabekulär angeordnete Zellnester, isomorphes
	Zellbild
	Immunhistochemie: Calcitonin, CEA-Reaktion.
Metastasierung:	Lymphogen (früh), hämatogen
Prognose:	50-60% 10-Jahres-Überlebensrate.
	Günstiger: familiäre Form
	Günstig: MEN 2A, Ungünstig: MEN 2B.

Tab. 83: C-Zell-Karzinom

14.4.2 Diagnostik

Körperliche Untersuchung
• Inspektion
• Palpation
• Allgemeine Untersuchungen.

Labor/Funktionsdiagnostik
• TSH, fT_4, T_3/fT_3
• FNP.

Tumormarker
Im Gegensatz zum papillären/follikulären Karzinom steht beim medullären Karzinom ein „echter" Tumormarker auch präoperativ zur Verfügung.

Calcitonin (Ct)
Das Serum-Calcitonin – basal und/oder nach Pentagastrin-Stimulation – ist ein äußerst spezifischer Marker.
Bei Calcitonin-Werten oberhalb der Referenzbereiche sollte die Messung zunächst nüchtern (24 Std. Alkoholkarenz, 12 Std. Nahrungskarenz) wiederholt werden.
Bestätigt sich der erhöhte Wert, wird zur Diagnosesicherung ein Pentagastrintest durchgeführt. Bei deutlicher Stimulierbarkeit des Basalwertes (> 5facher Basalwert) ist belegt, dass es sich um

thyreogenes Ct handelt. Nicht-Anstiege im Pentagastrintest belegen gastrointestinale Ursprünge.

Durchführung des Pentagastrin Tests *s. 3.2.6*

Nebenwirkungen
• Blutdruckanstieg
• gastrointestinale Symptomatik (Übelkeit, Krämpfe, Erbrechen)
• Wärmegefühl
• Flush.

Molekulargenetische Untersuchung
Es bestehen verschiedene Punktmutationen im Bereich der extrazellulären Domäne des RET-Protoonkogens auf Chromosom 10q13:
• Mutationen in Exon 10,11 und 13: MEN 2A
• Mutationen in Exon 16: MEN 2B.

Indikationen
Alle Patienten mit medullärem Karzinom (Indexpatienten).
Ist die Mutation beim Indexpatienten nachweisbar, wird auch bei Familienangehörigen des Patienten eine molekulargenetische Untersuchung durchgeführt.

Durchführung
Die Untersuchung werden in spezialisierten Praxen bzw. Instituten für Labormedizin durchgeführt. Es genügt die Übersendung einer EDTA-Blutprobe.
In der Untersuchung wir die Keimbahn-DNA (genomische DNA) aus Lymphozyten extrahiert und die Abschnitte (Exone) 10, 11, 13 und 16 amplifiziert und analysiert. Abweichungen von der normalen Aminosäuresequenz belegen die Mutation.

Ergebnisse
Die Spezifität dieser Untersuchung beträgt 100%. Der Träger einer solchen Mutation hat damit eine 100%ige Wahrscheinlichkeit, später an einem medullärem Karzinom zu erkranken.

Da die Mutation genomisch ist, wird die sporadische Form des medullären Karzinoms (somatische Mutation) nicht erfasst.

Sonographie
Typisch: schollig echoarmer Knoten, Mikro-/Makro-Kalkeinlagerungen.

Szintigraphie
Kalter Knoten

Die praktische Vorgehensweise entspricht der beim papillären/ follikulären Karzinom.

Andere bildgebende Verfahren
CT mit KM: Hals/Thorax
MIBG-Szintigraphie

Da bereits bei Diagnosestellung häufig die regionalen Lymphknoten befallen sind, kann präoperativ die Durchführung einer CT-Untersuchung der Halsweichteile und des oberen Mediastinums für die Operationsplanung hilfreich sein, da neben der radikalen Entfernung der Schilddrüse auch die Entfernung der regionalen Lymphknoten therapeutisches Ziel sein muss. Wenn die Diagnostik präoperativ auf ein medulläres Karzinom hinweist, sollte bereits in diesem Stadium nach einem Phäochromozytom im Rahmen des MEN gefahndet werden. Dazu muss die Ausscheidung der Katecholamine ggf. ihrer Metaboliten im Sammelurin untersucht werden. Gegebenenfalls ist eine CT-Untersuchung der Nebenniere und eine Nebennierenszintigraphie mit I-123-Metajodbenzylguanidin (MIBG) sinnvoll. Die Labordiagnostik sollte auch die Bestimmung der Konzentration des Parathormons und Kalziums umfassen.

Prognose
Der Spontanverlauf kann trotz Metastasierung über mehrere Jahre bis Jahrzehnte verlaufen. Die 10-Jahres-Überlebensraten liegen bei 50-60%. Damit ist die Prognose zwar günstiger als bei

undifferenzierten Schilddrüsenkarzinomen, aber insgesamt ungünstiger als bei papillären oder follikulären Schilddrüsenkarzinomen. Die Krankheit zeichnet sich insbesondere im späteren Stadium durch das Auftreten von lymphogenen und hämatogenen Fernmetastasen aus.

Die verschiedenen Formen haben unterschiedliche Prognosen. Die schlechteste Prognose wird dem C-Zell-Karzinom bei MEN-Typ 2B zugeschrieben, während bei MEN-Typ 2A die Neigung zu rascher Tumorprogredienz gering ist.

Die Prognose der familiären Form soll insgesamt günstiger sein als die der sporadischen. Insbesondere durch die Identifizierung genetisch betroffener Kinder kann bereits in sehr frühem Lebensalter eine prophylaktisch-kurative Thyreoidektomie die Erkrankung verhindern.

Bildgebung:	Sonographie
	Szintigraphie
Feinnadelpunktion	
Labor:	Calcitonin
	PTH und Kalzium
	ggf. Pentagastrin-Test
	ggf. CEA

Weitere präoperative Diagnostik:
CT mit Röntgenkontrastmittel der Halsweichteile und oberer Thorax zur Operationsplanung
Lokalisation evtl. befallener Lymphknoten

Ausschluß MEN:

Labor	Adrenalin (Urin)
	Noradrenalin (Urin)
	Parathormon (Serum)
	Kalzium (Serum)

CT der Nebennieren
I-123-MIBG-Szintigraphie

Familienscreening
Molekulargenetische Untersuchung
RET Protoonkogen

Tab. 84: Diagnostik des C-Zell-Karzinoms

14.4.3 Therapie

Operation
• Vollständige Entfernung der Schilddrüse
• Bilaterale modifizierte neck dissection.

Radiojodtherapie
Eine Radiojodtherapie ist grundsätzlich nicht angezeigt, da die parafollikulären C-Zellen kein Jod aufnehmen.
Wenn die immunhistochemischen Untersuchungen des Primärtumors neben Ct auch Tg nachweist, kann eine Radiojoddiagnostik durchgeführt werden.

Andere Therapiearten
Die perkutane Strahlentherapie und/oder Chemotherapie sollten nach Ausschöpfung aller genannten Möglichkeiten als palliative Maßnahmen eingesetzt werden.
Als Therapeutika kommen Doxorubicin und Epirubicin in Frage. Es gibt Therapieansätze mit dem Somatostatin-Analogon Octreotide. Es konnten bislang keine Tumorremissionen, in Einzelfällen jedoch symptomatisch eine Besserung der Diarrhoen erreicht werden.

Totale Thyreoidektomie und Kompartimentresektion des Lymphabflußgebietes der Schilddrüse	
Radiojodtherapie	Nicht indiziert. Bei Hinweis, dass Thyreoglobulin in der Immunhistochemie positiv ist (Doppelkarzinom): Prüfung der Radiojodspeicherung
Strahlentherapie	Nur palliativ nach Ausschöpfung der chirurgischen Möglichkeiten
Chemotherapie	Nur palliativ nach Ausschöpfung der chirurgischen Möglichkeiten

Tab. 85: Therapie des C-Zell-Karzinoms

14.4.4 Nachsorge

Körperliche Untersuchung
• Inspektion
• Palpation
• Allgemeine Untersuchungen.

Intervalle
6-monatige Abstände empfohlen

Labordiagnostik
Funktionsdiagnostik:
TSH, fT_4, T_3/fT_3

Kalziumstoffwechsel:
Ca, PTH

Tumormarker:
Calcitonin
CEA

Pentagastrin-Test
Ein Ct-Anstieg um mehr als das fünffache des Basalwertes belegt ein Lokalrezidiv und/oder Metastasierung.
Zusätzlich bei MEN
Urin: Adrenalin, Noradrenalin
Serum: Ca, PTH

Bildgebung
Bei jeder Nachuntersuchung:
Sonographie der Schilddrüsenregion und der angrenzenden Halsweichteile

Bei MEN 2 A und 2 B
• Szintigraphische Untersuchungen mit 123-Jod MIBG:
Bei Verdacht auf Lokalrezidiv oder Metastasierung:
• CT mit KM, MRT

- Selektive Halsvenenkatheterisierung mit etagenweiser Bestimmung des Calcitonins
- PET mit F-18 FD
(Geringerer Stellenwert als bei papillärer/follikulärer Form).

Substitutionstherapie mit Levothyroxin
Individuell dosierte Levothyroxin-Therapie
Ziel: TSH im Referenzbereich.
Cave: beim medullären Karzinom ist keine TSH-suppressive Einstellung notwendig.
Substitutionstherapie mit Kalzium und Vitamin D_3.

Labor:	Calcitonin, ggf. Pentagastrin-Test, CEA Jede Kontrolle
Bei MEN:	zusätzlich Adrenalin, Noradrenalin (Urin)
Kontrollen:	1. Kontrolle: 6 Wochen postoperativ weitere Kontrollen: halbjährlich
Sonographie:	Halsweichteile und Schilddrüsenregion Jede Kontrolle
Bei Verdacht auf Rezidiv oder Metastasen:	Einsatz aller bildgebenden Verfahren zur Lokalisationsdiagnostik: - CT mit Kontrastmittel - MRT - selektiver Venenkatheter mit Calcitonin- Bestimmung. Bei positiver Lokalistionsdiagnostik: erneute Operation Radiojoddiagnostik nur bei Vorliegen eines „Mischtumors".

Tab. 86: Nachsorge des C-Zell-Karzinoms

14.5 Andere Schilddrüsentumoren

Neben dem papillären/follikulären und medullären Karzinom haben alle übrigen malignen Schilddrüsentumoren einen äußerst geringen Anteil.

Sie gehen primär nicht vom Schilddrüsengewebe (Epithelzellen oder Bindegewebe) aus.

Am häufigsten unter den sonstigen Schilddrüsentumoren sind zu nennen:

• Malignes Lymphom,
• Metastasen anderer Primärtumore.

Vorwiegend:
- Bronchialkarzinom,
- Nierenzellkarzinom,
- Mammakarzinom,

Die Zuordnung zur Gruppe *Extrathyreoidale Tumore* macht bei der histologischen Untersuchung die Einbeziehung der Immunhistochemie erforderlich.

14.5.1 Therapie

Das therapeutische Vorgehen bei Metastasen anderer Primärtumore oder beim malignen Lymphom erfolgt nach den Richtlinien der Behandlung der entsprechenden Primärtumore.

Bei singulären Metastasen kann eine chirurgische Resektion in Erwägung gezogen werden.

In jedem Fall ist eine eindeutige histo-pathologische Diagnose unter Einbeziehung der Immunhistochemie zu fordern (z.B. Verwechslung eines malignen Lymphoms mit einem anaplastischen Schilddrüsenkarzinom).

Diese Fehleinteilung kommt heute nicht mehr vor, da die Klassifikation der *WHO* eine kleinzellige Variante eines anaplastischen Karzinoms nicht mehr vorsieht.

Schilddrüse und Lebensphasen

15 Schwangerschaft und Stillzeit

15.1 Physiologische Veränderungen während der Schwangerschaft/Stillperiode

Transportprotein (TBG)

Durch Zunahme der Östrogenkonzentration im Laufe einer Schwangerschaft kommt es zu einer vermehrten Synthese von TBG.

Die Folge einer vermehrten Produktion von TBG ist eine Erhöhung der Gesamthormonkonzentration im Serum. Gegen Ende der Schwangerschaft kommt es dennoch zu einem leichten Absinken der freien Hormone in den unteren Referenzbereich.

Konsequenz dieser Veränderung:

Die Funktionsdiagnostik während einer Schwangerschaft muss die freien Hormone erfassen, da die Bestimmung der Gesamthormone aufgrund der starken Änderung der Bindungsproteine nicht mehr die tatsächliche Produktion wiederspiegelt.

TSH

Das TSH steigt im Verlauf der Schwangerschaft innerhalb des Referenzbereichs an. Es steht in negativer nicht-linearer Korrelation mit dem fT_4.

T_3/T_4

Der fT_3-/fT_4-Quotient (der bei alimentärem Jodmangel typischerweise erhöht ist) steigt mit Dauer der Schwangerschaft leicht an.

Jod-Konzentrationen

Während der Schwangerschaft kommt es zu einer Abnahme der Plasma-Jod-Konzentration aufgrund folgender Veränderungen:

• Erhöhte renale Clearance
• Jodverbrauch des Feten
• Zunahme des intravasalen Verteilungsraums.

Folge der Veränderungen ist eine Halbierung der Plasmajodkonzentration gegenüber dem Zustand vor Schwangerschaft.

Schilddrüsenspezifische Antikörper

Bei Patienten mit bekannter Autoimmunthyreoiditis oder Immun-hyperthyreose, bei denen eine Schwangerschaft eintritt, erhöhen sich die Antikörper im Verlauf in der Regel nicht. Im Gegenteil: Die Schwangerschaft beeinflusst das Autoimmungeschehen in der Regel günstig, so dass es bei vielen Schwangeren zu einer Verbesserung der Hyperthyreose kommt.

HCG

In der Frühschwangerschaft kommt es zu einer deutlichen Zunahme der ß-hCG-Konzentration. HCG ist mit TSH strukturverwandt und zeigt eine Affinität zum TSH-Rezeptor. Genauso wie TSH stimuliert hCG somit die Schilddrüsenzelle. Dadurch kommt es in der Frühschwangerschaft bei steigenden hCG-Konzentrationen (Peak-Werte zwischen der 10. und 14. Schwangerschaftswoche) zu einem Anstieg der Produktion von Schilddrüsenhormon, die wiederum zu einer TSH-Absenkung führt. Nur bei einem Teil der Schwangeren kommt es aufgrund einer Überstimulation durch das hCG zu einer subklinischen oder manifesten Hyperthyreose (siehe Schwangerschaftshyperthyreose).

Plazentarer Transfer

• Schilddrüsenhormone
  Nur in geringem Umfang ist das mütterliche Schilddrüsenhormon plazentagängig.
• TSH
  Auch TSH ist nur limitiert plazentagängig.
• Jod
  Jod ist frei plazentadiffusibel.
• Schilddrüsenspezifische Antikörper
  Die Antikörper passieren die Plazenta frei. Durch die freie Plazentagängigkeit der Antikörper kann beim Neugeborenen eine neonatale Hyperthyreose ausgelöst werden.
• Medikamente
  Thyreostatika, Betablocker und Jod-Isotope sind frei plazentagängig.

Durch die Plazentaschranke ist der Fetus während der Schwangerschaft bei einer evtl. mütterlichen Hyperthyreose vor einer Überversorgung mit Schilddrüsenhormonen geschützt. Bei einer mütterlichen Unterfunktion versorgt ihn die eigene Hormonproduktion ab der 10.-12. Woche. Im Falle einer ausgeprägten fetalen Hypothyreose infolge einer Anlagestörung hingegen ist eine Übertragung von mütterlichen Schilddrüsenhormonen möglich.

Mütterliche Schilddrüse
Aufgrund des Absinkens der Serumjod-Konzentration während der Schwangerschaft kommt es zu einer Jodverarmung der mütterlichen Schilddrüse (ohne entsprechende Jodprophylaxe).
Auch der Fetus erhält nicht die notwendige Jodmenge. Folge ist eine Vergrößerung der mütterlichen Schilddrüse.
Physiologischerseits kommt es während einer Schwangerschaft zu einer Volumenzunahme der Schilddrüse von etwa 10-15%.
Daher kommt es bei bereits vorhandener Struma zu einer weiteren Vergrößerung. Das gleiche gilt für knotige Veränderungen.
Daher stellt die Schwangerschaft einen besonderen Zeitabschnitt dar, in dem es erstmalig zur Ausbildung einer Struma oder zum weiteren Wachstum einer vorhandenen Struma kommt, wenn keine zusätzliche Jodzufuhr erfolgt.

Limitierte/minimale plazentare Passage:	Freie/gute plazentare Passage:
T_3	Jod
	TRH
	SD-Autoantikörper
T_4	
rT_3	Propylthiouracil
	Thiamazol
	Carbimazol
	Propranolol (u.a. Betablocker)
TSH	I-131, I-123, Tc-99m

*Tab. 87 Diaplazentare Passage in
der Schwangerschaft*

*Tab. 88: Diaplazentare Passage in
der Schwangerschaft*

Fetale Schilddrüse

Die kindliche Schilddrüse ist etwa ab der 10.-12. SSW in der Lage Jod aufzunehmen. Ab diesem Zeitpunkt erfolgt die langsame Ausreifung des Regelkreises bis zum Zeitpunkt etwa 1-2 Monate nach der Geburt.

Jodmangel der Mutter führt bei der fetalen Schilddrüse zur Bereitschaft zum Wachstum, so dass sich eine neonatale Struma entwickelt, wenn die Mutter kein zusätzliches Jod einnimmt.

Stillperiode

- T_3/T_4

  Die Bindungsproteine sind noch einige Zeit erhöht.

  Etwa 4-5 Wochen postpartal sind die freien Hormone wieder im präpartalen Referenzbereich

- TSH

  Innerhalb von 4-5 Wochen wieder im präpartalen Bereich

- Antikörper

  Die in der Schwangerschaft gedämpfte immunologische Aktivität wird wieder stärker, so dass Erstauftreten oder Rezidive von Autoimmunerkrankungen begünstigt wird

- Jod

  In der Stillperiode ist der Jodbedarf erhöht, da es über die Milch ausgeschieden wird

- Medikamente

  Da Thyreostatika über die Milch an den Säugling abgegeben werden können, ist die Dosis bei einer notwendig werdenden thyreostatischen Therapie so niedrig wie möglich zu halten.

Diagnostische Möglichkeiten während der Schwangerschaft/Stillperiode

Die oben aufgeführten physiologischen Veränderungen und Besonderheiten haben Einfluss auf die Auswahl der diagnostischen Instrumente:

Untersuchungen mit Isotopen (Szintigraphie) sind kontraindiziert (Strahlenexposition der kindlichen Schilddrüse).

Labor
fT_4, fT_3

Nur freie Schilddrüsenhormone werden bestimmt. Gesamthormone spiegeln nicht die wahre Stoffwechsellage wider.

Bildgebung
Sonographie

Besonderheiten bei Laborbefunden
physiologische Situation

T_3, T_4:	erhöht
fT_3, fT_4:	gegen Ende der Gravidität im unteren Referenzbereich
TSH:	während der Gravidität leicht ansteigende Tendenz
Jod:	Ausdehnung des extrathyreoidalen Jodraumes und erhöhter Bedarf durch Feten. Folge: Jod-Bedarf steigt
TPO-AK, Tg-AK:	bei ca. 6-12% erhöht. Folge: höhere Prävalenz einer postpartalen Thyreoiditis
HCG:	bei ca. 15% erhöht mit gleichzeitiger TSH-Suppression bei ca. 4-5% hCG-induzierte Hyperthyreose

Labor-Diagnostik

bis 20. SSW	nach 20. SSW
TSH	TSH
FT_4	FT_4
FT_3	FT_3
TPO-AK	TPO-AK
TSH-R-AK	TSH-R-AK
HCG	
Bildgebung:	Sonographie Farbkodierte Dopplersonographie

Tab. 89: Diagnostik in der Gravidität

Labordiagnostik
TSH, fT_4, Tg-AK, TPO-AK, TSH-R-AK

Bildgebung
Sonographie
Farbkodierte Dopplersonographie

Tab. 90: Diagnostik während der Laktation

**Therapeutische Möglichkeiten
während der Schwangerschaft/Stillperiode**
• Therapie mit Schilddrüsenhormon und Jod indiziert
• Eine RJT ist kontraindiziert (Strahlenexposition der kindlichen Schilddrüse)
• Kombinationstherapie Thyreostase-Levothyroxin ist kontraindiziert (unnötig hohe Thyreostatika-Dosis)
• Thyreostase möglich: Dosierung wird so gewählt, dass TSH supprimiert bleibt
• Kontraindikation für Jod: Latente/manifeste Hyperthyreose (Autonomie, IHT).

15. 2 Prophylaxe mit Jod

In der Schwangerschaft sind der Grundumsatz und die renale Jod-Clearance physiologisch erhöht. Unter Zunahme der Zellmasse und der Bindungsproteine im Laufe der Schwangerschaft kommt es zu einer Vergrößerung des Verteilungsraumes. Daraus folgt unmittelbar ein Mehrbedarf an Jod. Da auch der fetale Jodbedarf über die Mutter gedeckt wird, besteht bei Graviden zusätzlich ein erhöhter Jodbedarf.
Das gleiche gilt für die Stillphase. Auch hier sind Neugeborene/Säuglinge direkt von der Jodversorgung der Mutter abhängig solange sie gestillt werden. Daraus resultiert für die Mutter ein erhöhter Jodbedarf auch während der Stillzeit.

Indikationen
• Jede Schwangerschaft
• Ziele: Ausgleich des erhöhten Jodbedarfs
• Vorbeugung einer Strumaentstehung während der Schwangerschaft bei Mutter und Feten
• Vorbestehende Struma unter Levothyroxin-Therapie: Zusätzlich Jod.

Relative Kontraindikationen
• Schwangerschaftshyperthyreose in der Frühschwangerschaft
• Postpartale Thyreoiditis mit Hyperthyreose.

Kontraindikationen:
Latente/Manifeste Hyperthyreose bei
• Vorbekannter/neu aufgetretener Autonomie
• Vorbekannter/neu aufgetretener IHT.

Keine Kontraindikation
• Bekannte Autoimmunthyreoiditis.

Jodprophylaxe bei Autoimmunthyreoiditis
Eine vorbekannte Erhöhung der TPO-Antikörper oder eine vorbekannte behandelte Autoimmunthyreoiditis ist keine Kontraindikation zur Jodprophylaxe während der Schwangerschaft.
Es geht in diesem Fall um die Jodzufuhr für den Feten.

Es sollte daher mit der Schwangeren über diese Situation ge-
sprochen und ihr verdeutlicht werden, dass die eigene Schilddrüsenfunktion über eine Aktivierung des Autoimmunprozesses
durch die Jodzufuhr möglicherweise beeinträchtigt werden kann. In
einer solchen Situation sollten auch während der Schwangerschaft kürzerfristig Kontrollen der Schilddrüsenfunktion erfolgen,
um eine eventuell beginnende Hypothyreose frühzeitig zu erkennen und zu substituieren. Das gleiche gilt für die Stillperiode.

15.3 Struma mit Euthyreose

Die Besonderheiten der physiologischen Veränderungen während
der Schwangerschaft führen dazu, dass die Schilddrüse der
Schwangeren – wenn sie aktiv kein Jod in Form von Tabletten
zuführt – extrem an Jod verarmt.
Unmittelbare Folge der Jodmangelsituation sind entweder die
Entwicklung einer Struma oder die Vergrößerung einer bereits
vorhandenen Struma und/oder Knoten.
Bestehende Strumen nehmen etwa um 30-40% zu. Der Jod-
mangel führt auch zum Wachstum der fetalen Struma, so dass die
Rate der konnatalen Struma bei Jodmangel zunimmt.

Die Prävalenz der Neugeborenenstruma kann durch ausreichende Jodzufuhr während der Schwangerschaft gesenkt werden.

Diagnostik
Körperliche Untersuchung
- Inspektion, Palpation, Allgemeine Untersuchungen, Größe, Gewicht, Puls, Blutdruck.

Labor/Funktionsdiagnostik
TSH, fT_4, fT_3 (einmal pro Trimenon)

Bildgebung
Sonographie mit Volumenbestimmung (einmal pro Trimenon).

Therapie
- 200 µg Jod täglich
- Niedrig dosierte Levothyroxin Therapie, nicht TSH suppressiv, z.B. 25/50 µg täglich.

15.4 Hyperthyreose

Epidemiologie/Ätiologie
Das Auftreten einer Hyperthyreose während einer Schwangerschaft ist mit 0,5-2% selten.
Die Konzeptionsrate ist bei vorher bestehender Hyperthyreose erniedrigt. Bei vorbestehender Immunhyperthyreose kommt es häufig zu einer spontanen Besserung der Stoffwechselsituation.

Erhöhte Abort- und Missbildungsrate bei:
florider, nicht oder nicht adäquat behandelter Hyperthyreose.

Fetale und neonatale Hyperthyreose bei:
Immunhyperthyreose der Mutter.

Fetale Struma und/oder Hypothyreose bei:
thyreostatischer Therapie der Mutter.

Tab. 91: Risiken für das Kind bei Hyperthyreose der Mutter

Gründe für Besserung der Hyperthyreose
• Physiologische Zunahme des TBG – mehr Hormonbindung
• Dämpfung des Immunsystems.

Diagnostik
Körperliche Untersuchung
Inspektion, Palpation, Allgemeine Untersuchungen, Größe, Gewicht, Puls, Blutdruck.

Labor/Funktionsdiagnostik
TSH, fT_4, fT_3, TSH-R-AK, hCG (bis 20. SSW), TPO-AK
Die Diagnose der Hyperthyreose in der Schwangerschaft muss die Besonderheiten der Laborkonstellation *(s. Tab. 89)* berücksichtigen.
Die Bestimmung der schilddrüsenspezifischen Antikörper (TPO-AK, TSH-R-AK) ist einzubeziehen. Bis zur 20. SSW ist bei Verdacht auf Hyperthyreose immer die Bestimmung hCG mit einzubeziehen.

Bildgebung
• Sonographie
• Farbkodierte Dopplersonographie.

Differentialdiagnostik
• Immunhyperthyreose
• Autonomie
• Schwangerschafts-Hyperthyreose:
  bei etwa 5-8% in der Frühschwangerschaft
  - Erhöhte hCG-Werte
  - Hyperemesis.

Komplikationen einer unbehandelten Hyperthyreose

Eine unbehandelte Hyperthyreose führt zu Komplikationen im Schwangerschaftsverlauf selbst. Die Rate an Aborten und Frühgeburten sowie der perinatalen Mortalität erhöht sich. Der Nachweis einer Hyperthyreose in der Schwangerschaft ist im allgemeinen kein Grund für eine Interruptio.

Therapie

Jod sowie alle Medikamente oder Externa mit Jodgehalt sind kontraindiziert.

Die Radiojodtherapie ist kontraindiziert, die Operation sollte extremen Ausnahmefällen vorbehalten werden, somit bleibt als Behandlungsmöglichkeit die Thyreostase. Diese sollte, wenn überhaupt, in der niedrigst möglichen Dosierung eingesetzt werden, da die fetale Schilddrüse mitbehandelt wird – Senkung der fetalen Hormonproduktion ohne Grund. Thyreostatika sind nicht teratogen. Eine Missbildung des Kindes durch eine thyreostatische Therapie ist nicht zu erwarten. Vielmehr senkt die Behandlung der Hyperthyreose das Missbildungsrisiko.

Radiojodtherapie

Kontraindiziert

Schwangerschafts-Hyperthyreose	Immunhyperthyeose
Labor	**Labor**
TSH-R-AK, TPO-AK: negativ	TSH-R-AK, TPO-AK: positiv
hCG: > 50 000 U/l	hCG: im Referenzbereich
Sonographie	**Sonographie**
unauffällig	Echoarmut
	Hypervaskularisation
	Vergrößerung der SD
	Tiefendurchmesser erhöht
Anamnese	
Hyperemesis	
Auftreten in der Frühschwangerschaft	**Anamnese**
erstmaliges Auftreten einer Hyperthyreose	Frühere
	Autoimmunhyperthyreose

Tab. 92: Differentialdiagnose der Schwangerschaftshyperthyreose

Operation
Ausnahmesituationen
- Thyreostatisch nicht beherrschbare Hyperthyreose
- Gleichzeitig mechanische Komplikationen
- Gleichzeitig Malignitätsverdacht.

Thyreostase
Indikationen
Manifeste Hyperthyreose bei IHT, Autonomie.
Relative Indikationen
Latente Hyperthyreose (Autonomie, IHT)
Schwangerschaftshyperthyreose.

Therapieziel
Um die Thyreostatikadosis so gering wie möglich zu halten, sollte

---

Thyreostatische Therapie
Grundsätzlich
Monotherapie
Dosierung so niedrig wie möglich
Individuelle Dosierung

Zielsetzung der Thyreostase:
  TSH soll supprimiert bleiben
  FT_4/FT_3 liegen im obersten Normbereich

Höchstmengen an Thyreostatika
  150-200 mg PTU/Tag

Kombinationstherapie aus Levothyroxin und Thyreostatika
  Kontraindiziert!
Radiojodtherapie
  Kontraindiziert!
Chirurgisches Vorgehen
  Sollte besonderen Situationen vorbehalten bleiben:
  -Mechanische Beeinträchtigung und/oder
   Malignomverdacht
  - Hyperthyreose nicht oder nur mit hohen Dosierungen
   beherrschbar
  - Thyreotoxische Krise.

Tab. 93: Hyperthyreose in der Gravidität und während der Stillperiode - Therapiemöglichkeiten

TSH supprimiert bleiben. FT_3 und fT_4 sollten im obersten Referenzbereich liegen.

Mono- oder Kombinationstherapie
Die Kombinationstherapie mit Schilddrüsenhormongabe ist kontraindiziert, da bei antagonisierender Wirkung die Dosis der Thyreostatika erhöht werden muss.

Verlaufskontrollen
Eine eingeleitete thyreostatische Therapie muss engmaschig überwacht werden. Die zeitlichen Abstände sollten bei 1-2 Wochen liegen.

Labor/Funktionsdiagnostik
TSH, fT_4, T_3/fT_3, TSH-R-AK, hCG (bis 20. SSW), TPO-AK
Bei Auftreten von Komplikationen während der thyreostatischen Therapie (allergisch-toxische Reaktion, starke Nebenwirkungen, hoher Thyreostatikabedarf) muss ein operatives Vorgehen in Erwägung gezogen werden.

Nach der Schwangerschaft kommt es – wenn sich während der Schwangerschaft die Hyperthyreose spontan oder durch Thyreostatika bessert – häufig zu einer erneuten Zunahme der Hyperthyreose.

Einfluss der Behandlung auf den Feten
Es wird angenommen, dass etwa 3% der Kinder auf dem Boden des diaplazentaren Transfers der Antikörper eine meist reversible

---

Indikation :
Manifeste Hyperthyreose bei :
- Immunhyperthyreose
- Autonomie.
Relative Indikation
Latente Hyperthyreose bei:
- Immunhyperthyreose
- Autonomie
- Schwangerschaftshyperthyreose.

Tab. 94 Indikationen zur Thyreostase bei Hyperthyreose

neonatale Hyperthyreose aufweisen. Etwa 3% entwickeln durch antithyreoidale Medikamente eine konnatale Struma und etwa 1% eine konnatale Hypothyreose.

Vorgehen bei latenter Hyperthyreose und Kinderwunsch
(s. Tab. 95).

Therapie während der Stillperiode
Kleine Mengen Thyreostatika treten aus dem Blutkreislauf in die Muttermilch über. Dennoch ist ein Stillen unter Thyreostase unbedenklich.
Höchstmengen:
• 200 mg PTU.
Selbstverständlich sind auch während der Stillperiode engmaschige Kontrolluntersuchungen (ein- bis zweiwöchig) notwendig.

Konservative Therapie mit Thyreostatika, wenn:
Aktueller/früherer Thyreostatikabedarf niedrig
< 15 mg Thiamazol
< 150 mg PTU
Schilddrüsenvolumen < 40 ml

Operation vor einer geplanten Schwangerschaft empfehlen, wenn:
Aktueller/früherer Thyreostatikabedarf hoch
> 20 mg Thiamazol
> 200 mg PTU
Schilddrüsenvolumen > 40-50 ml

Tab. 95: Erst- oder Rezidiv-Immunhyperthyreose und Kinderwunsch –
Empfehlungen

15.5 Hypothyreose

Ätiologie/Epidemiologie
Bei vorbekannter Unterfunktion, die behandelt ist, muss zumeist während der Schwangerschaft die Dosis erhöht werden.

Diagnostik
Körperliche Untersuchung
Inspektion, Palpation, Allgemeine Untersuchungen, Größe, Gewicht, Puls, Blutdruck.

Labor/Funktionsdiagnostik
TSH, fT_4, T_3/fT_3, TPO-AK, Tg-AK
Bei entsprechendem Verdacht genügt in der Regel die Bestimmung des basalen TSH. Zusätzlich sollten die schilddrüsenspezifischen Antikörper bestimmt werden.

Therapie
Die Therapie erfolgt durch schrittweise Steigerung der Levothyroxinmenge sowie TSH-Bestimmung und Beobachtung der Klinik.

Verlauf
Bei vorbekannter Unterfunktion oder bei neu diagnostizierter Unterfunktion während der Schwangerschaft müssen engmaschige Verlaufskontrollen erfolgen. Es empfehlen sich Abstände von 14 Tagen bis 3 Wochen.
Durch die Behandlung mit Levothyroxin werden mögliche Komplikationen des Schwangerschaftsverlaufs beseitigt.
Von der Substitution der Hypothyreose unbeeinflusst ist die prophylaktische Zufuhr von 200 µg Jod für die kindliche Schilddrüse.
Postnatal sinkt der Hormonbedarf wieder.
Dies muss durch entsprechende Nachuntersuchungen nach der Entbindung überprüft und eine Neueinstellung vorgenommen werden.

Labor-Diagnostik	TSH, fT$_4$, fT$_3$, TPO-AK
Bildgebung	Sonographie
Therapie	Individuelle Levothyroxin-Substitution
Ziel der Therapie	TSH im Referenzbereich (bei ca. 1,0 mU/l)
Zusätzlich zur Levo-thyroxin Substitution:	200 µg Jod/Tag für die kindliche Schilddrüse zusätzlich 200 µg Selen, wenn TPO-/Tg-AK erhöht

Tab. 96: Hypothyreose während Gravidität und Stillperiode – Diagnose und Therapie

15.6 Postpartale Thyreoiditis

Ätiologie/Epidemiologie
Mit etwa 10% ist die postpartale Thyreoiditis nicht selten.

Möglich ist eine Erstmanifestation bei bislang unbekanntem Antikörperstatus, ein Übergang von einem seropositivem Antikörperstatus in eine Funktionsstörung oder phasenhafte Aggravation bei nachlassender Beeinflussung des Immunsystems durch die Schwangerschaft.

Ursache ist eine lymphozytäre Thyreoiditis mit zytotoxischer Immunreaktion, in gleicher Weise wie die „klassische" Hashimoto-Thyreoiditis. Von einigen Autoren wird sie auch als Erstmanifestation einer Hashimoto-Thyreoiditis betrachtet.

Verlauf
Typisch ist ein bi- oder triphasischer Verlauf mit:
• Initial hyperthyreote Phase , die unterschiedlich lang andauern kann - in einzelnen Fällen bis zu neun Monaten gefolgt von einer
• euthyreoten Phase, die persistierend sein kann oder übergeht in eine
• hypothyreote Phase.
Die Schätzungen der Häufigkeit der Hypothyreose schwanken beträchtlich, eigene Beobachtungen sprechen für bis zu 50%.

Klinik
Die initiale Hyperthyreose verursacht variable klinische Zeichen, die von blande bis stark (eher selten) reichen.
Häufig werden die Symptome zwar wahrgenommen, aber im Zusammenhang mit der besonderen Situation in der Postpartalzeit (z.B. veränderter Tages-/Nachtrhythmus, hormonelle Umstellung) in Verbindung gebracht.

Diagnostik
Körperliche Untersuchung
Inspektion, Palpation, Allgemeine Untersuchungen, Größe, Gewicht, Puls, Blutdruck.

Labor/Funktionsdiagnostik
TSH, fT_4, T_3/fT_3, TSH-R-AK (DD: IHT), TPO-AK, Tg-AK
Fakultativ: BSG, CRP, Blutbild - DD: Thyreoiditis de Quervain

Bildgebung
• Sonographie
• Szintigraphie (kontraindiziert, sofern die Patientin stillt).

Differentialdiagnostik
Die differentialdiagnostische Abgrenzung erfolgt in erster Linie gegenüber einer
• Basedow-Hyperthyreose (TSH-R-AK)
  seltener gegenüber einer
• Thyreoiditis de Quervain (Klinik, BSG).

Therapie
In der hyperthyreoten Phase ist zumeist keine thyreostatische Therapie erforderlich. Gegebenenfalls kann mit Betablockern die Symptomatik unspezifisch behandelt werden. In vereinzelten Fällen sind jedoch auch Thyreostatika notwendig.
Hypothyreose: Individuelle, bedarfsgerechte TSH-orientierte Substitution mit Levothyroxin.
Wenn Antikörper persistierend nachweisbar sind: Zusätzlich 200 µg Selen pro Tag.

Verlaufsuntersuchungen

Substituierte Hypothyreose
Wie bei der AIT wird nach Dosisfindung einmal jährlich die Funktion/Substitution überprüft (Labor) und die Größe der Schilddrüse bestimmt (Sonographie). Erforderlichenfalls muss die Substitution angepasst werden.

Bei der persistierenden Euthyreose erfolgen Kontrollen bei Auftreten klinischer Zeichen mit Hinweis auf Hypothyreose.

Verlaufsform der PPT

Initial:	Hyperthyreose - Dauer bis zu 9 Monaten
Verlauf:	Dauerhafte Euthyreose (ca. 60%) oder möglicher Übergang in bleibende Hypothyreose (30-40%)

Labordiagnostik: TSH, fT_4, TPO-AK, Tg-AK, TSH-R-AK, BSG
Bildgebung: Sonographie
Szintigraphie (wenn Patientin nicht stillt)

Differentialdiagnostik:
Initial: Immunhyperthyreose, Thyreoiditis de Quervain
Verlauf: AIT

Typische Befunde :
Initial: Sonographie: diffuse Echoarmut, Hypervaskularisation
Labor : Hyperthyreose, TPO-AK erhöht
Verlauf: Sonographie : Volumenabnahme
Labor : Übergang in Hypothyreose möglich

Therapie
Hyperthyreote Phase:
Meist keine Thyreostatika erforderlich
Hypothyreote Phase:
Individuelle Levothyroxin-Substitution
Ziel : TSH im Referenzbereich
Zusätzlich: 200 µg Selen, wenn TPO-AK/Tg-AK erhöht

Tab. 97: Postpartale Thyreoiditis – Diagnose und Therapie

16 Kindes- und Jugendalter
16.1 Perinatal Zeit

Während der Schwangerschaft

Nach Abschluss der Embryonalphase und mit Beginn der Fetalphase etwa ab der 10.-12. Schwangerschaftswoche produziert die kindliche Schilddrüse selbständig Schilddrüsenhormon. Zu diesem Zeitpunkt beginnt die Schilddrüse aktiv Jod aus dem Blutkreislauf aufzunehmen. Etwa ab der 18.-20. Woche ist auch der hypothalamisch-hypophysäre-thyreogene Regelkreis etabliert.

Damit ist die thyreoidale Stoffwechsellage des Kindes vollständig unabhängig von dem mütterlichen Kreislauf.

Somit wirken sich evtl. Funktionsstörungen der Mutter nicht direkt auf das Kind aus, sondern haben lediglich Einfluss auf den Gesamtverlauf und die Bedingungen der Gravidität.

Normale Schwangerschaftsdauer

Direkt nach der Geburt steigt die TSH-Produktion deutlich an und führt zu einer Steigerung der T_4- und T_3-Konzentration im Serum.

Etwa 4-6 Wochen postpartal fallen die T_4-Konzentrationen wieder ab und erreichen den kindlichen Referenzbereich. Die T_3-Konzentration ist unmittelbar postpartal erniedrigt, steigt in den ersten Stunden nach der Geburt an, erreicht ein Maximum zwischen 24 und 48 Stunden und kehrt nach zwei Wochen in den Referenzbereich zurück.

Frühgeburten

Frühgeborene haben geringere T_4-Konzentrationen aufgrund der noch nicht ausreichenden Ausreifung des Regelkreises. Auch die Konversion zu T_3 ist gehemmt, so dass, ähnlich wie beim Low-T_3-Syndrom des Erwachsenen, eine niedrige T_3-Konzentration vorliegt.

16.2 Neonatale Hypothyreose

Grundlagen
Angeborene Hypothyreosen können grundsätzlich in zwei Formen unterteilt werden:
• Entwicklungsstörungen des Organs (Dysgenesien)
• Defekte innerhalb der Schilddrüsenhormonbiosynthese.

Entwicklungsstörungen
Die häufigste Ursache der kongenitalen Hypothyreose ist die Entwicklungsstörung des Organs.
• Bei 20% besteht eine komplette Athyreose (= Agenesie)
• Bei 50-70% ist die Schilddrüsenanlage an atypischer Stelle, meist am Zungengrund (= Ektopie)
• Bei 10-20% liegen nur rudimentäre Schilddrüsenlappen an typischer Stelle vor (= Hypoplasie).

Störungen der Hormonbiosynthese
Auf verschiedenen Ebenen der Schilddrüsenhormonbiosynthese können Störungen vorkommen, z.B.:

Produktion eigener Schilddrüsenhormone:	10.-12. SSW
Hypophysär-hypothalamisch-thyreotroper Regelkreis:	18. SSW
Postpartal	
ab 30 Minuten:	TSH-Anstieg (bis 24 Stunden)
Erste Tage:	T_3- und T_4-Sekretion steigt
„Normalisierung":	T_3: 1. bis 2. Woche
	T_4: 4. bis 6. Woche
Diagnostik	
Neugeborene:	Screening auf Hypothyreose durch TSH-Bestimmung im Fersenblut am 5. postnatalen Tag
	Bei erhöhten Werten: Bestätigung durch eine Venenblutprobe.
Ältere Kinder:	Tg-Bestimmung zur Differentialdiagnose:
	Athyreose - dystopes Schilddrüsengewebe (s. 3.2.5)
	Sonographie und ggf. Szintigraphie bei Verdacht auf dystopes oder ektopes Schilddrüsengewebe

Tab. 98: Physiologische Situation während der Schwangerschaft und postpartaldiagnostische Maßnahmen bei Neugeborenen

- Jodaufnahme (Defekte des Symporters)
- Einbau des Jods in Proteine (Peroxidasemangel)
- Thyreoglobulinmangel (mangelnde Synthese)
- Dejodasemangel (mangelnde Freisetzung).

Hormonsynthesestörungen gehen meist mit einer Struma einher.

Pendred-Syndrom

Hierbei handelt es sich um eine Kombination aus angeborener Innenohr-Schwerhörigkeit und einer Struma. Nicht immer liegt eine Hypothyreose vor.

Neugeborenen-Screening

Anfang der 80er Jahre wurde bundesweit ein Screening-Programm zur Diagnostik der neonatalen Hypothyreose eingeführt.

Durchführung

Am 5. Tag nach der Entbindung wird dem Säugling ein Bluttropfen aus der Ferse entnommen. Darin wird die TSH-Konzentration bestimmt. Liegt der TSH-Wert über 15 mU/l wird eine zweite Probe entnommen. Bestätigt diese den pathologischen Befund, wird TSH in einer Venenprobe überprüft.

Bei Bestätigung wird unmittelbar mit einer Substitutionstherapie begonnen.

Weiterführende Diagnostik

Die Diagnostik der Jodfehlverwertungsstörungen muss mit Hilfe der Tracer-Untersuchung (I-123 und I-132) geführt werden. Die verschiedenen Defekte zeichnen sich dadurch aus, dass entweder keine Radiojodspeicherung oder eine beschleunigte Jodphase vorliegt, so dass die I-132-Proteinbindung vermindert ist. Bei Verdacht auf einen Defekt der Jodorganifikation kann eine Szintigraphie mit I-123 und/oder der Perchlorat-Test sinnvoll sein.

Die Analyse der Jodfehlverwertungsstörung ist aufwendig. Für die Entscheidung zur Aufnahme einer Substitutionstherapie ist die Kenntnis der genauen Ursache der Hypothyreose zunächst unwichtig. Daher werden die o.g. Untersuchungen bezüglich der

Ätiologie der neonatalen Hypothyreose nicht unmittelbar beim Säugling durchgeführt. Sie sind Gegenstand differentialdiagnostischer Überlegungen im späteren Lebensalter.

Therapie

Unmittelbar nach Bestätigung der TSH-Erhöhung wird Levothyroxin oral zugeführt. Jede Verzögerung der Substitutionsphase ist zu vermeiden, da sie eine Störung der mentalen und motorischen Entwicklung verursacht.

Dosierung

Bei einem durchschnittlichen Geburtsgewicht von 3,5-4,5 kg wird zunächst eine tägliche Dosierung von 10-15 µg Levothyroxin/kg Körpergewicht verabreicht. Dies entspricht einer absoluten Tagesdosis von etwa 50 µg.

Die T_4- und TSH-Konzentrationen im Serum normalisieren sich unter dieser Therapie innerhalb weniger Tage *(s. Tab. 100, 105)*.

Primäre Hypothyreose (Häufigkeit 1 : 3 000)
I. Morphologische Entwicklungsstörung, relative Häufigkeit: 80-90%
  - Athyreose: 20% (Agenesie)
  - Zungengrundstruma: 40-70% (Ektopie)
  - Rudimentäre Schilddrüse: 10-20% (Hypoplasie).
II. Schilddrüsenhormonsynthesestörung, relative Häufigkeit: 10-20% (s. 3.2.8)
  - Jodinationsdefekt
  - Jodisationsdefekt
  - Dejodasedefekt
  - Störung der Thyreoglobulin-Synthese.
III. Periphere/zentrale Schilddrüsenhormonresistenz (s. 16.5)
IV. Transiente Hypothyreosen
  - Extremer Jodmangel
  - Thyreostase während der Gravidität
  - Blockierende Antikörper der Mutter
  - Jodkontamination

Sekundäre Hypothyreosen
Anomalien der Hypophysen-Hypothalamus-Region
Häufigkeit: 1 : 100 000

Tab. 99: Einteilung der neonatalen Hypothyreose

Bei einigen Kindern bleiben jedoch trotz ausreichender Substitutionsmenge die TSH-Werte erhöht, z.t. oft über Jahre. Es wird angenommen, dass eine Veränderung des TSH-Rezeptors oder des Schwellenwertes für die hypophysäre TSH-Sekretion besteht. Der genaue Pathomechanismus ist ungeklärt. Mit zunehmendem Lebensalter muss die T_4-Dosis – bezogen auf das Körpergewicht – weiter angepasst werden.

Ziele der Therapie

Ziel ist es, das basale TSH in den Referenzbereich abzusenken. Gelingt dies nicht, muss man sich an der T_4-Konzentration orientieren. Sie sollte eher im oberen Referenzbereich liegen.

Darüber hinaus müssen selbstverständlich während einer Substitutionstherapie bei Neugeborenen und später bei Kleinkindern natürlich die psychische, motorische und Intelligenzentwicklung Beachtung finden, neben der adäquaten Wachstumsrate und Gewichtszunahme.

Beginn:	Sofort
Dosierung:	10-15 µg Levothyroxin/kg Körpergewicht und Tag (ca. 50 µg/Tag)
Später:	Individuelle Anpassung der Levothyroxin-Dosis
Ziel:	Normalisierung der TSH-Konzentration
	Normalisierung der fT_4-Konzentration (oberer Referenzbereich)
Kontrollintervalle:	Bis 1. Lebensjahr: 4-6 Wochen
	Ab 2. Lebensjahr: 6 Monate

Tab. 100: Therapie der neonatalen Hypothyreose

Kontrollintervalle

Im ersten Lebensjahr sehr engmaschig: bei 4-6 Wochen.
Ab dem zweiten Lebensjahr: 6 Monate.

Diagnostik

• Körperliche Untersuchung, Gewicht, Größe, Psychomotorische Entwicklung, Perzentilen-Zuordnung der Entwicklung

Labor

TSH, fT_4

Prognose

Die Prognose der behandelten kongenitalen Hypothyreose ist gut: Eventuelle Defizite in Größe und Skelettreife sind reversibel. Je nach Ausmaß des Hormonmangels während der Schwangerschaft können neurologische Rückstände bestehen bleiben (z.B. geringerer IQ)

Differentialdiagnose des erhöhten TSH im Neugeborenen-Screening

Neben der dauerhaften Hypothyreose ist differentialdiagnostisch bei pathologischen Screening-Befunden an die transiente Form zu denken.

Sie kann auftreten bei:

• Extremem intrauterinen Jodmangel
• Jodkontamination
• Thyreostatischer Behandlung der Mutter
• Diaplazentarem Transfer blockierender Antikörper.

Transiente Hypothyreosen sollen sich bei etwa 25% aller Frühgeborenen, bei denen während der Geburt Jod zur Desinfektion (z.B. PVP-Jod) angewendet wurde, entwickeln. In der Regel dauert eine transiente Hypothyreose beim Säugling bis zu mehreren Wochen, so dass eine Substitutionstherapie nötig ist.

Therapie: *s. Tab. 105*

Sekundäre Hypothyreose

Sie ist extrem selten (1:100 000 Neugeborene). Hierbei handelt es sich um Anomalien von Hypothalamus und/oder Hypophyse. Bei diesen Kindern sind meist auch andere Hypophysenhormone betroffen.

1. Jodkontamination der Mutter durch:
- PVP-Jod-Desinfektion
- Kalium-Jodatum-Therapie
- Amiodaron.

2. Jodkontamination des Säuglings durch:
- Hautdesinfektion
- Chirurgische Desinfektion
- Spülungen
- Röntgenkontrastmittel.

3. Andere Ursachen:
- Blockierende Antikörper der Mutter
- Thyreostatika-Therapie der Mutter
- Extremer Jodmangel während der Gravidität.

Tab. 101: Ursachen der transienten Hypothyreose bei Säuglingen

Laborkonstellation: T_3/T_4 niedrig und TSH normal
Differentialdiagnosen
               Frühgeburt (Low-T_3, Low-T_4)– am häufigsten
               Transiente Hypothyreose
               Sekundäre Hypothyreose.

Laborkonstellation T_3/T_4 normal und TSH erhöht
Differentialdiagnosen
               Transiente Hypothyreose – am häufigsten
               TSH-Rezeptordefekt
               Schilddrüsenhormonresistenz
               Ektopie
               Hypoplasie
               Schilddrüsenhormonsynthesedefekt.

Laborkonstellation T_3/T_4 niedrig und TSH erhöht
Differentialdiagnosen
               Permanente Hypothyreose – am häufigsten
               Transiente Hypothyreose.

Tab. 102: Differentialdiagnose verschiedener T_3/T_4-TSH-Konstellationen

16.3 Erworbene Hypothyreosen

Ursachen

Bei angeborener, ektoper Anlage der Schilddrüse kann sich die Hypothyreose erst im späteren Kindesalter manifestieren.

Die häufigste Ursache der erworbenen Hypothyreose im Kindesalter ist die Autoimmunthyreoiditis (AIT). Die Prävalenz dürfte ähnlich wie bei Erwachsenen bei 5-10% liegen.

Bei Patienten mit Chromosomenanomalien (z.B. Trisomie 21) und Kindern mit anderen Autoimmunerkrankungen (z.B. Diabetes mellitus Typ I, polyglanduläres Autoimmunsyndrom, Vitiligo) tritt die AIT häufiger auf.
Bei Kindern mit Vitiligo sind in 80-90% TPO-AK und/oder Tg-AK nachweisbar.

Ursachen:	- AIT – am häufigsten - ektopes Schilddrüsengewebe mit späterer Manifestation - hereditäre Jodfehlverwertungsstörung mit späterer Manifestation - Medikamente - Jodexzeß - Jodmangel - Strahlentherapie.

Klinik:	Abhängig vom:
	- Schweregrad des Hormondefizits
	- Lebensalter bei Beginn
	  Je früher, desto ähnlicher der neonatalen Hypothyreose
	  Je später, desto ähnlicher der Erwachsenen-Hypothyreose.

Tab. 103: Erworbene Hypothyreosen im Kindesalter

Klinik

Sie ist abhängig vom Lebensalter, in dem sie manifest wird.
Je früher sie auftritt und nicht behandelt wird, desto früher kommt es zu irreversiblen Störungen der Myelinisierung der Nervenzellen und zu funktionellen Veränderungen der Membran der Gliazellen.

Es setzen eine Verzögerung der psychomotorischen Entwicklung und Entwicklungsstörungen wie Minderwuchs und mentale Retardierung ein.

Je später die Hypothyreose im Kindesalter auftritt, desto eher stehen Symptome wie bei Erwachsenen im Vordergrund: Müdigkeit, Konzentrationsschwäche, Antriebsarmut.

Diagnostik
• Körperliche Untersuchung, Gewicht, Größe, Psychomotorische Entwicklung, Perzentilen-Zuordnung der Entwicklung.

Basisdiagnostik:	TSH basal, fT_4
Erweiterte Diagnostik:	TPO-AK, Tg-AK, Tg, Sonographie
	Fakultativ
	Schilddrüsenszintigraphie bei Verdacht auf
	Ektopie/Agenesie

Tab. 104: Diagnostik der erworbenen Hypothyreose im Kindesalter

Labor
TSH, fT_4, TPO-AK, Tg-AK

Sonographie
wie bei Erwachsenen bestehen typische Veränderungen:
Echoarmut, vermehrte Durchblutung.
Häufiger als bei Erwachsenen findet sich die hypertrophe Form.
Dabei ist die Echogenität häufig noch normal.

Szintigraphie
Nicht notwendig.
Sie kann jedoch durchgeführt werden, wenn aufgrund der Sonographie eine Ektopie vermutet wird.

Therapie
Die Substitution der erworbenen Hypothyreose im Kindesalter erfolgt in individueller TSH-orientierter Dosierung. Richtwerte für Dosis beziehen sich auf das Alter und das Körpergewicht : *s. Tab. 105*

Kontrollen
In halbjährlichen Abständen ist die Therapie zu überwachen und ggf. zu adaptieren.
Diagnostik:
Körperliche Untersuchung, Gewicht, Größe, Psychomotorische Entwicklung, Perzentilen-Zuordnung der Entwicklung.

Labor
TSH, fT_4, TPO-AK, Tg-AK

Bildgebung
Sonographie
Eine Unterdosierung ist auf jeden Fall zu vermeiden, da sofort Entwicklungsnachteile eintreten.

	Absolute Dosierung µg Levothyroxin pro Tag	Dosierung µg Levothyroxin pro Kg Körpergewicht pro Tag
1. Monat	50	10-15
1-6 Monate	50	8-10
6-12 Monate	50-75	6
1-6 Jahre	75-100	4-6
6-12 Jahre	100-150	4
> 12 Jahre	100-200	2-3

Tab. 105: Therapie der Hypothyreose im Kindesalter (bei Athyreose)

Verdachtsdiagnose
Symptome und Laborbefunde differieren

Klinik: - Hypo- oder Hyperthyreose
Labor: - erhöhtes TSH
                  - erhöhtes fT_4 (möglich).
Sonographie: - Struma (häufig).

Zusätzliche Untersuchungen
ASR und PEZ zur Einschätzung der Stoffwechsellage, da TSH nicht mehr zuverlässig

Generalisierte Form
                  - Hypophyse und Peripherie sprechen auf
                    Schilddrüsenhormon nicht ausreichend an
                  - Klinik: Euthyreose oder geringgradige Hypothyreose.

Hypophysäre Form
                  - Hypophyse spricht nicht auf Schilddrüsenhormon an
                    (TSH bleibt trotz externer Zufuhr von Levothyroxin
                    und/oder T_3 hoch)
                  - Klinik: Struma und evtl. Hyperthyreose.

Sicherung der Diagnose:
                  - Molekulargenetische Untersuchungen
                  - Mutation des nukleären T_3-Rezeptor-Gens *(s. 3.2.8)*.

Tab. 106: Schilddrüsenhormon-Resistenz, Diagnostik

Generalisierte Form
Im allgemeinen keine Behandlungsbedürftigkeit
Bei Struma: Levothyroxin

Hypophysäre Form
Bei klinischer Hyperthyreose: Thyreostatische Therapie
Bei klinischer Euthyreose: Versuch einer Therapie mit hochdosiertem D-Thyroxin
oder D-Trijodthyronin
Bei anhaltendem Strumawachstum: Thyreoidektomie

Tab. 107: Therapie der Schilddrüsenhormon-Resistenz

16.4 Struma

Ätiologie/Epidemiologie
Neonatale Strumen
Bis auf wenige Ausnahmen (angeborene Synthesestörungen) sind Strumen bei neugeborenen Kindern durch einen mütterlichen Jodmangel verursacht.

Häufigkeit
Die Häufigkeit der Neugeborenenstruma liegt bei etwa 1%.
Ältere Daten zeigten, dass die Rate der kindlichen Struma bis zur Pubertät auf fast 50% anstieg. Neuere, regionale Zahlen zur Häufigkeit der Jodmangelstruma bei Kindern und Jugendlichen zeigen, dass die Prävalenz von 1992-2000 um ca. 36% zurückgegangen ist.
Man kann davon ausgehen, dass durch die zunehmende Verbesserung der alimentären Jodversorgung in der letzten Dekade die Häufigkeit der Jodmangelstruma bei Kindern und Jugendlichen in ganz Deutschland deutlich zurück gegangen ist.

Basisdiagnostik:
Sonographie, fT_4, TSH
Erweiterte Diagnostik:
TPO-AK, Tg-AK, ggf. TSH-R-AK, ggf. Szintigraphie, ggf. FNP
Kausale Therapie
- Jod (wenn keine Autoimmunthyreopathie vorliegt)
- Dosierung:

Kinder unter 10 Jahre:	100 µg/Tag
Kinder über 10 Jarhe:	200 µg/Tag

- Dauer der Therapie

Bei Ansprechen:	Langfristige Prophylaxe
Bei Nichtansprechen oder pos. AK	Umstellung auf Levothyroxin *(s. Tab. 105)*

Tab. 108: Struma im Kindesalter, Diagnostik und Therapie

Neugeborene:	Ca. 1%
Präpubertär:	Rückläufig, da in den letzten Jahren deutliche Verbesserung der alimentären Jodzufuhr

Tab. 109: Häufigkeit der Struma im Kindesalter

Diagnostik:
• Körperliche Untersuchung, Gewicht, Größe, Perzentilen-Zuordnung der Entwicklung.

Labor
TSH, fT_4 Erweitert: TPO-AK, Tg-AK

Bildgebung
Sonographie mit Volumenbestimmung.
Das Schilddrüsenvolumen ist altersabhängig. Bei Überschreiten der Referenzbereiche liegt eine Struma vor *(s. Tab. 11)*.

Szintigraphie
Nur bei knotigen Veränderungen indiziert.

FNP
Nur bei knotigen Veränderungen indiziert.

Therapie
Monotherapie mit Jod
Bei Kindern und Jugendlichen wird eine Monotherapie mit Jod bevorzugt.
Nur bei Knotenstrumen wird eine Kombination mit Levothyroxin eingesetzt.

Dauer
Die Behandlungsdauer liegt zunächst bei einem Jahr. Häufig ist bereits nach drei Monaten eine Verkleinerung der Schilddrüse nachzuweisen. Ist dies nach 6-9 Monaten nicht der Fall, sollte eine Behandlung mit Levothyroxin in Erwägung gezogen werden. Nach erfolgreicher Verkleinerung wird eine langfristige Substitution mit Jod in einer dem Alter entsprechenden Dosis angeschlossen werden.

Dosis
Kinder unter 10 Jahre: 100 µg Jod pro Tag.
Kinder über 10 Jahre: 200 µg Jod pro Tag.

Kontrollen
Nach 6 und 12 Monaten, später jährlich.
Diagnostik: Funktionsprüfung und Sonographie

Struma und positive Antikörperbefunde
Bei erhöhten TPO-/Tg-Antikörpern sollte auf eine Jodtherapie verzichtet und statt dessen mit Levothyroxin behandelt werden.
Bei latenter/manifester Unterfunktion und Struma (hypertrophe AIT) muss eine individuelle Substitutionstherapie eingeleitet werden.

16.5 Hyperthyreose

Neonatale Hyperthyreose
Diese Hyperthyreoseform wird durch plazentagängige TSH-R-AK der Mutter ausgelöst .

Häufigkeit: etwa 2% aller Mütter mit aktiver IHT während der Schwangerschaft.
Bei Vorliegen einer Immunhyperthyreose der Mutter während der Schwangerschaft sollte schon vor der Entbindung auf eventuelle Anzeichen beim Feten geachtet werden. Postnatal ist sicherheitshalber eine Blutuntersuchung beim Kind zu empfehlen.
Aufgrund der langen Halbwertzeit der mütterlichen Antikörper kann die neonatale Hyperthyreose einige Wochen nach der Entbindung persistieren.

Ätiologie
Neonatale Form
- Stimulierende Antikörper bei Immunhyperthyreose der Mutter (diaplazentär), meist transient
- Nicht-autoimmune autosomal dominante Hyperthyreose, persistierend.

Kinder und Jugendliche
- Immunhyperthyreose vom Typ Morbus Basedow (> 95%)
- Hyperthyreose zu Beginn einer Autoimmunthyreoiditis
- Funktionelle Autonomie (Rarität)
- TSH-Rezeptor-Mutation (s. 3.2.8).

Tab. 110: Differentialdiagnose der Hyperthyreose bei Kindern

Symptome

Innerhalb der ersten Tage nach der Geburt erhöhter Puls, Unruhe, Durchfall, Erbrechen, erhöhte Leberwerte. Auch Struma und Exophthalmus können vorhanden sein. Zumeist bestehen beim Kind schon während der Schwangerschaft entsprechende Hinweiszeichen.

Kinder und Jugendliche

Bei Kleinkindern und Jugendlichen ist eine Überfunktion auf dem Boden einer Immunthyreopathie ein sehr seltenes Krankheitsbild. In den meisten Fällen ist gleichzeitig eine Struma vorhanden.

Symptome

Die Allgemeinsymptome sind denen der Erwachsenen ähnlich:
• Innere Unruhe
• Nervositätszeichen
• Konzentrationsschwierigkeiten (differentialdiagnostische Abgrenzung gegenüber: Attention Deficit Disorders)
• Rastlosigkeit
• Gewichtsabnahme
• Wärmeunverträglichkeit
• Durchfall
• Herzklopfen.

Endokrine Augenzeichen sind seltener und nicht so ausgeprägt wie beim Erwachsenen.

Diagnostik

• Körperliche Untersuchung, Gewicht, Größe, Perzentilen-Zuordnung der Entwicklung.

Diagnostik	
Labor:	TSH, fT$_4$, TSH-R-AK, TPO-AK
Sonographie:	Echomuster, Volumen, Ausschluß von Knoten
Szintigraphie:	Nur bei knotigen Veränderungen im Ultraschall
Farbkodierte Dopplersonographie:	Hypervaskularisation

Tab. 111: Diagnostik der Hyperthyreose bei Kindern

Labor

TSH, fT$_4$, TSH-R-AK, TPO-AK

Bei der Labordiagnostik sind andere Referenzwerte als bei Erwachsenen zu berücksichtigen *(s. Tab. 3 u. 4).*
Das erniedigte TSH ist richtungsweisend.

Bildgebung

Sonographie

Differentialdiagnostik

Wichtig ist die Abgrenzung der Immunhyperthyreose von der nicht - autoimmunen autosomal dominanten Hyperthyreose. Aufgrund einer TSH-Rezeptormutation kommt es zur Dauerstimulation des Gs-Proteins und zum klinischen Bild der Hyperthyreose mit Struma *(s. 3.2.8).*
Bei dieser Form fehlen TSH-R-AK, diffuse Echoarmut im Sonogramm und Hypervaskularisation.

Neonatale transiente Form

Leichte Verläufe: Häufig genügen Betarezeptorenblocker und Sedativa

Schwere Verläufe: Thyreostatika: Dosierung körpergewichtsbezogen

Nicht neonatale Formen

Thyreostase, Dosierung körpergewichtsbezogen

Thyreostatika-Dosierung:

Pro kg Körpergewicht pro Tag

	Initial (mg)	Erhaltungsdosis (mg)
Thiamazol	0,3-0,5	0,2-0,3
Carbimazol	0,5-0,7	0,3-0,4
PTU	4-6	3-4
Dauer	bis 3 Jahre	

Bei Kombinationstherapie: Zusatz von 2-3 µg Levothyroxin pro kg Körpergewicht pro Tag

---

Tab. 112: Medikamentöse Therapie der Hyperthyreose bei Kindern

Kontrolluntersuchungen

Initial nach 2 Wochen, später alle 4 Wochen.

Diagnostik:

• Körperliche Untersuchung, Gewicht, Größe, Perzentilen-Zuordnung der Entwicklung.

Labor

TSH, fT$_4$, TSH-R-AK

Sonographie.

In der Regel kommt es nach vier- bis achtwöchiger Behandlung unter Initialdosis zu einer Normalisierung der Hormonwerte.
Nach Erreichen der Euthyreose oder Entwicklung einer Hypothyreose wird die Initialdosierung reduziert. Feste Schemata gibt es nicht. Ziel ist das Erreichen einer euthyreoten Stoffwechsellage.
Wie bei Erwachsenen kann eine Kombinationstherapie mit 2-3 µg Levothyroxin/kg Körpergewicht/Tag zur Gewährleistung einer stabilen euthyreoten Stoffwechsellage sinnvoll sein. Dadurch können die Kontrolltermine zeitlich auseinandergezogen werden.

Dauer

Üblicherweise wird bei Kindern länger thyreostatisch behandelt, meist 2-3 Jahre. Tritt ein Rezidiv ein, muss eine definitive Therapie in Erwägung gezogen werden.
Befunde, die für eine höhere Rezidivneigung sprechen sind:
• Große Strumen
• Lange Latenz bis zum Eintritt der Euthyreose unter thyreostatischer Therapie
• Jüngeres Alter.

Definitive Therapie

Bei Rezidiven/Nicht-Eintritt der Remission wird die Operation bevorzugt. Nur vereinzelt werden bei Jugendlichen Radiojodtherapien durchgeführt, obgleich eine Kontraindikation zur Radiojodtherapie nicht besteht.

Funktionelle Autonomie/nicht-autoimmune, autosomal dominante Hyperthyreose

Bei Vorliegen einer funktionellen Autonomie (extrem selten) oder der ebenfalls seltenen nicht autoimmunen autosomal dominanten Hyperthyreose wird die Thyreostase nur als vorbereitende Maßnahme zum Erreichen der Euthyreose eingesetzt.
Eine Spontanheilung tritt nicht ein, so dass eine primäre Operationsindikation besteht.

16.6 Autoimmunthyreoiditis (AIT)

Ätiologie/Epidemiologie
Zur genauen Häufigkeit gibt es keine konkreten Zahlen.
Es kann jedoch davon ausgegangen werden, dass – wie bei
Erwachsenen – etwa 5-10% latente/manifeste Hypothyreosen auf
dem Boden einer AIT auftreten.

Besonderheiten:
Die hypertrophe Form (mit deutlicher Struma) wird häufiger ange-
troffen als bei Erwachsenen. Das Manifestationsalter ist variabel.
Bevorzugt ist die prä- und peripubertäre Phase.

Symptome
Das klinische Erscheinungsbild richtet sich nach der Ausprägung
einer latenten oder manifesten Hypothyreose. Initial kann es auch
zu einer hyperthyreoten Stoffwechsellage kommen.
Je nach Alter der Kinder ist die klinische Symptomatik äußerst
variabel. Generell gilt: Je älter die Kinder und Jugendlichen, desto
ähnlicher sind die Symptome denen der Erwachsenen. Je jünger,
desto unspezifischer und schwerer greifbar sind klinische Veränderungen.

Bei Schulkindern ergibt sich häufiger die differentialdiagnostische
Fragestellung bei ADS (Attention-Deficit-Syndrom) oder Hyper-
aktivitätssyndrom.

Diagnostik
• Körperliche Untersuchung, Gewicht, Größe, Perzentilen-
  Zuordnung der Entwicklung.

Labor
TSH, fT_4, TPO-AK, TG-AK , TSH-R-AK (Diff. Diagnose IHT)

Bildgebung
Sonographie mit Volumenbestimmung
Referenzbereiche: *s. Tab. 11.*

Szintigraphie
Nur bei knotigen Veränderungen indiziert.

FNP
Nur bei knotigen Veränderungen indiziert.

Therapie
Indikation zur Levothyroxin-Substitution: Manifeste Hypothyreose.
Latente Hypothyreose: s.16.7
Das therapeutische Vorgehen unterscheidet sich nicht von dem bei Erwachsenen: Individuelle, TSH-orientierte Levothyroxin-Substitution.

Richtwerte für Dosis: *s Tab. 105.*
Zusätzlich wird 100 µg Selen/Tag empfohlen (günstige Beeinflussung des Autoimmunprozesses).
Eine Therapie mit Jod ist kontraindiziert, da der Autoimmunprozess ungünstig beeinflusst werden kann.

Symptome:
Häufig Struma (hypertrophe Form)

Klinik:
Variabel, abhängig von Ausmaß und Lebensalter

Diagnostik
Sonographie: Struma, Echoarmut
Farbkodierte Dopplersonographie: Erhöhte Vaskularisation
Labor: fT_4, TSH, TPO-AK, Tg-AK ggf. BSG: DD Thyreoiditis de Quervain, TSH-R-AK: Differentialdiagnose: Morbus Basedow

Therapie:
Manifeste Hypothyreose: Levothyroxin (Dosierung: s. Tab. 105), 100 µg Selen
Initiale Hyperthyreose:
- Leichte Verlaufsform: Symptomatisch
- Schwere Verlaufsform: Thyreostatika (Dosierung: s. Tab. 112)
Latente Hypothyreose: s. 16.7.

Tab. 113: Autoimmunthyreoiditis bei Kindern

Verlauf

In einigen Fällen, bei denen die Schilddrüse sich während des Wachstums nicht weiter verkleinert, kann nach Abschluss der Wachstumsphase ein Auslassversuch gerechtfertigt sein.

Kontrollen

Initial: 4-wöchiger Abstand bis richtige Dosierung gefunden ist. Später sind Abstände von einem Jahr ausreichend.

Diagnostik:

• Körperliche Untersuchung, Gewicht, Größe, Perzentilen-Zuordnung der Entwicklung.

Labor

TSH, fT_4, TPO-AK, Tg-AK , TSH-R-AK (Diff. Diagnose IHT)

Bildgebung

Sonographie mit Volumenbestimmung.

Referenzbereiche: *s. Tab. 11.*

Initiale Hyperthyreose

Initial kann bei der AIT eine hyperthyreote Phase bestehen. In den meisten Fällen ist die Klinik dabei jedoch blande, so dass keine Behandlung durchgeführt werden muss.

Differentialdiagnose

Bei schmerzhaften Vergrößerungen der Schilddrüse muss differentialdiagnostisch an eine subakute Thyreoiditis gedacht werden.

Im hyperthyreoten Anfangsstadium muss an die Immunhyperthyreose vom Typ M. Basedow gedacht werden.

16.7 Latente Hypothyreose

Die Definition der latenten Hypothyreose bei Kindern entspricht der bei Erwachsenen. Nach Auffassung der Autoren sollte gerade bei Kindern die latente Hypothyreose nicht unbehandelt hingenommen, sondern vielmehr ausgeglichen werden.

Für eine Therapiemaßnahme bei subklinischer Hyperthyreose bei Kindern sprechen:
• Übergang in eine manifeste Form ist möglich.
• Bei Kindern stehen noch Entwicklungsprozesse bevor.
• Eine optimale Hormonversorgung ist für die psychomotorische Entwicklung äußerst wichtig.
• Es handelt sich nicht um ein Medikament, sondern um ein körpereigenes Hormon.
• Es gibt keine Nebenwirkungen bei richtiger Dosierung.

Diagnose

TSH basal:	Erhöht und/oder
TSH stimuliert:	Überschießend stimulierbar nach TRH-Gabe
fT$_4$:	Normal

Therapie mit Levothyroxin?
Für eine Therapie spricht:
- Übergang in manifeste Hypothyreose möglich
- Beeinträchtigung der Entwicklung
- Völlig nebenwirkungsfreie Therapie
- Kein Medikament, sondern körpereigenes Hormon
- Jederzeit wieder abzusetzen.

Ziel der Therapie:
TSH-Absenkung in den Referenzbereich

Tab. 114: Latente Hypothyreose bei Kindern

16.8 Schilddrüsentumoren

Epidemiologie/Histologie
Die histologischen Subtypen (*WHO* Klassifikation) sind identisch mit denen der Erwachsenen *(s. Tab. 68)*.
Die Prävalenz des Schilddrüsekarzinoms im Kindesalter ist extrem gering. Dies gilt auch für extrathyreoidale Manifestationen (z. B. Metastasen oder Lymphome).
Da knotige Veränderungen bei Kindern – insbesondere ein solitärer Schilddrüsenknoten – mit höherer Wahrscheinlichkeit bösartiger sind als im Erwachsenenalter (ca. 20% gegenüber 5%), bedürfen sie unbedingt einer sorgfältigen Abklärung.

Tab. 115: Tumoren im Kindesalter

Ätiologie

Gut untersucht ist der Zusammenhang zwischen einer Strahlen-exposition im jüngeren Lebensalter und dem Auftreten von Schilddrüsenkarzinomen durch die nukleare Katastrophe in Tschernobyl.

Vor dem Unglück betrug die Inzidenz des Schilddrüsenkarzinoms pro100 000 Einwohner

• Bei Kindern 0,1

• Bei Erwachsenen 2,1.

Diese Zahl stieg in den Jahren *nach dem Unglück* kontinuierlich und dramatisch an. So betrug die Inzidenz auf 100 000 Einwohner im Jahr 1994

• Bei Kindern 4

• Bei Erwachsenen 7, 1-7,9 (1997).

Noch dramatischer ist die Situation, wenn man die absoluten Zahlen betrachtet:

Im Alter von 3-14 gab es im Zeitraum 1974-1985 eine absolute Erkrankungszahl von 8 Fällen, im Zeitraum 1986-1996 hingegen eine von 600.

Dies ist eine Steigerung um nahezu das 100-fache!

Die Zahlen wurden von der Europäischen Kommission, dem *US Department of Energy* und dem *National Cancer Institute* veröffentlicht.

Papilläres und follikuläres Schilddrüsenkarzinom

Thyreoidektomie einschließlich Lymphknotendissektion
Radiojodtherapie (s. 14.2.3)

Nachsorge:
- Kontrolle: 6 Monate nach abgeschlossener Radiojodtherapie
- Weitere Kontrollen: alle 6-12 Monate.

Suppressive Levothyroxin-Therapie (TSH: < 0,01 mU/l)

Diagnostik
- Thyreoglobulin: jede Kontrolle
- Sonographie: jede Kontrolle
- Radiojod-Ganzkörperdiagnostik: nach Erfordernis.

C-Zell-Karzinom/Medulläres Karzinom

Thyreoidektomie + Kompartimentresektion
Molekulargenetische Untersuchungen: Genetische Mutation?
- Wenn Mutation vorhanden: Familienscreening.

Verwandte mit erhöhtem genetischen Risiko:
- Prophylaktische Thyreoidektomie: vor dem 6. Lebensjahr (MEN 2 A),
  bzw. vor dem 1. Lebensjahr (MEN 2 B).

Keine Radiojodtherapie
- Nachsorge
- 1. Kontrolle 6 Monate nach Op
- Weitere Kontrollen: alle 6-12 Monate
  Substitutionstherapie mit Levothyroxin (keine TSH-Suppression notwendig).

Diagnostik
- Calcitonin: jede Kontrolle
- Sonographie: jede Kontrolle.

Tab. 116 Therapie und Nachsorge des Schilddrüsenkarzinoms im Kindesalter

Prognose

Bei Kindern ist die Prognose insgesamt günstiger als bei Erwachsenen. Der Tumortyp ist meist papillär oder gemischt papillär-follikulär. Die rein follikuläre Form kommt kaum vor. Das anaplastische Karzinom ist eine Rarität.

Besonderheit Medulläres Karzinom

Etwa 25% der medullären Karzinome gehören zu der familiär auftretenden Form. Entweder als singuläres familiär auftretendes Karzinom (FMTC) oder im Rahmen des MEN 2-Syndroms.

Wird bei einem Elternteil eines Kindes oder eines Blutsverwandten ein medulläres Karzinom festgestellt, wird zunächst bei diesem eine molekulargenetische Untersuchung auf das Vorliegen einer Mutation im RET-Protoonkogen durchgeführt. Fällt diese Untersuchung positiv aus, werden automatisch alle Blutsverwandten, somit auch die Kinder, bezüglich dieser Mutation untersucht.
Ist die Mutation bei Kindern vorhanden, wird eine präventive Thyreoidektomie empfohlen. Bei MEN 2A vor dem 6. Lebensjahr und bei MEN 2B vor dem ersten Lebensjahr.

Klinik
Die Klinik ist – wie bei Erwachsenen – blande, d. h. es liegen meistens keinerlei Beschwerden vor. Häufig wird ein Knoten als Zufallsbefund bemerkt.

Diagnostik
Die gesamte Diagnostik: Bildgebung, Labor (Funktion, Tumormarker) und Feinnadelpunktion ist identisch mit denen bei Erwachsenen *s. 14*.

Therapie *(s. Tab. 116)*
Papilläres/Follikuläres Karzinom
Totale Thyreoidektomie mit zentraler Lymphknotenentfernung. Anschließend wird eine Radiojodtherapie durchgeführt. Die Vorgehensweise ist hier ebenfalls identisch wie bei Erwachsenen.

Medulläres Karzinom (s. Tab. 116)
Bei positivem Gentest (RET-Protoonkogen) wird eine prophylaktische Thyreoidektomie durchgeführt.
Die Vorgehensweise bei zufällig entdecktem, sporadischem medullären Karzinom ist identisch mit der bei Erwachsenen.

Nachsorge Papilläres/Follikuläres Karzinom
Nach abgeschlossener Radiojodtherapie:
• Kontrollen in 6-monatigem Abstand
• Suppressive Therapie mit Levothyroxin
• Kalzium und Vitamin D_3 Substitution wenn erforderlich.

Diagnostik
- Körperliche Untersuchung, Inspektion, Palpation, Gewicht, Größe.

Labor
TSH, fT_4, T_3/fT_3, TPO-AK
Tumormarker: Tg, ggf. unter Thyrogen® Stimulation.

Bildgebung
Sonographie
Bei Anstieg des Tg wird eine Lokalisationsdiagnostik mit Radiojod durchgeführt mit anschließender Therapie wenn RJ Speicherung.
Wenn keine RJ Speicherung:
Cis-13 Retinsäure
Dosierung: 1,5 mg/kg Körpergewicht
Zeitraum der Therapie: 5 Wochen.

Nachsorge C-Zellkarzinom
- Kontrollen in 6-monatigem Abstand.
- Substitutionstherapie mit Schilddrüsenhormon individuell, TSH-orientiert.
- Keine Suppression wie bei papillär/follikulärer Form.
- Kalzium und Vitamin D_3-Substitution, wenn erforderlich.

Im Vordergrund der Nachsorge steht der Tumormarker Calcitonin. Im Rahmen der MEN-Syndrome sind bestimmte Besonderheiten zu beachten (z. B. Phäochromozytom). Bei solchen Fällen sollte die Zusammenarbeit mit einem erfahrenen Zentrum erfolgen.

Diagnostik
- Körperliche Untersuchung, Inspektion, Palpation, Gewicht, Größe.

Bildgebung
- Sonographie

Labor

TSH, fT_4, T_3/fT_3

Tumormarker: Ct ggf. unter Pentagastrin-Stimulation, CEA.

Bei Anstieg des Ct - Verdacht auf Lokalrezidiv oder Metastasierung

Lokalisationsdiagnostik:
- CT mit KM
- MRT
- selektive Halsvenenkatheterisierung mit etagenweiser Bestimmung des Calcitonins
- PET mit F-18 FDG
  (Geringerer Stellenwert als bei papillärer/follikulärer Form).

17 Besonderheiten im höheren Lebensalter

Epidemiologie -
Physiologische Veränderungen des Schilddrüsenhormonstoffwechsels im höheren Alter

Kortisol und Schilddrüsenhormon unterliegen physiologischerweise keiner altersabhängigen Konzentrationsänderung; sie bleiben vom Kleinkind bis zum Greis in ihrem Referenzbereich.

Sexualhormone, das Nebennierenhormon DHEA und auch das Wachstumshormon hingegen zeigen einen kontinuierlich abnehmenden Verlauf mit zunehmendem Lebensalter nach einem peak in jüngeren Jahren (25 - 40).

Daher sind Funktionsstörungen der Schilddrüse im höheren Lebensalter immer krankheitsbedingt.

Morphologische Veränderungen, deren Häufigkeit im Alter zunimmt, sind teilweise Folge des Alters und – in Deutschland – auch Folge des Lebensraumes (Jodarmut der Böden/Nahrung).

Erst in den letzten 6-7 Jahren hat sich die alimentäre Jodversorgung soweit verbessert, dass nur noch bei etwa 30% der Bevölkerung ein Jodmangel besteht.

An den Folgen des Jodmangels in der Vergangenheit kann jedoch die Verbesserung der Situation heute bei älteren Menschen nichts mehr rückgängig machen.

Alle epidemiologischen Untersuchungen zeigen, dass bei älteren Menschen häufiger Strumen, Knoten und/oder funktionelle Autonomien auftreten.

Daher ist die Überfunktion auf dem Boden der Autonomie eine typische Funktionsstörung im Alter.

Aber auch die Zahl der Hypothyreosen nimmt mit zunehmendem Alter zu.

Während die Vergrößerungen der Schilddrüse, die Knotenbildung und die funktionelle Autonomie unmittelbare Folgen des Jodmangels sind, ist die Hypothyreose auch bei älteren Menschen am häufigsten durch die AIT verursacht.

Dazu kommen die iatrogenen Hypothyreosen nach Operationen, Radiojodtherapien, unter Thyreostase oder Lithium-Therapie, die je nach den äußeren Umständen, in denen ältere Menschen leben (z. B. medizinische Betreuung von Altenheimen) nicht oder inadäquat behandelt werden.

17.1 Struma

Epidemiologie

Die Häufigkeit von Strumen und/oder Knotenstrumen im höheren Lebensalter liegt in Deutschland bei ca. 50%.

Eine ganz aktuelle Untersuchung von *Henning/Sanofi-Synthelabo* an bislang unbehandelten und undiagnostizierten Probanden zeigt folgende Befunde:

• Altersgruppe 46-65 Jahre Frauen/Männer: 40%/28% Struma und/oder Knoten.

• Altersgruppe 18 - 30 Jahre Frauen/Männer: 10%/7% Struma und/oder Knoten.

In anderen Worten:

Eine normale Morphologie haben ca. 85% der bis 30-jährigen und nur noch ca. 50% der über 46-jährigen.

Struma
Häufigeres Vorkommen von Autonomien
Schlechteres Ansprechen auf medikamentöse Therapie.

Diagnostik
Immer Ausschluss einer funktionellen Autonomie
ggf. durch Suppressionsszintigraphie

Therapie
Autonomie gesichert, TSH normal:
Zurückhaltender Einsatz einer Kombinations/Monotherapie zur Struma-Verkleinerung

Autonomie gesichert, TSH niedrig:
Keine konservative Strumatherapie
Großzügigere Indikation zur Radiojodtherapie

Tab. 117: Struma im höheren Lebensalter - Besonderheiten

Symptome
Die zumeist höheren Struma-Volumina und/oder Knoten erklären, dass häufiger über lokale Beschwerden geklagt wird:
• Kloßgefühl, Druckgefühl, Engegefühl, Schluckbeschwerden.

Diagnostik
Körperliche Untersuchung
• Inspektion, Palpation, Allgemeine Untersuchungen, Größe, Gewicht, Puls, Blutdruck.

Labor
Erfahrungsgemäß ist bei älteren Menschen aufgrund der höheren Anzahl von Funktionsstörungen die erforderliche Labordiagnostik umfangreicher. Bei Abweichungen des basalen TSH als Eingangsparameter müssen dann in der Folge differentialdiagnostische Überlegungen getroffen werden, die weitere Laborparameter nach sich ziehen (z. B. Antikörper).

Funktionsdiagnostik
TSH, fT_4, T_3/fT_3
Fakultativ: TPO-AK, Tg-AK.

Bildgebung
Da die Knotenanzahl bei älteren Menschen häufiger ist, führt dies zu einer erhöhten Frequenz von quantitativen Szintigraphien und/oder Suppressionsszintigraphien.
• Sonographie
• Szintigraphie
  Fakultativ
• Trachea Zielaufnahme
• Ösophagus Breischluck Röntgen
• FNP.

Die größere Zahl von Knoten führt zu einer höheren Frequenz der FNP.

Weitere Untersuchungen

Differentialdiagnostische Überlegungen bei bestimmten Symptomen (z. B. Heiserkeit, Schluckbeschwerden) können weiterführende Untersuchungen auslösen:

- HNO-ärztliche Untersuchung
- Ösophagoskopie
- Gastroskopie

Konservative Strumatherapie

Ein Problem lange bestehender knotiger und degenerativer Veränderungen ist, dass eine medikamentöse Therapie nicht mehr so effektiv ist wie bei einer jugendlichen diffusen Struma, die sich durch Behandlung mit Jod und Schilddrüsenhormonen in der Regel verkleinern lässt.

Die Verhinderung eines weiteren Größenwachstums durch konservative Maßnahmen muss als Erfolg bewertet werden.

Bei erniedrigtem TSH, negativem (eingeschränktem) TRH-Test oder szintigraphisch nachgewiesener Autonomie ist auf eine konservative Therapie zu verzichten. Bei Knotenstrumen, bei denen sowohl kalte als auch heiße Knoten vorliegen und/oder das basale TSH eingeschränkt ist, ist es günstiger, ein abwartendes Verhalten zu empfehlen und den Patienten durch jährliche Kontrolluntersuchungen zu beobachten. Dadurch wird gewährleistet, den Zeitpunkt des Übergangs in eine latente oder manifeste Hyperthyreose mit Indikation zur thyreostatischen Therapie/Radiojodtherapie bzw. Operation zu erfassen.

Indikationen zur Strumatherapie
- Euthyreose
- Kein Malignitätsverdacht

Ziel:
- Verhinderung des weiteren Wachstums der Struma und/oder Knoten.

Keine Indikation
Unverträglichkeit bei Behandlungsversuch bei eingeschränktem TSH.

Kontraindikation
Latente Hyperthyreose

Differentialtherapeutische Überlegungen
Bevor eine Behandlung mit einem Jod- oder Levothyroxin-Präparat begonnen wird, muss in jedem Fall eine thyreoidale Autonomie ausgeschlossen werden. Wenn eine funktionelle Autonomie besteht, kann es durch die Levothyroxin-Medikation zu einer additiven Hormonsubstitution kommen, die sich u. U. in einer faktitiellen Hyperthyreose äußert. Jod kann bei bestehender Autonomie dazu führen, dass die autonomen Bezirke von sich aus zu viel Hormon produzieren.

Bei älteren Patienten muss die Jodbehandlung als Monotherapie oder in Kombination mit Thyroxin also aus zwei Gründen kritisch bewertet werden:
• Geringe oder keine Beeinflussung der Strumagröße. Eine Verhinderung eines weiteren Wachstums wird als Erfolg angesehen.
• Bei Vorliegen einer Autonomie Gefährdung des Patienten durch Addition der medikamentös verabreichten Schilddrüsenhormone zu einer bereits vorhandenen latenten Überproduktion bzw. Förderung der Eigenproduktion in vorhandenen Autonomien durch Jodgabe.

Indikation zur Radiojodtherapie/chirurgischen Therapie
Indikationen und Vorgehensweise bezüglich Radiojodtherapie oder chirurgische Therapie sind identisch mit der bei jüngeren Erwachsenen.
Die Besonderheit liegt darin, dass bei älteren Menschen mit Multimorbidität in der Regel eher versucht wird, durch Ausschöpfen aller diagnostischer Maßnahmen, insbesondere der Feinnadelpunktion, die Operationsfrequenz zu senken und der Radiojodtherapie den

Vorzug zu geben. Dies gilt auch für eine Verkleinerungstherapie bei mechanischer Indikation.

Die Entscheidung zur Operation sollte sich gerade bei älteren Menschen nach der Frage ausrichten, ob eine absolute oder nur eine relative Indikation vorliegt.

Alternativen:
• Abwarten
• Ausschluss Malignität durch FNP
• Radiojod-Verkleinerungstherapie.

17.2 Hyperthyreose

Epidemiologie/Ätiologie
Die häufigste Ursache der Hyperthyreose im Alter ist die funktionelle, meist multifokale Autonomie. Die Immunhyperthyreose im höheren Lebensalter ist seltener, dennoch kommt sie vor. Auch die Kombination aus Autonomie und Immunhyperthyreose ist keine Rarität.

Symptome
Eine Besonderheit der Hyperthyreose im Alter besteht darin, dass „klassische" Symptome sehr viel schwächer ausgeprägt sind als z. B. bei der Immunhyperthyreose bei jüngeren Menschen. Dies hat zwei Gründe:

Die Entwicklung der Hyperthyreose bei Autonomie erstreckt sich über viele Jahre, so dass sich über einen langen Zeitraum vielfältige Kompensations-/Adaptionsvorgänge entwickeln konnten.

Außerdem hatte der Patient über Jahre hin Zeit, sich an die verschiedenen Auswirkungen des Hormonüberschusses „zu gewöhnen".

Bei der IHT entwickeln sich die Symptome in einem engen zeitlichen Fenster, sozusagen komprimiert, bei der Autonomie im Spontanverlauf zeitlich dilatiert.

Eine weitere Besonderheit ist, dass bei der Autonomie häufig eine mono- oder oligosymptomatische Symptomatik anzutreffen ist.

Liegen Symptome vor, wird häufig zunächst an eine Erkrankung des entsprechenden Organs gedacht und eine dementsprechende Diagnostik veranlasst.Bei Herzinsuffizienz erfolgt z.B. eine kardiale Untersuchung, bei Gewichtsabnahme eine Tumorsuche, bei Adynamie und Muskelschwäche eine neurologische Untersuchung. Nachstehende Symptome können natürlich auch mit den üblichen altersbedingten, physiologischen Veränderung der Körperfunktion erklärt werden. Der wichtigste diagnostische Beitrag ist, an die Möglichkeit einer Hyperthyreose *zu denken*.

Häufige Symptome

• Herzrhythmusstörungen, Herzinsuffizienz, Ödeme, Dyspnoe, Schwäche, Depressive Verstimmung.

Diagnostik

Körperliche Untersuchung:

• Inspektion, Palpation, Allgemeine Untersuchungen, Größe, Gewicht, Puls, Blutdruck.

Ursachen
> 90% Autonomien
Zumeist multifokal
Häufig gleichzeitig hypofunktionelle Knoten.
Symptome
Häufig atypische Verläufe
Häufig oligo-monosymptomatische Verläufe
• Gewichtsverlust, Appetitlosigkeit
 DD: Tumor
• Adynamie, Apathie, Schwäche
 DD: Altersschwäche, Demenz
• Depressive Verstimmung, Verwirrtheit
 DD: Depression, Morbus Alzheimer
• Tachyarrythmie
 DD: koronare Herzkrankheit, kardial bedingte Rhythmusstörung
Therapie
Thyreostatika bis Erreichen der Euthyreose
Radiojodtherapie (bevorzugtes Verfahren)
Operation bei mechanischen Komplikationen und/oder
Malignomverdacht

Tab. 118: Hyperthyreose bei älteren Menschen: Symptome, Differentialdiagnosen, Therapie

Besonderheiten bei der Anamnese:
Bei älteren Menschen sollte anamnestisch gezielt nach „Jodquellen" gefragt werden, z. B.
• Geriatrika
• Externa
• Desinfizientia/Wundbehandlungsmittel
• Antiarrhythmika (Klasse III)
• Mund/Rachentherapeutika
• Gynäkologika.
Des weiteren gehört die Frage nach geplanten diagnostischen Maßnahmen – z. B. CT, Angiographie, Koronarangiographie – zum „Muss" in der Anamnese.

FNP
Wenn gleichzeitig kalte Knoten vorliegen.

Labordiagnostik
TSH, fT_4, T_3
Fakkultitativ: schilddrüsenspezifische Antikörper
Bildgebung
Sonographie
Quantitative Szintigraphie
Suppressionsszintigraphie, ggfalls
FNP

Tab. 119: Hyperthyreose beim älteren Menschen - Diagnostik

Therapie
Die Therapie der Hyperthyreose im höheren Alter unterscheidet sich nicht von der im jüngeren Lebensalter.

Es stehen zur Verfügung:
• Thyreostase
• Operation
• Radiojodtherapie.
Eine manifeste Hyperthyreose wird zunächst thyreostatisch therapiert.
Nach Erreichen der Euthyreose wird bei der funktionellen Autonomie die Radiojodtherapie therapeutisch als bevorzugtes Verfahren eingesetzt.

Differentialtherapeutische Überlegungen

Nicht selten steht man vor der Situation, dass bei älteren Menschen sowohl kalte als auch heiße Knoten vorliegen. Bei der Notwendigkeit, eine definitive Therapie einzusetzen, müssen dann individuelle differentialtherapeutische Überlegungen getroffen werden. Diese können z. B. darin bestehen, einzelne kalte Knoten, die einen Malignitätsverdacht aufweisen, zu punktieren.

Bei entsprechender Sicherheit, dass keine Malignität vorliegt, kann dann der Radiojodtherapie der Vorzug gegeben werden vor einer eigentlich indizierten Operation. Diese Abwägung wird umso stärker zugunsten der Radiojodtherapie ausfallen, je älter der Patient ist und je schwerere Begleiterkrankungen vorliegen.

Langzeitbehandlung mit Thyreostatika

• Multimorbide Patienten
• Schwerst pflegebedürftige Patienten
• Demente Patienten
• Räumlich und zeitlich desorientierte Patienten.

Bei Patienten, die einer dieser Gruppen angehören, kann es sinnvoll sein, eine langzeitthyreostatische Therapie durchzuführen, da weder eine Operation noch eine Radiojodtherapie möglich sind bzw. dem Patienten zugemutet werden können. Hier ist dann eine entsprechende Einbindung des Hausarztes oder des betreuenden Arztes der Pflegestation erforderlich, damit durch engmaschige Kontrollen keine Überdosierungen mit Induktion eines Strumawachstums und den Folgen einer Hypothyreose eintreten.

Bei solchen Patienten ist dann auch – wenn die Notwendigkeit einer Diagnostik mit Kontrastmitteln erforderlich wird – eine Blokkade der Jodaufnahme in die Schilddrüse mit Perchlorat und Thiamazol durchzuführen.

Latente Hyperthyreose/Differentialdiagnostische und therapeutische Überlegungen

Bei latenter Hyperthyreose und Beschwerden, die auch durch andere Organkrankheiten bei älteren Menschen erklärt werden können, ist entweder eine dauerhafte thyreostatische Therapie oder nach Überbrückung durch diese eine definitive Therapie mit

Radiojod oder eine Schilddrüsenoperation anzustreben. Insbesondere bei älteren multimorbiden Menschen ist das signifikant erhöhte kardiovaskuläre Mortalitätsrisiko durch eine subklinische Hyperthyreose, das in umfangreichen Studien belegt ist, von großer klinischer Relevanz.

Geplante diagnostische/therapeutische Maßnahmen mit Jodzufuhr

• CT mit KM
• Angiographie mit KM
• Behandlung mit Amiodaron.

Ist die geplante Maßnahme zeitlich verschiebbar, sollte eine definitive Sanierung angestrebt werden. Bei vitaler Indikation: Vorgehen *s. 9.3.*

17.3 Hypothyreose

Ätiologie/Epidemiologie
Die Autoimmunthyreoiditis steht an erster Stelle. Verlässliche Untersuchungen zur absoluten Häufigkeit gibt es nicht. Die Zahlen dürften jedoch identisch sein mit denen der Gesamtpopulation, d. h. man kann von 6% latenten und 4% manifester Hyperthyreosen ausgehen.

Besonderheiten
Dazu kommen bei älteren Menschen zurückliegende therapeutische Maßnahmen, Operationen oder Radiojodtherapien, bei denen aus unterschiedlichsten Gründen keine und/oder inadäquate Nachsorge durchgeführt wurde. Dabei kann bei diesen Patienten, aufgrund fehlender ärztlicher Betreuung (oder Unkenntnis der zurückliegenden Maßnahmen), eine iatrogene Hypothyreose besteht.

Symptome
Da sich die Symptome der Unterfunktion ohnehin über einen längeren Zeitraum entwickeln, vergeht schon bei jüngeren

Ursachen
- Autoimmunthyreoiditis (am häufigsten)
- Iatrogene Hyperthyreose
- Wenn zurückliegende oder aktuelle Therapiemaßnahmen nicht/nicht richtig nachgesorgt wurden/werden

- Radiojodtherapie (Anamnese!)
- Späthypothyreosen möglich!
- Operationen (Inspektion, Anamnese!)
- Thyreostatische Therapie
- Lithium-Therapie

Symptome/Differentialdiagnosen

Adynamie, depressive Verstimmungen	DD: Depressionen, Morbus Alzheimer
Obstipation	DD: gastrointestinale Krankheiten
Bradykardie	DD: Kardiale Ursachen
Ödembildung	DD: Kardiale Ursachen

Diagnose wird oft spät gestellt, da Symptome für „normale Alterserscheinungen" gehalten werden.

Tab. 120: *Hypothyreose bei älteren Menschen: Symptome und Differentialdiagnosen*

Menschen eine gewisse Latenzzeit, bis ein Verdacht auf eine Funktionsstörung entsteht.

Bei älteren Menschen kommt die Besonderheit hinzu, dass einige typische Symptome der Unterfunktion, die bei jüngeren Patienten sofort den Verdacht auf eine Hypothyreose gelenkt hätten, bei ihnen für normale Alterungserscheinungen gehalten werden können.

Dies betrifft insbesondere „allgemeine" Symptome wie
• Leistungsabfall, Müdigkeit, vermehrtes Schlafbedürfnis, Antriebsarmut, Konzentrationsstörungen, Gedächtnisschwierigkeiten, depressive Stimmungslage, Kälteempfindlichkeit, Gewichtszunahme.

Die oben beschriebenen Symptome sind auch natürliche typische „physiologische" Alterserscheinungen und erklären die zeitliche Verzögerung der Diagnose.

Die zeitliche Dilatation der Symptome ist ein weiterer Grund für eine verspätete Diagnostik.

Allgemeine Diagnostik
Anamnese
- Medikamentöse Therapie (Thyreostase, Lithium, auch nicht rezeptpflichtige Medikamente)
- OP, RJT

Körperliche Untersuchung
- Inspektion (*Kocher Narbe!*), Palpation, Allgemeine Untersuchungen, Größe, Gewicht, Puls, Blutdruck.

Labordiagnostik
Funktionsdiagnostik
TSH, fT_4, T_3/fT_3
Fakultativ: TPO-AG, Tg-AK.

Bildgebung
Sonographie.

Differentialdiagnostische Überlegungen
Die Kenntnis aller eingenommenen Medikamente ist wichtig, da verschiedene Wirkstoffe, insbesondere Antidepressiva, welche die TSH-Konzentration beeinflussen können *(s.http://www.dgkc.de)*.

Auch das Low-T_3/Low-T_4-Syndrom bei schwerkranken älteren Menschen und kurz zurückliegenden Operationen muss in die Überlegungen einbezogen werden.

Initiale Therapie:	12,5 µg Levothyroxin/Tag
Steigerung:	12,5 µg Stufen
Kontroll Intervalle:	4-6 Wochen
Enddosierung:	Individuell nach klinischer Situation
Ziel	
TSH:	1,0-1,8 mU/l Serum

Tab. 121: Therapie der Hypothyreose bei älteren Menschen

Therapie

Grundsätzlich liegen die Eingangsdosis und die Steigerungsdosis bei Älteren niedriger.
Initial 12,5 µg max. 25 µg Levothyroxin pro Tag.

Die Dosisfindung erfolgt individuell: die Dosisanpassung richtet sich nach der TSH-Konzentration und der Rückmeldung des Patienten bezüglich Befindensänderungen, Beschwerdebesserungen.
Zu beachten ist der geringere Hormonbedarf bei älteren Menschen, der bis zu 30% gegenüber Jüngeren geringer sein kann.
Es gibt keine Kontraindikationen für eine Substitutionstherapie.

Begleiterkrankungen – wie z. B. Angina pectoris oder Rhythmusstörungen – können die Dosisfindung beeinflussen, ebenso eine vorbekannte Osteoporose. Alle Faktoren müssen bei der Festlegung der Enddosierung berücksichtigt werden. Grundsätzlich ist keine TSH-Suppression anzustreben.
Stellen sich bei einer optimal eingestellten Therapie im Verlauf Komplikationen ein, wie z. B. Rhythmusstörungen oder Verschlechterung einer Osteoporose, muss entsprechend reagiert werden.

Verlaufskontrollen

Anfangs – bis zur richtigen Dosisfindung – vier bis sechswöchiger Abstand, später jährlich.

Hypothyreotes Koma *s. 12.6*

17.4 Schilddrüsenkarzinom

Epidemiologie
Differenzierte Schilddrüsenkarzinome kommen hauptsächlich im mittleren Lebensabschnitt vor. Bei älteren Menschen muss mit einer gewissen Häufung des anaplastischen Karzinoms gerechnet werden.

Symptome/Diagnostik
Neu aufgetretene Knoten bei älteren Menschen müssen grundsätzlich als malignomverdächtig eingestuft und feinnadelpunktiert werden.

Therapie
Vorgehensweise sowie Nachbehandlung (Radiojodtherapie/ Nachsorge) sind identisch mit dem jüngeren Patienten.
s. Kap. 4.1.3

18 Schilddrüse und andere Organsysteme

Schilddrüsenhormone beeinflussen eine Vielzahl von Organsystemen. Als Folge können Schilddrüsenkrankheiten ein sehr vielgestaltiges klinisches Bild hervorrufen, das nicht selten primär an Krankheitsbilder aus anderen Bereichen der Inneren Medizin, der Dermatologie oder der Neurologie denken lässt. Atypische klinische Verlaufsformen finden sich häufig bei älteren Patienten und bei latenten Funktionsstörungen der Schilddrüse.

18.1 Kardiovaskuläres System

Schilddrüsenhormone wirken direkt an der Herzmuskelzelle (Steigerung der Transskription und Proteinproduktion – identisch wie in anderen Muskelzellen) und über das sympathische Nervensystem.

Hyperthyreose
Ein Überschuss an Schilddrüsenhormon führt zur
• Hypertrophie und zur Steigerung der Kontraktilität (direkte Wirkung)
• Steigerung der Anzahl der Beta- adrenergen Rezeptoren (indirekte Wirkung)

Daher kommt es bei einer Hyperthyreose typischerweise zu einer Steigerung der Herzfrequenz und Erhöhung des Schlagvolumens bei Erniedrigung des peripheren Widerstandes. Der systolische Blutdruckwert ist meist erhöht.

Klinische Zeichen
Auch bei latenter Hyperthyreose
• Ruhetachykardie, Palpitationen, Vorhofflimmern, Tachyarrhythmien.
Länger bestehende manifeste Form:
• Insuffizienzzeichen, Belastungsdyspnoe, Stauungszeichen (z. B. Knöchelödeme).

Je länger die Hyperthyreose unentdeckt und unbehandelt bleibt, desto mehr kommt es zu Zeichen der manifesten Herzinsuffizienz.

Diagnostik
• EKG
• Echokardiographie
• ggf. Koronarangiographie unter entsprechender Therapie.

Therapie
Neben der spezifischen Therapie mit Thyreostatika kann ein Betablocker zu einer symptomatischen Begleittherapie eingesetzt werden.
Praktisches Vorgehen:
Je nach Symptomatik: 10-40 mg Propranolol, bis zu 3 x pro Tag.

Besonderheit
Mitralklappenprolaps
Bei Autoimmunerkrankungen (Immunhyperthyreose, Hashimoto-Thyreoiditis) ist eine häufigere Assoziation mit einem Mitralklappenprolaps beschrieben.

Hypothyreose
Es kommt zu reduzierter Herzfrequenz (Sinusbradykardie), Reduktion des Schlagvolumens und reduzierter Auswurfleistung (bis zu 20%). Die Sauerstoffextraktion ist vermindert, die Zirkulation verlangsamt. Es kommt zu einem Abfall des Blutdrucks, jedoch auch paradoxerweise zu Blutdruckerhöhungen (erhöhter Gefäßwiderstand, erhöhter diastolische Wert).
Ein Perikarderguss ist eher selten. Die Empfindlichkeit der Herzmuskelzellen gegenüber Digitalis ist erhöht.

Diagnostik
EKG, Echokardiographie, ggf. Koronarangiographie.
Typische Veränderungen im EKG:
• Verlängerung der PQ-Zeit, niedrigere Amplitude des QRS-Komplexes, Veränderungen der ST-Intervalle.

Echokardiographie: Atrophiezeichen und Perikarderguss.

Therapie
Sämtliche kardialen Symptome normalisieren sich unter einer adäquaten Levothyroxin-Therapie.

18.2 Gastrointestinaltrakt

Hyperthyreose
Symptome:
Beschleunigung der Darmpassage, erhöhte Stuhlfrequenz und verminderte Stuhlkonsistenz mit dadurch bedingtem Gewichtsverlust.
Appetitsteigerung wie auch Inappetenz können vorliegen. Gelegentlich auch Übelkeit und Erbrechen, insbesondere bei älteren Patienten.
Hier kann zu Beginn der Hyperthyreose auch eine Gewichtszunahme auftreten (Einfluss der Schilddrüsenhormone auf den Insulinstoffwechsel/Steigerung der Insulinresistenz der Zellen).
Bei nicht erkannter und nicht behandelter Hyperthyreose kommt es jedoch in der Regel im Zeitverlauf zum Gewichtsverlust.

Hypothyreose
Symptome:
Verminderung der Motilität des Darmes, verlangsamte Darmpassage mit Obstipation, Dilatation des Kolons bis hin zum Megakolon und Reduktion der Absorption im Dünndarm, bis hin zur Malabsorption.

Besonderheiten
Bei IHT und AIT besteht Möglichkeit der Assoziation mit:
• Atrophischer Gastritis
• Autoimmunhepatitis
• Glutensensitiver Enteropathie.

Diagnostik

Bestimmung spezifischer Antikörper:
Parietalzell-Antikörper, ANA, SMA, IgA-Antitransglutaminase.

Labor

Sehr häufig findet man bei unbehandelten Hyperthyreosen eine Erhöhung der Transaminasen (GPT, GOT, γ-GT) und eine Erhöhung der alkalischen Phosphatase.

18.3 Knochen

Hyperthyreose

Die Überfunktion führt zu einer Steigerung des Knochenumbaus. Es überwiegt jedoch der Abbau.
Typisch ist die Erhöhung spezifischer Knochenparameter im Serum:
• Beta-Crosslaps
• Alkalische Phosphatase
• Osteocalcin
• Kalzium.
Bei längerem Bestehen der Hyperthyreose lässt sich auch eine verminderte Knochendichte osteodensitometrisch nachweisen.

Hyperthyreosis factitia

Da der Einfluss einer Überdosierung von Schilddrüsenhormonen insbesondere bei Frauen in der Postmenopause klinische Relevanz hat, muss in einer solchen Situation darauf besonders geachtet werden.
Ein Zielkonflikt ergibt sich bei Patienten mit differenzierten Schilddrüsenkarzinomen, die lang dauernd TSH-suppressiv behandelt werden. Hier ist ggf. eine individuelle Abwägung zugunsten einer Reduktion der Schilddrüsenhormone gegeben, je nach Schweregrad der Osteoporose und Zeitdauer der Remission.

18.4 Stoffwechsel

Fettstoffwechsel
Hyperthyreose
Die erhöhten Schilddrüsenhormone bei Hyperthyreose führen zur Steigerung der Lipidsynthese und -mobilisation. Dies betrifft insbesondere das Gesamtcholesterin und das LDL-Cholesterin, welches bei Hyperthyreose abfällt. Mittel- und langfristig kommt es zu einem Abbau der Fettdepots.

Hypothyreose
Typischerweise kommt es zu einem Anstieg des Gesamtcholesterins und des LDL-Cholesterins – langfristig erhöhtes Koronarrisiko.

Proteinstoffwechsel
Die katabole Wirkung der erhöhten Schilddrüsenhormonwerte bei Hyperthyreose führen zu einem Verlust an Muskelzellen und damit zu einer Atrophie.

Kohlenhydratstoffwechsel
Hyperthyreose
Erhöhte Glukoseutilisation, gesteigerte Glukoneogenese und verstärkter Umbau freiwerdender Aminosäuren in Glukose, Abbau der Glykogenspeicher.
Häufig findet sich eine pathologische Glukosebelastung, in manchen Fällen kommt es sogar zur Manifestation eines Diabetes mellitus. Ein latenter bzw. behandelter Diabetes mellitus verschlechtert sich, wenn der Insulinbedarf oder der Bedarf oraler Medikamente bei Diabetes mellitus Typ II steigt. Grund ist die Verstärkung der Insulinresistenz bei Hyperthyreose.
Dies erklärt auch die nicht seltene Gewichtszunahme zu Beginn einer Hyperthyreose, insbesondere bei älteren Menschen und/oder bei prädisponierten Diabetes-Patienten.

**Assoziation von Diabetes mellitus Typ I
und Hashimoto - Thyreoiditis**

In etwa 20% von Diabetes mellitus Typ I Patienten finden sich TPO- und oder Tg-Antikörper. Bei einem Teil der Patienten auch bereits eine latente oder manifeste Hypothyreose.

Bei Nachweis von TPO-Antikörpern und Diabetes mellitus Typ I empfiehlt sich die Vorgehensweise wie in 11.1 beschrieben.

18.5 Allgemeine Wirkung der Schilddrüsenhormone auf zellulärer Ebene

Hyperthyreose

Die Hyperthyreose führt zu einer generellen katabolen Wirkung in allen Geweben. Es kommt zu einem gesteigerten Sauerstoffverbrauch. In den Mitochondrien steigt die sauerstoffverbrauchende Produktion von ATP. Die überschüssige Energiebildung in Form von Wärmefreisetzung wird eliminiert. Dies erklärt die klinischen Symptome der erhöhten basalen Körpertemperatur, der verminderten Wärmetoleranz und des Schwitzens. Weitere Symptome der katabolen Situation bei Hyperthyreose sind Gewichtsabnahme und Appetitsteigerung bei erhöhtem Energiebedarf.

Hypothyreose

Die Verlangsamung energieabhängiger Stoffwechselprozesse führt zur Reduktion des Sauerstoffverbrauchs. Die damit verbundene Reduktion der ATP-Produktion auf mitochondrialer Ebene führt zu verminderter Wärmeproduktion und Kälteintoleranz. Klinisches Symptom: Frieren. Aufgrund der verminderten Energieproduktion kommt es zur Speicherung über die Nahrung zugeführter Energie in den Fettdepots und somit zur Gewichtszunahme. Diese beruht auch auf Wassereinlagerungen (verminderte Herzauswurfleistung mit Ödembildung), verminderte renale Funktion, verminderte Zirkulation extra- und intravasaler Flüssigkeit.

18.6 Neuromuskuläres System

Hyperthyreose

Wie unter „Proteinstoffwechsel" beschrieben, kommt es zu einer Atrophie der Muskulatur. Die Nervenleitgeschwindigkeit ist erhöht, so dass eine Verkürzung von Reflexen resultiert (beispielhaft: Verkürzung der Achillessehnenreflexzeit). Mit zeitlichem Fortbestehen einer unbehandelten Hyperthyreose, kommt es zu einer Muskelatrophie mit klinischen Zeichen der Muskelschwäche, Gangschwierigkeiten und allgemeiner Schwäche.

Myasthenia gravis

Koinzidenz bei Autoimmunhyperthyreose: etwa 1%.

Endokrine Orbitopathie

Bei Augenmuskelbeteiligung kommt es zu den typischen Erscheinungen der Doppelbildwahrnehmung.

Hypothyreose

Verlangsamung der Nervenleitgeschwindigkeit, dadurch verlängerte Kontraktions- und Relaxationszeiten der Muskulatur.
Bei bestehenden Erkrankungen des Nervensystems kann es zu Verschlechterungen folgender neurologischer Befunde kommen:
• Karpaltunnelsyndrom
• Facialisparese
• Schwerhörigkeit
• Gangstörungen.

18.7 Psyche

Hyperthyreose

Aufgrund der Einflüsse der Schilddrüsenhormone im zentralen Nervensystem kommt es zu typischen psychischen Veränderungen: Reizbarkeit, Ungeduld, Übererregbarkeit, allgemeines Furchtempfinden, hysterische Zustände, aber auch depressive oder manische Zustände können auftreten und/oder verstärkt werden.

Bereits vorhandene psychiatrische Erkrankungen werden sowohl durch die Hyper- als auch durch die Hypothyreose verstärkt. Dies betrifft besondere depressive Zustände.

Diagnostik
Bei allen psychiatrischen Auffälligkeiten sollte unbedingt eine TSH-Bestimmung zum Ausschluss einer Funktionsstörung durchgeführt werden. Beispiele, in denen Patienten in psychiatrische Kliniken eingewiesen wurden, jedoch „lediglich" eine Hyperthyreose hatten, sind beschrieben.

Hypothyreose
Die Verlangsamung des Stoffwechsels im ZNS und der Nervenübertragungen führt zu folgenden Symptomen:
• Allgemeine Verlangsamung
• Konzentrationsschwäche
• Abnehmendes Gedächtnis
• Verlangsamung
• Rückgang von Reflexen.

Vorbestehende psychiatrische Erkrankungen werden verschlechtert.
Auch auf die Besonderheit dieser Symptome bei älteren Menschen ist hingewiesen *(s. 17.3)*.
Im Zweifelsfall sollte eine TSH-Bestimmung durchgeführt werden.

Psychosozialer Stress
und Auftreten von Autoimmun-Erkrankungen
Bei Erstmanifestation oder Reziden eines Morbus Basedow sind häufig exogene Stressfaktoren festzustellen.
Bei der Basedow-Hyperthyreose ist dieser Zusammenhang evident und findet sich bei genauer Anamnese praktisch bei fast allen Patienten. Bei der Hashimoto-Thyreoiditis ist aufgrund des langsameren und schleichenderen Beginns der Erkrankung ein solcher Zusammenhang meistens nicht mehr eruierbar. Inwieweit er überhaupt besteht, ist unklar.

18.8 Reproduktionssystem

Hyperthyreose

Regelhaft findet sich eine Veränderung des Menstruationszyklus, Oligo- oder Amenorrhoe sind typische Anzeichen. Desweiteren kommt es zu einer Erhöhung der Transportproteinbildung und einem vermehrten Anstieg des sexualhormonbindenden Proteins mit vermehrter Bindung des Östradiols, damit Störung der Fertilität.

Einflüsse der Hyperthyreose in Bezug auf Schwangerschaft und Postpartalzeit *(s. Kap. 15.4 und 15.6).*

Hypothyreose

Bei Frauen sind Zyklusstörungen typisch. Auch bei latenter Hypothyreose ist die Fertilität eingeschränkt. Bei Patientinnen mit unerfülltem Kinderwunsch ist daher unbedingt eine TSH-Bestimmung erforderlich.

Bei Hypothyreose kommt es ferner zu einem Anstieg des Prolaktinwertes im Serum und zu einer verstärkten Prolaktinausschüttung im TRH-Test.

18.9 Haut

Hyperthyreose

Die Erhöhung des Energiestoffwechsels führt im Bereich der Haut zu einer verbesserten Durchblutung und größeren Wärmeabsonderung, aber auch zu einem Anstieg der Schweißdrüsentätigkeit. Typische Veränderungen an der Haut:

• Wärme
• Feuchte
• Rötung
• Vermehrtes Schwitzen.

Die Folge der erhöhten Schilddrüsenwerte ist eine Beschleunigung des Haarzellzyklus. Die Haare sind dünner und weicher. Es tritt nicht selten Haarausfall auf. Auch andere Körperbehaarungsstellen können betroffen sein.

Der vermehrte Stoffwechsel kann zu brüchigen, dünnen Fingernägeln führen.

Hypothyreose

Entsprechend der Reduktion des Energiestoffwechsels ist die Haut kühl. Es kommt zur Reduktion der Wärmeproduktion, so dass die Haut blass wirkt. Die Haut ist generell verdickt und rau, es kommt zu Ödemneigung an Händen, im Gesicht, insbesondere den Augenlidern. Bei länger bestehender Hypothyreose wirkt die Haut gelblich-weiß.

Haare

Zu Beginn, auch bei latenter Hypothyreose, kommt es häufig, insbesondere bei Frauen, zu Haarausfall. Generell sind die Haare trocken und spröde. Die Wachstumsgeschwindigkeit des Kopfhaares und der Fingernägel ist verlangsamt.

Besonderheiten bei Autoimmun-Erkrankungen

• Prätibiales Myxödem und Akropachie bei IHT
• Assoziation mit Vitiligo:
  Bei Patienten mit Vitiligo bestehen in etwa 85-90% der Fälle positive TPO- und/oder Tg-Antikörper sowie in einem Großteil der Fälle eine latente/manifeste Hypothyreose. Bei vorbekannter Vitiligo ist daher unbedingt eine Schilddrüsenfunktionsuntersuchung durchzuführen.
• Assoziation eines Lupus erythematodes mit Hautbeteiligung bei Autoimmun-Erkrankungen: selten.
• Pigmentveränderungen („Bräunung" der Haut) bei Hashimoto-Thyreoiditis: Morbus Addison, Schmitt-Syndrom.

Allergische Hautreaktionen bei thyreostatischer Therapie

Das Auftreten von pustelartigen Ausschlägen mit Juckreiz im Bereich der Unterarme sind typische, leichtere Nebenwirkungen einer thyreostatischen Therapie.

19. Besonderheiten in der Patientenversorgung

Wenige Endokrinologen - Inadäquate Versorgungsstrukturen
Wie aus den Ausführungen dieses Buches zur Schilddrüsendiagnostik und -therapie klar hervorgeht, sind mehr als 20 Millionen Bundesbürger schilddrüsenkrank.
Der Jodmangelkropf mit seinen verschiedenen Folgeerkrankungen stellt eine wirkliche Volkskrankheit in Deutschland dar. Aus diesem Grunde wirken sich Veränderungen der Versorgungsstrukturen gerade für Patienten mit Schilddrüsenerkrankungen in besonderem Maße aus, so dass die nachfolgenden Ausführungen zur Situation der Endokrinologie insgesamt vor allem auf die Vielzahl der Patienten mit Schilddrüsenerkrankungen Anwendung finden muss.

Nach neuesten statistischen Auswertungen gibt es in der Bundesrepublik Deutschland deutlich zu wenige ärztlich tätige Endokrinologen, (z. Zt. 282 Endokrinologen, wovon 96 niedergelassene in etwa 76 Praxen tätig sind). Somit stellen die Endokrinologen die kleinste Gruppe in einem Schwerpunkt in der Inneren Medizin dar. Demgegenüber stehen z. B. 2.291 Kardiologen sowie 34.920 Internisten ohne Schwerpunkt. Die größere Zahl von Endokrinologen (171) ist im Krankenhaus einer Universitätseinrichtung bzw. größeren Kliniken beschäftigt. Die geringe Zahl von Endokrinologen, die in einem kleinen internistischen Fach mit hoher Spezialisierung tätig sind, kann zu den dargestellten aktuellen Versorgungsstrukturen eine suffiziente Diagnostik und Therapie von Patienten im Schwerpunkt Endokrinologie nicht leisten. Die Versorgung der Patienten mit endokrinen Krankheitsbildern ist also stark gefährdet.

Eine qualifizierte Versorgung von Patienten mit Hormonstörungen ist für die breite Bevölkerung Deutschlands nicht mehr sichergestellt, wenn der Entwicklung der letzten Jahre nicht umgehend Einhalt geboten wird. Dies spiegelt sich darin wider, dass es zunehmend weniger unabhängige Abteilungen und Professuren für Endokrinologie gibt, so dass Ambulanzen für

Endokrinologie in den Hochschulklinika geschlossen oder drastisch reduziert werden. Darüber hinaus sind die Arbeitsbedingungen der niedergelassenen Endokrinologen in der Schwerpunktpraxis aufgrund der Auseinandersetzungen mit den verschiedenen Gesetzesänderungen in der jüngsten Vergangenheit (Laborreform, Gesundheitsreform 2000, EBM usw.) mit daraus resultierender bedrohlicher Unwirtschaftlichkeit massiv verschlechtert worden.

Gleichzeitig haben die Weiterbildungsstellen für Endokrinologen abgenommen. Der auch daraus resultierende Versorgungsengpass der Bevölkerung drückt sich darin aus, dass hochkomplexe Hormonstörungen nicht mehr diagnostiziert und therapiert werden können. Die wahren Leidtragenden sind hier auf Dauer die betroffenen Patienten.

Außer der Diagnostik und Therapie bereits bestehender Hormonstörungen kommt der Prävention und Früherkennung endokriner Erkrankungen eine ganz besondere Bedeutung zu.
Beispiele hierfür sind die Osteoporoseprophylaxe, das Neugeborenen-screening auf eine angeborene Schilddrüsenunterfunktion und die Prävention des diabetischen Spätsyndroms durch adäquate Schulung und Therapie von Patienten mit Diabetes mellitus.

Aktueller Stand der
Betreuung im Schwerpunkt Endokrinologie
Die Endokrinologie ist ein fachübergreifendes, komplexes medizinisches Fachgebiet.
Hormonstörungen sind nicht nur die Ursache seltener unerkannter, häufig schwer verlaufender, lebensbedrohlicher Erkrankungen (Nebennierenrindeninsuffizienz sowie - Überfunktion, Tumoren des Nebennierenmarks, Erkrankungen des Hypophysenvorderlappens der Hirnanhangsdrüse wie z. B. Akromegalie), sondern liegen einer Vielzahl von Volkskrankheiten zugrunde. So leiden schätzungsweise 10 Mio. Deutsche an einer Osteoporose, mindestens 6 Mio. Menschen an einem Diabetes mellitus

und mehr als 20 Mio. an einem Kropf, einer vergrößerten Schilddrüse. Sehr häufig sind auch Störungen der Schilddrüsenfunktion mit einem Überschuss (Hyperthyreose) oder einem Mangel (Hypothyreose) von Schilddrüsenhormonen.

Die meisten Patienten mit Hormonstörungen können ambulant behandelt werden. Wenn keine adäquate Versorgung der Bevölkerung sichergestellt ist, ist davon auszugehen, dass sich der Gesundheitszustand vieler Menschen verschlechtern wird, weil bei ihnen Hormonstörungen zu spät erkannt werden und/oder vermehrt Komplikationen auftreten. Auch die Zahl der stationären Behandlungen wird in diesem Fall ansteigen. Damit geht eine erhebliche Zunahme der zu erwartenden Kosten einher.

Im Folgenden seien hierzu einige Beispiele aufgezeigt:
• Verzögerung der Diagnosestellung.
Im Falle einer weiteren Verschlechterung drohen den Patienten mit selteneren Krankheiten im Schwerpunkt Endokrinologie lange Phasen ohne adäquate Diagnose und Therapie mit teilweise fatalen Folgen.

So wird zum Beispiel heute eine Akromegalie, d. h. eine Erkrankung mit einem Wachstumshormon-produzierenden Tumor des Hypophysenvorderlappens, durchschnittlich erst 6 Jahre nach Ausbruch der Krankheit diagnostiziert.

Wenngleich in Deutschland eine altersabhängig steigende, sehr hohe Prävalenz der Schilddrüsenautonomie mit subklinisch oder manifester Hyperthyreose bekannt ist, wird die Diagnose dieser Schilddrüsenüberfunktion häufig sehr stark verzögert gestellt. Daraus resultiert gerade bei älteren Menschen nicht selten eine Verschlechterung des Allgemeinzustandes, sowie eine Beeinträchtigung verschiedener Organsysteme. Es kommt durch Fehlinterpretation der Situation in hohem Maße zu einer, den Krankheitszustand verschlechternden, Jodexpositionen durch falsche Diagnostikwege. Auch die Hypothyreose wird häufig deutlich verspätet diagnostiziert, da ihre Symptome gerade bei steigendem Alter missinterpretiert werden. Dadurch treten aber Komplikationen durch Beteiligung verschiedener Organsysteme auf, welche die Lebensqualität der betroffenen Patienten erheblich einschränken und zu multiplen Kostensteigerungen führen.

- Unzureichende Prävention von Erkrankungen des Schwerpunktes Endokrinologie bzw. fehlende Prävention von Komplikationen durch inadäquate Diagnostik und Therapie endokriner Erkrankungen

Die **angeborene Schilddrüsenunterfunktion**, die unerkannt zu schwerer geistiger Behinderung führt, kann durch Vorsorgemaßnahmen beim Neugeborenen erkannt werden. Die frühzeitige, aber auch fachgerecht durchgeführte Therapie der angeborenen Schilddrüsenunterfunktion sichert eine normale Entwicklung der betroffenen Kinder. Aufgrund der aktuellen Versorgungsstrukturen ist eine flächendeckende Screeninguntersuchung Neugeborener auf eine angeborene Schilddrüsenunterfunktion nicht gewährleistet, so dass weiterhin Kinder mit einer angeborenen Hypothyreose erst spät erkannt werden, mit den dann bleibenden Schäden und den erheblichen Mehrkosten für das Gesundheitswesen.

Weiterhin besteht in der Bundesrepublik Deutschland ein endemischer **Jodmangel.** Wenngleich die Jodversorgung der Bevölkerung in den letzten Jahren durch intensive Aufklärung und andere Maßnahmen verbessert werden konnte, liegt sie noch immer weit unter dem von der WHO empfohlenen unteren Limit einer gesunden Jodversorgung. Nach wie vor existiert keine flächendeckende Möglichkeit, insbesondere Schwangere, Stillende und heranwachsende Jugendliche in der Pubertät und solche Patienten mit einer positiven Familienanamnese suffizient vor der Entwicklung eines Jodmangelkropfes zu schützen. Die Prävalenz der Struma und von Schilddrüsenknoten liegt in Deutschland altersabhängig steigend bis zu über 40%. In vielen Regionen Deutschlands ist bei einer fortbestehenden Jodmangelsituation mit entsprechenden in Milliardenhöhe angesiedelten Kosten für die Versorgung der Folgeerkrankungen der Jodmangel Struma zu rechnen. Eine suffiziente Prävention und Beratung ließe diese Kosten völlig vermeidbar werden, die aktuelle Versorgungsstruktur lässt dies nicht zu.

Das Risiko einer Osteoporose bei gefährdeten Patienten mit Mangel an Geschlechtshormonen oder unter Kortikosteroidtherapie abzuschätzen erfordert die Durchführung eine Knochendichtemessung, die als Kassenleistung abgerechnet werden kann. Aufgrund der Abschaffung der Knochendichtemessung seit 01.04.2000 für diese Gruppe von Patienten (die Untersuchung ist nur noch abrechenbar, wenn bereits osteoporotische Knochenbrüche vorliegen) ist eine Prävention bei der immensen Zahl osteoporosegefährdeter Patienten nicht mehr als Kassenleistung durchzuführen und damit nicht mehr für diese Patienten verfügbar. Dies bedeutet, dass die Einschätzung des Osteoporoserisikos z. B. bei der gesamten Gruppe von postmenopausalen Frauen in Deutschland nicht mehr gewährleistet ist. Daraus resultiert eine völlig insuffiziente Osteoporoseprophylaxe und -therapie großer Bevölkerungsschichten mit den entsprechenden Mehrkosten durch Manifestation und Fortschreiten einer Osteoporose mit allen Komplikationen.

• Unzureichende Betreuung chronischer Erkrankungen im
  Schwerpunkt Endokrinologie.

Entscheidend für die Stabilität des Gesundheitszustandes von Patienten mit chronischen Erkrankungen im Schwerpunkt Endokrinologie (z. B. chronische Schilddrüsenerkrankungen Hypophysentumore, Osteoporose) ist nur gegeben, wenn diese betroffenen Patienten regelmäßig in Spezialeinheiten in der Endokrinologie untersucht und beraten werden. Dies ist in der aktuellen Versorgungsstruktur nicht gewährleistet, so dass notwendige Kontrolluntersuchungen, eine adäquate Anpassung der jeweiligen Therapie usw. nicht umgesetzt werden, was zu Komplikationen und Mehrkosten führen muss.

Ausblick - Ziele

Angestrebt werden muss eine lückenlose Betreuung von Patienten im Schwerpunkt Endokrinologie.

Die Endokrinologie erfordert eine intensive Kenntnis vieler chronischer Krankheitsbilder in allen Altersstufen. Patienten mit angeborenen bzw. im Kindes- und Jugendalter auftretenden endokrinologischen Erkrankungen (z. B. angeborene Hypothyreose) benötigen auch nach Erreichen des Erwachsenenalters einen endokrinologischen Spezialisten als Ansprechpartner.
Schnittstellen in Form der adoleszenten Sprechstunde können solchen Patienten die schwierige Übergangsphase von der Kindheit zum Erwachsenenalter erleichtern. Eine zeitlich lückenlose Betreuung dieser chronisch Kranken dient dem Wohle des Patienten und ist ein kostensenkender Faktor der Volkswirtschaft.

Die interdisziplinären universitären und nicht-universitären sowie die stationären, teilstationären und ambulanten Einheiten müssen daher sinnvoll und kostenorientiert vernetzt werden.

Ziel muss es sein, zunächst im Rahmen eines Modellvorhabens eine integrierte Versorgungsstruktur, wie sie in einem Disease Management Programm (DMP) gewährleistet sein kann, mit einer Vernetzung zwischen dem Krankenhaus, der endokrinologischen Schwerpunktpraxis sowie endokrinologisch geschulten Hausärzten zu etablieren, die unter qualitätssichernden Maßnahmen eine diagnostische und therapeutische Betreuung von Patienten im Schwerpunkt Endokrinologie sicherstellt, einschließlich eines entsprechenden Angebotes der zertifizierten Fort- und Weiterbildung im Schwerpunkt Endokrinologie. Der Aufbau einer integrierten Versorgungsstruktur/DMP gestattet zudem die ökonomische Evaluation der bevorstehenden Einführung der DRGs sowie die zielgerichtete Einbindung eines Qualitätsmanagements.
Die Konzeption eines Modellvorhabens mit dem Ziel der Etablierung integrierter Versorgungsstrukturen im Schwerpunkt Endokrinologie wird von der Fachgesellschaft, der Deutschen

Gesellschaft für Endokrinologie (DGE), mit großer Priorität unterstützt. Wichtige Grundlagen zur Etablierung integrierter Versorgungsstrukturen/DMPs in der Endokrinologie sind:

- Diagnosebezogene Aufschlüsselung des Patientengutes im Schwerpunkt Endokrinologie anhand repräsentativer Stichproben.
- Zusammenstellung endokrinologischer Leistungskomplexe (zu sogenannten endokrinologischen „Schlüsseldiagnosen" und Therapieeinheiten) unter Berücksichtigung von Diagnostik- und Behandlungsleitlinien (Klinische Pfade). Die Kostenkalkulationen für endokrinologische Diagnostik- und Therapieeinheiten wurden Schweregrad-orientiert abgefasst und stellen die Kalkulation aller anfallenden Kosten (einschließlich aller „overhead-Kosten" dar.
- Konzeption und Entwicklung modularer Programme für ambulante Schulungszentren bei endokrinologischen Diagnosen.
- Kostenkalkulationen und prospektive Preiskalkulationen für ambulante Schulungszentren.
- Analyse des für die Endokrinologie zentralen Bereichs des Hormonlabors.
- Detaillierte Kostenkalkulationen für die Labordiagnostik des Schwerpunktes Endokrinologie.
- Konzeption eines Leittextes (Vertrages) zur Etablierung eines integrierten Netzwerkes/DMPs, einschließlich der Definition entsprechender Schnittstellen (zwischen Hausarzt, Schwerpunktpraxis und Krankenhaus/stationärer Versorgung).
- Konzeption einer flächendeckenden Qualitätssicherung des integrierten Netzwerkes/DMPs.
- Konzeption einer zertifizierten Fort- und Weiterbildung (Ausbau vorhandener Strukturen).
- Definition der im integrierten Netzwerk/DMP arbeitenden Ärzte.
- Nach Etablierung integrierter Versorgungsstrukturen/DMPs im Schwerpunkt Endokrionologie in der Inneren Medizin müssen zügig die interdisziplinär im Schwerpunkt tätigen Endokrinologen (z.B. Gynäkologie, Pädiatrie) in die Konzeption der integrierten Versorgung einbezogen werden.

20 Anhang

20.1 Jodhaltige Pharmaka

Die Einzelheiten des Jodstoffwechsels sind im *Kap. 2.2.1* ausführlich beschrieben.

Das mit der Nahrung aufgenommene Jod wird im Dünndarm nahezu vollständig resorbiert. Das auf anderen Wegen wie Diffusion, Resorption über Haut, Schleimhaut das durch Desinfektionsmittel oder intravenös in den Körper gelangte Jod erreicht über die Blutbahn direkt die Schilddrüse. Die Jodaufnahme in die Schilddrüse ist sauerstoffabhängig. Die normale thyreoidale Jod-Clearance liegt zwischen 20-25 ml/min, sie kann bei Jodmangel auf über 800 ml/min ansteigen. Neben der aktiven Jodaufnahme besteht die Möglichkeit, dass Jod durch Diffusion in die Schilddrüse hineingelangt. Dies ist insbesondere bei Jodexzess wichtig.

Die von der *WHO* empfohlene tägliche Jodaufnahme von 100-300 µg führt bei den meisten Menschen nicht zu einer Hyperthyreose. Risiken bestehen hingegen bei einer unkontrolliert hohen Jodaufnahme durch jodhaltige Medikamente, Röntgenkontrastmittel, jodhaltige Desinfektionsmittel sowie auch Algenpräparate.

Der *Arbeitskreis Jodmangel* hat in Broschüren, aber auch im Internet wichtige Informationen zum Thema Jodmangel zusammengestellt.
Webadresse: *www.jodmangel.de*

Aus Platzgründen ist die in der Vorauflage enthaltene Tabelle 121 mit beispielhaften Präparaten, die einen Jodgehalt > 300 µg pro Tag möglich machen, entfallen.

Nachschlagemöglichkeiten zu Pharmaka mit klinisch bedeutsamen Jodmengen
• Nuklearmedizin

(Hrsg.: Büll, Schicha, Biersack, Knapp, Reiners, Schober)
3. Auflage, Thieme, Stuttgart New York, 1999: *Tab. 7.10*
- Röntgen-Kontrastmittel
  Rote Liste: 35 029-35 059
- Desinfizientia/Wundbehandlungsmittel
  Rote Liste: 33 024-33 032, 85 016-85 018
- Antiarrhythmika (Klasse III)
  Rote Liste: 09 032-09 045
- Mund/Rachentherapeutika
  Rote Liste: 63 016
- Gynäkologika
  Rote Liste: 46 049-46 051

20.2 Blockade der Schilddrüse bei Reaktorunfällen

Durch die hochdosierte Gabe von Jod können die Schilddrüsen-hormonfreisetzung und die Aufnahme von I-131 in die Schilddrüse blockiert werden (Wolf-Chaikoff-Effekt). Der Wirkmechanismus ist die Blockade der Jodisation durch hohe intrathyreoidale Jodkonzentrationen. Daneben wird die Proteolyse gehemmt.
Dieser Schutzmechanismus ist zeitlich begrenzt.

Dosierungsschema zur Durchführung der Jodblockade der Schilddrüse:

Personen-gruppe	Tagesgabe in mg Jod	Tagesgabe in mg Kaliumjodid
< 1 Monat	12,5	16,25
1 - 36 Monate	25	32,5
3 - 12 Jahre	50	65
13 - 45 Jahre	100	130
> 45 Jahre	0	0

Tab.122: Dosierungsschema zur Durchführung der Jodblockade

Handelsname: Thyprotect Henning®.
Wirkstoff: Kaliumjodid.
Eine Tablette enthält 130 mg Kaliumjodid, entsprechend 100 mg Jod.

Dieses Präparat wird speziell zur Jodblockade der Schilddrüse bei kerntechnischen Unfällen eingesetzt.
Kontraindikationen stellen die floride Hyperthyreose und bekannte Allergien gegenüber Röntgenkontrastmitteln dar.

In der Regel ist eine einmalige Verabreichung der altersentsprechenden Jodmenge ausreichend, nur in Ausnahmefällen wird durch die Behörde eine weitere Tabletteneinnahme angeordnet.

Praktische Durchführung
Eine Tablette Thyprotect wird in 200 ml Flüssigkeit gelöst.
Die in Tab. 122 aufgeführten Dosierungen für verschiedene Lebensalter werden durch unterschiedliche Trinkmengen erreicht:

Alter	Trinkmenge
13 – 45	200 ml
3 - 12	100 ml
Säuglinge und Kleinkinder	50 ml
Säuglinge < 1 Monat	25 ml
Schwangere/Stillende	200 ml

Tab.:123. Dosierungen von Thyprotect Henning®

Organ	Radionuklid	Relative effektive Äquivalentdosis [µSv/MBq]	Beispiel Aktivität [MBq]	Effektive Äquivalent dosis [mSv]
Schilddrüse	I-131	24 000	1,9	45,6
	I-123	220	7,4	1,6
	Tc-99m	12	74	0,9

Tab.:124: Nuklearmedizinische Diagnostik: Strahlen-Exposition

	Ao/GBq	Uptake	Teff	Äquivalentdosis [Heff[des Restkörpers [mSv]
Morbus Basedow	0,98	45%	4,2	42,5
Autonomie mit Hyperthyreose	0,822	45%	5,0	34,2
Autonomie mit Euthyreose	0,748	45%	5,5	34,2
SD-Karzinom	9,3	5%	5,0	267

Tab. 125: Nuklearmedizinische Therapie: Effektive Äquivalentdosen

20.3 Radionuklide zur Schilddrüsendiagnostik und Therapie

Physikalischen Eigenschaften von Radionukliden, die zur Szintigraphie und Radiojodtherapie eingesetzt werden.

20.4 Internet Adressen

www.nuklearmedizin.de
Deutsche Gesellschaft für Nuklearmedizin
Themen
• Nuklide in der SD-Diagnostik und Therapie.
• Strahlenexposition bei Diagnostik und Therapie.
  Buchkapitel: 3.3, 4.1, 5, 7, 4.13.4.2, 15.4
  Buchtabelle: 123

www.ssk.de
Strahlenschutzkommission
Themen
• Richtwerte für Entlassungsaktivitäten bei stationärer Radiojodtherapie.
• Strahlenexposition
• Grenzwerte
• Natürliche Strahlenexposition
  Buchkapitel: 4.1, 5, 7, 15.4

www.endokrinologie.net
Deutsche Gesellschaft für Endokrinologie

www.endokrinologie.net/index-sektionen.html
Sektion Schilddrüse der DGE
Themen
• Allgemeine diagnostische und therapeutische Empfehlungen.
  Buchkapitel: 1
  Buchkapitel: 2

www.forumschilddruese.de
Themen
• Patientenaufklärung

www.jodmangel.de
Arbeitskreis Jodmangel
Themen
• Jodversorgung und Empfehlungen zur Prophylaxe
• Ernährung und Jod
• Jodgehalt von Nahrungsmitteln
• Jod und Schwangerschaft
• Jod und Stillzeit.
Buchkapitel: 5, 16.4, 17.

www.bmu.de
Bundesministerium für Umwelt, Naturschutz und Reaktorsicherheit
Themen
• Vorgehen bei Reaktorunfällen.
Buchkapitel: 20.2.

www.henning.de
Henning-Berlin, Sanofi - Synthelabo Gruppe
Themen
• Allgemeine Patientenaufklärung

www.schilddruese.de
Themen
• Daten der Aktion „Papillon"
• Epidemiologie der Struma und Knotenbefunde.
Buchkapitel: 5.1, 18.1.

www.bundesaerztekammer.de
Bundesärztekammer
Themen
• Richtlinien für Laboruntersuchungen
Buchkapitel: 3. 2

www.dgkc.de
Themen
• Einflussfaktoren auf Schilddrüsenhormone
• Einflussfaktoren auf Laborergebnisse
• Medikamente mit Einfluss auf Laborergebnisse
• Diagnostika mit Einfluss auf Laborergebnisse.
Buchkapitel: 3. 2.

www.rote-liste.de
Rote Liste

www.infoline-schilddruese.de
Themen
• Allgemeine Ärzteinformation

Sachverzeichnis

407